U0290604

卫生技术评估在口腔牙科窝沟封闭中的应用

欧阳伟 著

科学出版社

北京

内 容 简 介

　　本书是一本结合了卫生技术评估和口腔医学的跨学科专著。全书共有10章，由理论篇和应用篇构成。理论篇为卫生技术评估及其应用，内容包括卫生技术评估概述，卫生技术评估中效果、效用与成本的评估等。应用篇为窝沟封闭的评估，全面系统地介绍了一个卫生技术评估分析的全过程，特别是对于部分具有创新性的思路和方法，如概念模型的建立、工具变量的利用、分析模型的选取、亚组分析及置信区间的构建等，都做了非常详尽的阐述。

　　本书可作为卫生经济、口腔医学、卫生技术评估、医疗保险、循证医学等方面研究人员的参考书，也可作为从事卫生事业管理专业相关人员的学习资料和各类相关培训的教材。

图书在版编目（CIP）数据

卫生技术评估在口腔牙科窝沟封闭中的应用/欧阳伟著. —北京：科学出版社，2019.11
　ISBN 978-7-03-061450-6

　Ⅰ. ①卫…　Ⅱ. ①欧…　Ⅲ. ①卫生保健-技术评估-应用-小儿疾病-龋齿-预防（卫生）　Ⅳ. ①R788

中国版本图书馆 CIP 数据核字（2019）第 113359 号

责任编辑：闵　捷 / 责任校对：杨　赛
责任印制：黄晓鸣 / 封面设计：殷　靓

科学出版社 出版
北京东黄城根北街 16 号
邮政编码：100717
http://www.sciencep.com

广东虎彩云印刷有限公司印刷
科学出版社发行　各地新华书店经销
*
2019 年 11 月第 一 版　开本：720×1000　B5
2022 年 1 月第二次印刷　印张：15 1/2
字数：298 900

定价：**88.00 元**
（如有印装质量问题，我社负责调换）

前　言

　　卫生技术评估作为卫生资源配置的一种基本和重要的手段，近年来得到越来越广泛的关注和重视，也越来越普遍地应用于药物遴选、医疗保险报销范围确定、医学设备器械配置、临床诊疗指南制定、卫生技术及机构准入等领域。然而，在技术更新日新月异，诊疗费用日趋昂贵，频繁、密集地使用生物化学材料、器械设备的口腔医学领域，卫生技术评估的开展却相对滞后，特别是在我国，这一问题更加明显，不仅缺少开展口腔医学卫生技术评估的单位及研究人员，也缺少深入浅出、针对性及专业性强的参考资料或辅助教材。本书旨在填补这一领域的空白，为未来有兴趣从事口腔医学卫生技术评估的同行们提供一本能够快速入门的、既有理论方法又有实际操作的参考读物。

　　本书是一本特色鲜明、结合了卫生技术评估和口腔医学的跨学科专著。全书共分 10 章，由理论篇和应用篇构成。理论篇为卫生技术评估及其应用，其特点在于不仅介绍了卫生技术评估概述，卫生技术评估中效果、效用与成本的评估等基础知识，还针对来自真实世界数据的研究介绍了计量经济模型在成本-效果分析中的应用，从卫生政策管理角度梳理了卫生技术评估在国内外的组织实践，并点评了在口腔医学中的几个应用不同设计方法的典型案例。这些都是其他此类书籍中较少甚至未曾涉及的内容。

　　应用篇为窝沟封闭的评估，系统地介绍了一个卫生技术评估分析的全过程。给出这样一个完整案例的目的在于为读者提供一个便于全方位把握的设计框架和详尽的流程参考。该案例也有一些特色和具有创新性的思路做法。首先，该案例的一系列分析完全基于现实，全面考虑了其中各种可能发生的情况，包括各种窝沟封闭的状态（牙齿数目）、不同人群亚组（年龄、地域等）、不同患龋风险、就诊次序等，并对结果进行了比较。其次，该案例收集的数据集相对其他同类研究更为全面完整，且涵盖某些特定信息。数据集包括患者参保数据、就诊数据及牙医相关信息等。再次，该案例第一次引入了概念模型以明确牙科干预结果、社会经济学因素、医疗行为、风险因素及窝沟封闭决定因素之间的关系，确保研究结果的稳定性和可靠性。最后，该案例提出了一种从复杂的临床决策制订流程中识别潜在工具变量的特别方法，并通过引入工具变量方法检验窝沟封闭这一龋齿预防干预对口腔健康的影响。

本书可作为卫生经济、口腔医学、卫生技术评估、医疗保险、循证医学等方面研究人员的参考书，也可作为从事卫生事业管理专业相关人员的学习资料和各类相关培训的教材。因作者编写时间有限，本书如有不当之处，希望广大读者包涵指正！

借此机会，我还要向来自美国明尼苏达大学的 John Nyman 教授、Bryan Dowd 教授、Karen Kuntz 教授、Xianghua Luo 教授、Brad Rindal 博士和敖翔博士表示由衷的感谢。很荣幸有这么多杰出的学者、专家在本研究的各个层面上给予了很多鼓励、指导和帮助。其中，John Nyman 教授是我的领路人。他的鼓励，以及其在卫生经济学方面的专业经验和建议为我提供了宝贵的支持和依靠。Bryan Dowd 教授总是不厌其烦地回答我的各种问题，循循善诱地帮助我厘清研究思路、建立概念模型、构建计量经济学方法、讨论数据分析结果。作为资深牙医和口腔医学临床研究专家，Brad Rindal 博士经常提出有建设性的思考和有益的建议，帮助我分析美国医生如何在临床上做出预防和治疗决定及牙医们在执业中思考和行为的影响因素。还有统计专家敖翔博士，总能在最细节琐碎的地方为我提供最强有力的技术支持。此外，还要感谢 William A. Rush 博士和美国明尼苏达州"健康伙伴研究基金会"（Health Partners Research Foundation）允许我使用他们通常不会公开的电子数据集。曾经和他们这一优秀的研究团队一起工作是我的幸运。

最后，我要感谢我的家人！没有他们无条件的关爱和支持，就不会有本书的最终完成！

欧阳伟

2019 年 5 月

目　录

应用篇　窝沟封闭的评估

理论篇

卫生技术评估及其应用

第1章
卫生技术评估概述

第一节 基 本 概 念

在医疗卫生服务的提供、规划或政策制定过程中，人们经常会面临一些问题，并需要做出决策，例如：

（1）是否应该鼓励居民接受每年一次的常规体检？

（2）是否应该在一个地区的饮用水源中加氟以预防龋齿？

（3）是否应该在特定人群中推广一项新的癌症筛查技术？

（4）是否应当在中小学适龄儿童中普遍推广口腔牙科窝沟封闭（简称为窝沟封闭）技术？

（5）一个医院是否应该更换目前已经落后的临床信息系统？

（6）对于终末期肾病（也就是尿毒症）患者的治疗，是应采用长期血液透析，还是腹膜透析，或者肾移植？

以上这些问题都涉及卫生技术的选择，也都涉及卫生服务资源的分配和使用。

卫生技术已经成为一个广泛用于卫生保健和医疗服务系统的特定知识体系的统称，它包括药物、医疗器械、卫生材料、医疗方案、医学信息系统、后勤支持系统和行政管理体系等，或泛指一切用于疾病预防、筛查、诊断、治疗、康复及促进健康、延长生存期和提高生命质量的技术手段。广义的卫生技术除了包括医疗系统应用的技术、人力资源、医疗系统的管理及政策外，还包括医疗卫生系统以外的营养、农业等。可见，卫生技术的定义，已经远远超越了临床医疗的概念。

卫生技术的进步，尤其是一些高新技术的运用，对减少疾病对人类的侵害、延长人群的寿命等都起到积极的作用。另外，卫生技术的应用也具有双重性，它给人类社会带来正效益的同时，也可能带来一些不良的后果，如伦理社会问题，还会导致医疗资源的消耗和医疗卫生花费的不合理增加。选择一项医疗措施时，不仅要注意其临床结果，如有效率、治愈率、敏感性、特异性，更要注意提高患者的生活质量及所花费的成本。所以，有必要对卫生技术进行科学、全面的评估和研究，以便更好地为人们健康提供重要保障，提升医疗质量和水平。

目前，卫生技术评估（health technology assessment，IITA）还处在进步与发展过程中，还没有统一的定义。李静等（2001）提出，卫生技术评估是指对卫生技术的技术特性、临床安全性、有效性（效能、效果和生存质量）、经济学特性（成本-效果、成本-效益、成本-效用）和社会适应性（社会、法律、伦理、政治）进行系统全面的评价[1]。

王海银等（2014）认为，卫生技术评估是对医疗卫生技术应用的短期和长期社会效应进行系统研究的一种综合的政策研究方法。评估内容包括医疗卫生技术的安全性、有效性、成本和效益／效果及社会影响（政治、法律、伦理及道德等）[2]。

陈洁等（2013）认为，卫生技术评估可以被定义为一种综合的政策研究形式，用来考查医学技术应用的短期和长期社会效应，并且对没有预料的间接或滞后的社会影响进行系统研究，为政策制定者提供做出适宜技术选择的决策信息。其评估的内容包括医学技术的功效、安全性、成本和效益（效果）及社会影响（伦理、道德等）[3]。

卫生技术评估不同于循证医学（evidence based medicine，EBM）与比较效果研究（comparative effectiveness research，CER）。循证医学对卫生技术的功效、效果及价值证据进行综合研究，主要为临床指南及随机对照实验（randomized controlled trial，RCT）研究证据，进而影响医生、患者对诊疗手段的选择，也为食品药品监督管理部门准入新技术提供依据。卫生技术评估一方面包括了生产原始研究证据，但较少涉及功效数据；另一方面则侧重于证据的综合、经济学评价、预算影响分析等方面，主要影响政府宏观卫生技术配置和报销覆盖等。比较效果研究则侧重于证据的产生和综合，主要为现实效果数据的比较，不涉及功效数据，其主要为循证医学及卫生技术评估提供证据支持，较少直接涉及卫生决策[4]。

卫生技术评估的最终目的是充分利用卫生资源，增强人民健康技术。评估的焦点是质量和效益，因为当今社会的卫生资源是有限的，必须合理利用卫生资源，去满足日益增长的卫生需求，以最小的投入产生最大的经济效益。卫生技术评估所提供的科学依据已成为卫生决策者和临床决策者进行循证医学和循证决策的工具。国际上卫生技术评估已广泛应用于临床诊治指南、合理配置医学设备、确定医疗保险报销范围、卫生技术服务价格的制订、卫生技术及机构的准入等领域。

如果进行严格区分，卫生技术评估不完全等同于医疗卫生的经济评价/评估（economic evaluation of health care）。后者往往也被称为成本-效果分析（cost-effectiveness analysis，CEA），可以定义为"对各种替代行动方案的成本和后果进行比较分析"[4]。它是一个可以使用的一系列技术的集合性术语，这些技术可以用来收集证据并对不同干预过程预期的费用和后果进行比较。经济评估既可以有效地评估治疗的效率，也可以为医疗服务购买者提供临床治疗有效性的证据及分配资源时"物有所值（value for money）"的信息。

梳理上面列举的概念不难发现，概念之间其实存在着很多重复和交叉。例如，卫生技术评估简单地说主要包含 3 个方面的评价：效果、成本和社会影响，但更多关注效果和成本方面。而在很多专业教科书中经常提及的医疗卫生的经济评价或也不单指对于成本方面的评价，同样也包含对效果的评价。在将评价的结果用于实践卫生资源分配决策时，经济评价/评估与成本-效果分析一样也是不可避免地要考虑社会影响。由于目前建立起来的系统的方法和分析手段主要还是为了更准确地测算效果和成本，而且这些方法、步骤几乎完全一致或完全可以相互借用，因此，在实际研究和卫生政策应用中，卫生技术评估、医疗卫生的经济评估、成本-效果分析等往往指向其共同交集，也就是常常混杂使用，不作刻意区分。本书亦遵从这一"习惯"，对文中出现的这几个概念不强求统一。

此外，虽然本书标题含有"卫生技术"，但所谈方法也适用于"医疗措施"或者"医疗卫生干预（healthcare intervention）"。而这两者在某些时候比"卫生技术"的范围更广。因此，如果不是卫生技术评估的说法已经日趋固化，笔者认为，"医疗卫生干预的评估"可能是一个更合适的概念。

第二节 意义与作用

作为一门新兴学科，卫生技术评估或者成本-效果分析在美国等发达国家的研究生教育大纲中经常作为一门完整的课程出现，有自身独立的教科书。在另外的时间里，这方面的内容往往也被当作卫生经济学这门课的一部分在教学中被介绍，一些基本概念也会包含在卫生经济学的教材内。这样安排的主要出发点就是卫生技术评估或者成本-效果分析存在的基本假设和所要达到的最终目标与卫生经济学的基本假设和最终目标大体一致，即假设卫生资源是短缺的，而最终目标是卫生资源的最佳配置。

谈到卫生资源，可以用卫生经济学里面的一个基本概念——健康生产函数（health production function）进行阐述。Michael Grossman 将 Gary Becker 提出的家庭生产函数的理念成功地引入了健康的效用函数分析之中。他认为消费者可以通过生产健康的方式来补充健康资本的消耗，健康生产要素包括医疗保健服务、生活方式、环境教育等。基于此，他提出健康生产函数的概念：消费者在市场上购买各种医疗保健服务，并结合自己的时间生产健康。健康生产函数（图 1-1）的一般形式：

$$H = f(M, \text{LS}, T)$$

式中，H 代表消费者的健康，M 代表医疗保健服务，LS 代表消费者选择的生活方式，T 代表消费者投入生产健康的时间。

健康生产函数还可表示为

$$H = f(M, \text{LS}, E, S)$$

更直观表示为

健康 = H[形象（如遗传、年龄、性别、种族等）、医疗服务、生活方式、社会经济状况（SES）、环境等]。

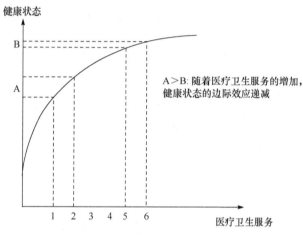

图 1-1　健康生产函数示意图

本图表示该函数具有边际效应递减的特征，其中横轴上的数字表示的是医疗卫生服务投入的量，纵轴上的 A、B 区段表示与横轴上投入医疗卫生服务相对应人群健康状态的改变。由图可见，等量的医疗卫生服务投入发生的水平高低不同，其产生的健康状态改变的量则不同；当医疗卫生服务投入在高水平基础时，产生的健康状态增量是减少的，即边际效应递减

要想更好地理解健康生产函数，就要明确健康的概念和影响健康的因素。1986年，世界卫生组织（World Health Organization，WHO）在渥太华健康促进会议发表的《宪章》中定义："健康是一个积极的概念，强调社会和个人的资源，以及身体的能力""健康是一种身体上、精神上和社会适应上的完满状态，而不仅仅是没有疾病和虚弱的现象。"

影响健康的因素包括以下几方面。

1. 生活方式因素　不良嗜好（如吸烟、酗酒、吸毒）、饮食习惯、运动、风俗等。意外死亡，特别是交通意外与工伤意外等也与行为不良有关。

2. 环境因素　自然环境和社会环境因素。

3. 生物因素　包括遗传、生长发育、衰老等。

4. 卫生保健服务因素　包括良好的医疗服务和卫生保健系统、必要的药物供应、健全的疫苗供应与冷链系统、足够的医务人员的良好服务等。而现代医学模式也逐步由原来的单纯"生物医学模式"演变成为"生物-心理-社会"医学模式。它拓宽了治疗与预防的领域。医生的作用和卫生保健制度的作用亦被考虑在内。

在健康生产函数的概念下，要达到同样的健康产出水平，可以通过不同健康生产要素之间的替代，降低生产健康的成本支出。

从生产要素的分类 $H = f(M, LS)$ 看出，通过改变生活方式（如减少酒后驾车、吸烟和酗酒等）来代替医疗保健服务可以达到同样的健康水平。

从生产要素的再分类 $H = f(M1, M2\cdots)$ 还可以看出，不同的医疗服务之间也有替代性，如 $M1$ 可以代表外科（surgery），$M2$ 可以代表药物（drug）。

从生产要素的细分类 $H = f(D1, D2\cdots)$ 还可以看出，在只看药品对特定疾病患者健康的影响时，不同药品的投入之间也可以有替代性。

以上这些医疗卫生技术或干预的分类、再分类中，互相具有替代性的技术、服务之间应当使用哪些、替代哪些需要通过技术、服务的互相比较做出卫生资源的分配决策。而通过比较确定并解释这些医疗卫生技术的相对价值的方法和手段，就是卫生技术评估。

卫生技术评估作为一门新兴的学科门类及卫生决策辅助工具，在包括政策研究、管理等各医疗卫生细分领域中发挥着日益重要的作用，主要包括以下几项。

（1）在卫生技术的开发、应用、推广过程中，对不满足医疗服务需求的卫生技术实行淘汰制，有利于实现卫生技术的不断创新。

（2）在医疗技术准入与管理、药品及耗材报销目录、价格制订等方面发挥有效的证据支撑作用。

（3）将研究结果转化成临床诊疗指南，用简明的方法传播给临床医务工作者，从而影响他们的医疗行为，提升医疗服务质量和安全性。

（4）在预防医学领域，探索疾病风险与免疫、筛查等技术的关系，指导预防政策，节约卫生保健经费，优化卫生保健系统。

（5）为政府部门制定卫生规划和政策提供信息依据，对提高医疗服务效率和优化卫生资源配置产生积极的影响。

（6）在组织机构的管理决策过程中，帮助机构预测管理手段的改变带来的效益和效果，衡量运行成本，促进决策的信息化、科学化。

总之，卫生技术评估通过对卫生技术的未来临床效用及成本等进行预测和评价，为卫生政策制定提供科学的信息，改善卫生技术的成本-效益，影响卫生技术的研发、推广和使用，提升医疗质量和水平，完善卫生保健和服务体系。目前，卫生技术评估已经成为各国卫生决策体系的重要组成部分。已成为欧美等国家科学卫生决策关键环节之一，在机构建设及评估研究等方面得到了快速发展。例如，英国国家卫生与服务卓越研究院（National Institute for Health and Care Excellence，NICE）的卫生技术评估结果和临床指南基本被英国国民医疗服务体系（National Health Service，NHS）采纳和推广应用。类似地，澳大利亚多数卫生技术评估报告被应用于报销决策中，并对降低卫生总费用和资源合理配置产生了积极影响[2]。

第三节　卫生技术评估类型

正如前文所述，卫生技术评估的主要焦点在效果和成本方面。大多数卫生技术评估中，各类成本的识别及用货币单位的测量都是相似的，但是各种备选方案结果的表达和单位却可能大不相同。而结果的表达、测算方式和单位的不同大致决定了以下 4 种简单的类型：最小成本分析（cost-minimization analysis，CMA）、成本-效益分析（cost-benefit analysis，CBA）、成本-效果分析和成本-效用分析（cost-utility analysis，CUA）。

一、最小成本分析

当期望某种医疗干预措施或过程产生相同或类似的结果时，最小成本分析可以被采用。评估每项干预的成本以判断哪一项成本最低，在决策中选择最经济、费用最小的措施。这可以从一个例子中看出。例如，我们将腹腔镜手术和开放手术两种阑尾炎治疗方法的成本相比较，这两种手术方法会产生相同的治疗效果，但是腹腔镜阑尾切除术具有较高的成本。

假定不同医疗措施的效果是相同的看起来是一条非常难以被满足的假设条件，因此实际上很少案例能够应用最小成本分析，但也并非绝对稀少。例如，某病患常规住院治疗与早期出院治疗两种住院方式在评估比较时如果二者的临床效果是高度相似的，则可直接进行成本比较，如表 1-1 所示。

表 1-1　住院治疗与早期出院的成本举例

	住院治疗（元）	早期出院（元）	节余（元）
直接成本	2401	1971	430
间接成本	380	300	80
总成本	2781	2271	510

该评估比较采用了最小成本分析，结论为早期出院的成本-效果更好，在保证临床服务质量的情况下应鼓励早期出院。

最小成本分析在这几种方法中相对简单，不涉及对成本和治疗结果的全面评估。如果被比较的干预技术产生的效果是一致的，那么就可以忽略效果比较，单纯比较成本即可，也就是说，在这种特定情况下，成本-效果分析可以简化为最小成本分析。

二、成本-效益分析

成本-效益分析被认为是一种相当灵活的经济评估方法。比较完全不同的医疗措施或技术时，由于所得到的结果的表达方式或单位经常截然不同，因而无法比较。这时成本-效益分析就将结果换算为货币单位再进行比较。成本-效益分析将货币价值同时加入投入和产出两方面，即治疗费用和后果费用。这使得健康成本和后果不仅可以和其他与健康有关的费用和健康结果相互比较，而且也可以与一些非健康相关费用和健康结果相互比较。由于成本和后果都可以以货币单位来衡量，这就有可能计算出某种治疗方法是否为社会带来整体收益。

在一项成本-效益分析中，治疗的效果，如并发症、病残天数和延长的生命年数等都需要转换为成本。这是非常不容易做到的，也是这一方法的难点所在。但最终该分析可以用比例的形式表示治疗收益与成本或治疗的净利益（或净损失）。因此，成本-效益分析可以提供治疗成本的明确信息。

描述以货币方式评估治疗后果有如下两种方法：

1. 人力资本法（human capital approach）　是基于人类似于某种机器设备的一种假设。并且在未来，期望其可生产一些以货币为单位来衡量的产品或活动。人在一段时间内活动的价值被假定为与其工资数量等价。这样，卫生保健的收益可以通过未来由于生病损失的收入来衡量。再使用一种"时间贴现（time discounting）"的技术方法，根据年数去调整损失的费用，这就消除了时间的影响。

人力资本法以货币的价值来衡量人生命的价值。在过去，就有学者提出一些伦理方面的反对意见。另外，个人的工资用作衡量价值可能并不正当有效。在劳动力市场不被限制的时候，工资只与生产力有关。此外，某些最终并不一定会导致支付的收益会被这种衡量人生命价值的方法排除在外。例如，它不能区分和衡量没有病痛带来的收益和减少病痛带来的收益。

2. 意愿支付法（willingness to pay approach）　在意愿支付法中，个人的言论和声称的个人偏好会被用来衡量收益的价值。运用访谈或问卷调查的方法去询问被调查者愿意支付多少去获得治疗的收益或避免疾病带来的损失。例如，被调查者可以接受或拒绝一项公开的竞价，在那之后，这项竞价可以被提高或者被降低，直到得出被调查者的最高支付意愿。然而竞价开始点的高低可能影响被调查者的选择，因而，访谈者需要用一些离散的、不相关的问题去避免这一问题的出现，被调查者经常会面临一系列的价格提问，并要求他们根据自己的支付意愿给出是或否的答案。这一过程会产生很多问题，因为不同的人对同一项收益愿意支付的数量是不同的，而且这也会受到其收入水平的影响。由谁来判断这种意愿支付也可能是一种影响因素。如果是"用户"（即患者），相比于公共部门的成员，他们很可能提高这种支付的数量。

三、成本-效果分析

当所比较的医疗卫生干预产生的结果有所不同时，可以使用成本-效果分析。这一方法要求被比较的治疗方法或干预必须限定在一些相同单位的维度上，才能保证他们能够进行比较。如同成本的比较需要同样的货币单位一样，效果或对健康影响的比较也需要确定一个适当的单位。例如，使用"每一幸存人数"或"无痛日"这样相同的单位时，费用便可以进行比较。因此，当我们使用"生存者的存活年数"这一相同的衡量单位时，我们便可以用成本-效果分析来比较心脏手术和肾移植手术两种不同的治疗方法。总而言之，成本-效果分析研究所谓的有效性要在一个维度上才能直接实现成本比较。

下面例子中，两种不同的医疗干预措施产生的效果和成本都不同，由于效果单位都采用了"挽回的生命年（life year，LY）"，可以应用成本-效果分析，计算如下

	成本（元）	效果（挽回的生命年）
措施1	3 000	2
措施2	6 000	3

措施1：C/E=3 000/2=1 500

措施2：C/E=6 000/3=2 000

$$\Delta C/\Delta E = （6\ 000 - 3\ 000）/（3 - 2）= 3\ 000/挽回1个生命年$$

如果单纯比较成本和效果的绝对数值的比例，措施1在每挽回1个生命年的同时花费了1 500元，似乎要好于措施2。但用增量成本-效果比（ICER）来看，措施2相对于措施1可以用多花费3 000元来赢得更多一个生命年。考虑到3 000元这个代价并不高，故此措施2是更好的选择。

成本-效果分析在对效果进行测算的时候需要注意，有的时候一个医疗干预措施的直观效果只是中间结果，而非最终结果。所谓中间结果是指一些症状、危险因素数值的改变，如溃疡愈合率、胆固醇下降程度、血压的降低程度等。但这些中间结果通常不是研究真正关注的对象，其小范围的变化也很难说清具体临床含义。一般研究真正关注的对象是反映健康状况的最终结果，如病残天数、延长的生命年数、死亡数、挽回的死亡数、预防的病例数、失去的健康日等。理论上，建议成本-效果分析都采用最终结果。即使有时候只有中间结果，也需要参考文献或经验将中间结果转化到最终结果，再进行分析。

成本-效果分析不能用于衡量结果单位不同的各种治疗程序（方法）的评估。例如，将减少龋齿的治疗方法和口腔癌症的治疗方法进行比较是不太合适的，因为其对二者有效性的衡量标准一定不同。单一维度的结果衡量是成本-效果分析公认的缺陷，因为这一过程仅调查了一种干预结果，对结果的衡量也不具有对其治疗效果有效性的坚实代表，因为它没有考虑到患者的主观经验感受。

四、成本-效用分析

成本-效用分析旨在克服成本-效果分析对效果评估单位的一维限制，用基于效用的结果衡量单位来比较不同的干预效果和干预措施。

效用（utility）是经济学中最常用的概念之一。一般而言，效用是指消费者通过消费或者享受闲暇等使自己的需求、欲望等得到满足的一个度量。在卫生经济学中，效用可以用来表达关于某种健康状态的基本价值观，是个体对某些健康状况或疾病状态持有的衡量标准。效用值是一个数字，这个数字是影响个人整体幸福感的生物、生理、社会和心理等各种因素的综合性代表。该值基于一个 0~1 的范围，其中 0 代表死亡、1 代表完美的健康。这个基于效用的衡量方法可以用一个术语来表示，即质量调整生命年（quality-adjusted life year，QALY）。通过一个简单的计算，QALY 可以被作为一个通用的单位来使用。因此，将每一个结果赋一个效用值，而这种数值在某种意义上代表了相对于其他结果，人们对这种结果的偏好强度。将效用值乘以受试者的预期寿命就可以得出此人的 QALY。一项治疗所产生的 QALY 收益随后便可以被评估。将这种治疗方法的成本和收益结合起来，然后就可以得出获得每一 QALY 的成本，这样就算使用不同的治疗方法，产生完全不同的结果，它们之间也可以进行相互比较。重要的是，生命改善治疗措施可以与拯救生命的治疗措施相比较。用于计算效用值的各种技术很多，它们很多都涉及对关于评估对象的详细和耗时的密集访谈。

每个患者所延长的生命年的生命质量不同，因此需要对延长的生命年进行调节。由于健康状况是一种身体上、精神上和社会适应上状态的综合反映，这里的生命质量调整通常会涉及多个方面或多个维度。

1. **生理功能** 运动、自我保健、日常活动。
2. **心理功能** 压抑、愤怒、忧虑。
3. **社会功能** 参加社交活动、家庭关系、娱乐。
4. **认知功能** 记忆、警觉和判断。
5. **一般健康** 健康、感觉、生活满意度。

成本-效用分析法主要通过问卷调研的途径，产出 QALY 和伤残调整、生命年等指标。

人们有的时候用一种座次表（league tables）来指导卫生医疗资源的分配。这个表把每一种医疗干预措施及其每一 QALY 的成本都排列出来，并从最重要到最不重要进行排序，将每种医疗干预措施的优先级排出来。不过对于这种座次表的使用一直存在争议，而由美国俄勒冈州卫生事务委员会研究产生的一份优先权清单更突出了这一争议。该治疗优先权清单受到了强烈的批评。例如，它将用于治疗颞下颌关节功能障碍中夹板治疗方法的使用排在了阑尾切除术的前面。该清单还把牙髓暴露后的盖髓治疗的排名放在了高于异位妊娠外科手术的位置，即使这种外科手术方法对于治疗潜在威胁生命的疾病几乎是完全有效的。

与一些具有潜在生命威胁的疾病相比，牙科的问题通常比较轻微，不需要非常繁杂的治疗，也不至有性命攸关的风险。而俄勒冈州卫生事务委员会研究产生的排名清单机械地被分析报告所左右。例如，它将用夹板或盖髓治疗法治疗 50～100 个患者的总体效用值与拯救单个人的生命的效用值相比较，这种比较假设治疗很多轻微病症的患者与拯救单个人的生命等价或更好。因此，这种分析就没有反映出"人命大过天"的基本人性。为了解决这个问题，该委员会建立了一套更加通用的分类目录表。这个表根据各种医疗干预措施大类的必要性及对个体和社会的价值进行排名。大的类别范畴包括"对急性的危及生命的病症的治疗，这种治疗可以防止突如其来的死亡并使患者完全康复或恢复到以前的健康状态""预防牙科保健"等。之后，在每个大类中再对每个治疗及其相联系的状态进行排名。这确保了处于特定类别顶部的治疗干预的排名永远不会超过更高级别的治疗干预或永远也不会低于那些处于更低级别内的治疗干预。这样形成的排名表比完全依据评估结果产生的排名方法更明智些。

第四节 卫生技术评估的角度

不同群体在卫生技术评估中关注的主要方面有所不同。例如，临床医生会主要关注诊断措施是否能获得正确的诊断，治疗措施是否能取得明显的效果；患者及其家属主要关注的方面除了诊断是否正确、治疗是否有效之外，还有生命质量的高低及医疗费用的多少；而卫生政策制定者和管理者则更多关注以最合理有效的方式分配和利用有限的卫生资源。

卫生技术评估的目的是帮助医疗卫生服务资源配置的决策制定。那么，这种配置决策代表的是哪一个群体？决策的结果最终会影响到哪些群体？对这类问题的回答决定了评估的角度或分析的角度。而评估角度的选取，直接影响到评估中效果和成本的测量和计算。

一个有足够宽度和广度的问题，其分析角度也需要有同样的宽度和广度。一个评估分析，不应当只考虑那些在医疗干预措施中得到利益或好处的群体，还要考虑到那些支付成本或付出其他代价的群体。例如，效果测算中是否考虑了伴随效果而来的难以分割的副作用，有些副作用不一定仅仅作用于那些接受医疗卫生干预的人群。例如，在增加妊娠期妇女叶酸摄入以减少婴儿神经管缺陷的项目中，一种方式是直接把叶酸加入到谷物膳食中去。这种方式有助于直接改进妇女的膳食营养，特别是对那些无法通过其他方式得到帮助的妇女人群。这一项干预措施的成本，无疑落在每一个购买谷物加工制品的人的头上。但是它对健康的影响，却不仅仅限于妊娠期妇女和婴幼儿。这种方式会对老年人的健康产生一定影响，因为它会掩盖一种严重的贫血的症状，增加因病情延误造成神经系统问题的风险。所以不论是受到负面影响的老年人，还是得到收益或好处的婴幼儿都应该在这个评估中被考虑在内。

所谓社会的视角，指的就是评估者做评估时要考虑到每一个受到影响的群体，对于任何在健康方面带来的主要的效果或影响和任何主要的成本消耗，也都必须考虑在内。健康方面的效果和影响的测定需要综合考虑，应包括延长的寿命、更好的功能，也应包括未曾预料的副作用。成本测算不仅要包括医疗和非医疗的资源消耗，同时应该把患者和无偿照护者的时间考虑在内。

如果不从社会的角度去进行评估的话，那么有些健康的影响或成本，如果不是评估者特别关注的，就可以被有意识地忽略。例如，从一个公司雇主自身角度出发进行的成本-效果分析，就可以只关注直接影响到雇主的效果和成本方面，如对于工人生产效率的影响和直接支出的医疗花费。而雇员自己付钱结算的医疗费用部分就不一定需要包括在内。又如，如果单纯从一个公共卫生项目的角度出发进行评估的话，那么也可以只考虑该公共卫生项目产生的费用和他直接的受益者，而不一定考虑到其他的群体。

应该说，对于研究者和政策的制定者来讲，社会的角度应该是一个适当的评估角度。而通常这些卫生技术的评估需要在资源配置的过程中进行比较，那么这种比较也需要一个共同的角度，这个共同的角度也比较适合采用社会的角度。

第五节　卫生技术评估的步骤

不同评估主体和不同评估学者评估不同卫生技术时，在评估类型和方法的选择上会有很大的不同，陈洁等（2013）给出了以下基本步骤[3]：

（1）确定评估主题。

（2）明确评估问题。

（3）确定评估角度。

（4）进行评估设计。

（5）收集相关数据。

（6）分析数据。

（7）综合证据。

（8）形成评估结果。

（9）传播评估结果与建议，转化决策依据。

（10）监测技术使用效果。

不是所有的卫生技术评估都需要围绕上述评估步骤开展。但是，当需要对评估证据的有效性，也就是评估证据是否具有效力、效果、实用性和效率进行检验时，就有必要将评估的方法和步骤分离开，进行详细的研究和讨论。

Drummmond 等（2008）提出了一个对于医疗干预措施经济学评价进行批判性检验或评估的完整框架和要点。这个框架用在卫生技术评估的检验中也非常合适。它有助于识别出这些评价方法学的主要因素，并讨论使用者如何很好地在研究中实现这些方法学特征。同样的，任何研究都能满足这些要点是不现实的，然而基于这些要点，该框架能够帮助读者鉴别和评价每个评估研究的优势和劣势。这一完整框架涵盖以下 10 个方面[4]：

（1）一个定义清楚的问题，是以可回答的方式提出来的吗？

这样一个问题能够清楚地识别出要比较的选项，即从何角度进行比较。一个明确的问题可以进行如下表述："根据卫生部门对老年患者承担的实际支出情况，慢性疾病的家庭护理项目比综合性医院扩展的规范化的住院治疗项目更好吗？"注意这里分析的立场可能是来自具体的服务提供者或提供组织、患者或患者组织、第三方支付者或社会整体。有必要的话，研究者应将对所分析的立场进一步具体化。然而，"慢性疾病保健项目是值得的吗？""社区高血压检测项目有意义吗？"这样的问题都不是有效的问题，因为他们没有详细说明比较的选项。

（2）对相互对立的选项进行全面描述了吗？

这里需要明确说明谁对谁做了什么？在哪里？频率是多少？要注意是否有遗漏的相关选项，要注意"什么都不做"的选项有没有被考虑到，或者是否应该被考虑。只有这里给出全面的信息，才能使读者判断项目对于他们是否适用，才能够评估费用和结果在分析中是否被遗漏。而且，读者只有能够重复所描述的项目过程，才能够掌握足够的信息，才能便于其更好地区分费用和结局。

（3）确认项目和服务的有效性（效果）了吗？

这里需要明确所评估的干预服务或技术是真的有效。这个过程是通过随机、对照临床试验进行的吗？如果是，实验计划反映了正常操作下可能发生的情况吗？阳性数据的收集和汇总是通过一个单独的研究，还是对临床研究的系统综述？如果是系统综述，是否列出了文献检索策略及纳入和排除的标准？是否使用了观察性数据或假设来确定效果？如果是，结果中可能的偏倚是什么？

（4）每个选项中所有相关的重要成本和结果都被识别出来了吗？

　　对即将开始的研究，这些识别出来的成本和结果的范围足够宽吗？识别出来的成本和结果包含了所有相关的视角了吗？资本成本和运营成本被包含了吗？与卫生服务和项目的经济学评价相关的费用，至少有以下几种类型：

　　1）与卫生部门相关的，如消耗的卫生资源，包括组织和实施项目的费用，这其中也包括处理由项目引起的不利事件的费用。

　　2）与患者和家庭相关的，消耗的资源包括所有由患者自己或家庭成员自负的任何费用及他们用于治疗过程的全部资源的价值。

　　3）生产力的丧失和获得，如患者或家庭成员损失工作时间寻求治疗或参加一个卫生项目就意味着生产力的丧失，而患者的治愈意味着生产力的再次获得。

　　4）与其他部门消耗的资源有关，一些项目如老年人的护理，会消耗公共机构或志愿者组织的资源。基本上这些因素在经济学评价中都应该予以考虑。此外，一些项目还可创造其他价值，并且可能节省资源，如一个预防接种项目会因减少的感染者而节省因治疗所需的资源。

　　（5）费用和结果是否用适当的物理单位进行了准确测量？

　　适当的物理单位包括护理时间、看医生的次数、损失的工作日数、获得的生命年数等。同时，需要注意的还有是否描述了资源使用的数据来源？这些数据来源是正当合理的吗？测量时是否有识别出来的事项被遗漏？如果是，是否意味着他们对结果分析没有影响？是否有特殊的情形，如资源的共同使用，使测量变得困难，这些情形被正确处理了吗？

　　（6）对费用和结果的评价是可信的吗？

　　这些评价的价值来源需要被清楚地识别出来。可能的价值来源包括市场价值、患者或顾客的偏好、政策制定者的观点和卫生工作者的判断。在原则上和实践上，对特定患者或人群消耗的每一种资源（如药品、护理时间、照明、食品等）进行确认、测量和评价是可能的，这会产生相对准确的费用评价。另一个常用的费用策略是首先评价一所医院特定时间的总费用，然后除以患者住院总天数，得到每天的平均花费。对于偏好和效用的评价，我们一般期望确定在一种健康状况或状态相对于另一种生活质量改善多少。相当多的经济学评价使用一种普遍的基于偏好的健康测量工具，如欧洲五维健康量表（EQ-5D）或健康效用指数（health utilities index，HUI），这些测量方法使用一种调查问卷，将研究中的患者分为一系列预先设定的健康状态，健康状态的偏好值或者效用值可从一个评分表上得到，评分与测量同时进行。一般来说这些健康状态的数值来自普通人群。但也有针对某些特定病症的评分量表。此外，还需注意一个评估是否选择了适当的分析类型。是成本-效果分析还是成本-效用分析，或者成本-效益分析？在市场价值缺失（如志愿者的劳动）或市场价值没有反映实际价值（如以低廉的价格捐赠出来的医疗场所）的情形下，是否进行了相应的调整以接近市场价值？

（7）费用和结果根据不同时间进行调整了吗？

一方面，所有现在和将来项目的费用，一般以某一基年（通常是现在）的人民币或其他货币作为固定货币进行评价，目的是减少分析中通货膨胀的作用。另一方面，因为项目或服务的比较必须在一个时间点进行（通常是现在），但效果和结果并非完全发生在现在，因此费用和结果时间的选择应予以考虑。不同的项目可能有费用和结果不同的时间范围。例如，流感免疫项目的最初效益可以很快显现，而高血压检测效益的显现要等到将来。同一个项目的费用和结果的时间范围也会不同。例如，高血压检测项目的费用发生在现在，但其效益显现在将来。项目决策在将来的花费和节省的资源不应和今天的花费和节省的资源进行等量衡量。这首先是时间偏好的存在，即无论从个人还是从社会角度，我们偏好现在拥有的货币或资源，而不是以后。同样的，结果的折扣也应在成本-效果分析和成本-效用分析中予以重视。所以，一个卫生技术是否会产生将来的费用和效果？其未来产生的费用和效果与当前同等数量的费用和效果等值吗？如果使用折扣率，多少折扣率更合理？以上这些问题需要研究者予以关注。

（8）选项的成本和结果进行增量分析了吗？

比较两种干预或方案时，尽管可以分别算出两者的费用和结果的比率再进行简单比较，但正确的比较是增加的费用与增加的结果的比率，因为这可以反映出增加额外干预措施时支付了多少？所以，对于有意义的比较，有必要检查一个项目或服务对于另一个项目或服务费用的增加与增加的效果、效益和效用是否进行了比较。

（9）在评估费用和结果时允许不确定情况吗？

每一种评价都包括一定程度的误差、不精确或方法论矛盾。

例如，如果所研究的流感疫苗接种的依从率比分析预期高 10%将会怎样？如果按天支付的住院费用仍然比治疗项目的实际花费少 500 元将会怎样？如果使用的折扣率为 6%，而不是 3%将会怎样？如果生产力变化被排除在分析之外将会怎样？因此，谨慎的分析者会辨别关键的方法论假设和误差范围。在这里，处理参数误差的方法被称作敏感性分析（sensitivity analysis）。分析疗法中的不同参数是变化的，目的是评价其如何对研究结果产生影响。敏感性分析也用于处理其他类型的误差，如方法学检测相关的误差。在判断敏感性分析的质量时，读者应考虑：①不确定参数是如何被确定的；②如何确定变量的可信区间；③是否使用了敏感性分析的适当形式。

最简单敏感性分析的形式是进行单向分析（one-way sensitivity analysis），这里查看的是单一参数的变化对于研究结果的影响。尽管这是文献中敏感性分析最常用的形式之一，但现在并不认为这是处理参数误差满意的方法，因为费用效果比例的总体误差取决于多因素综合的变化。一种比较完备的方法是进行多向分析，这里不止一个参数是不确定的，每个参数都能在其具体范围内变化。总的来说，这种方法更切合实际，但是除非仅有几个不确定的参数，否则潜在的组合数将变得非常巨大。在这种情况下，研究者可以根据实验设计的原则选择需要包含的具体组合。敏感性分析还有一种形式是概率敏感性分析（probabilistic sensitivity analysis），现在广泛用于决策分析模型研究，概率分布应用于指定范围，并从这些分布中确定主要参数，随机抽取样本，形成成本-效果比的经验性分布。

（10）研究结果的表述和讨论包含了与使用者相关的所有问题了吗？

医疗干预或技术可以评估结果的陈述、解释和使用提出了许多实际问题，如来自不同研究项目的结果能进行有意义的比较吗？研究结果能从一个领域或国家推广到另一个领域或国家，或者能从一个人群推广到另一个人群吗？结果展示的好的操作指导方针能够进行具体化吗？一项好的研究应该能够帮助使用者阐释在其特定情况下的研究结果。例如，应该使读者明确分析结论是基于费用和结果的一些常用指数和比值吗？研究结果与那些研究相同问题的研究者的结果进行比较了吗？研究讨论了结果对于其他情况下和其他患者群体的普遍适用性了吗？研究是否提到、考虑到影响选择和结论的其他重要因素，如费用和结果的分布，或相关的伦理学问题？研究讨论了项目执行的问题了吗？等等。

这里介绍一个"参考案例（reference case）"的概念，这是由研究健康和医药成本-效果分析的公共卫生服务小组提出的（1996），在考虑卫生保健经济学评价的方法和实践时，小组认为许多方法论问题没有解决。另外，他们认为需要开发一种标准的方法来指导和报告研究，这样不同研究的结果就能够进行比较。因此，参考案例是一系列首选的方法论原则，这些原则应被应用于基本的评估分析。如果按照参考案例进行分析，可以做出可信的研究比较。这个参考案例的方法体现了经济学评价的几乎所有好的方法原则，主要有以下几点[5]：

（1）应采用社会的观点。

（2）效果评价应包括利益和损失。

（3）使用 QALY，将死亡率（mortality）和发病率（incidence rate）结果联合。

（4）应使用来自最佳设计和最小偏差资源的效果评价。

（5）费用应包括卫生保健服务、患者和医务人员诊疗时间和非健康因素的费用。

（6）应与现有的研究进行比较，如果有必要，可与可行的低成本方案进行比较。

（7）费用和健康结果应扣除每年实际费用的3%（再加上5%用于与现有研究比较）。

（8）对于重要参数应进行单向或多向敏感性分析。

（9）对于其他的相关干预，应进行费用效果增值率的比较。

本章参考文献

[1] 李静, 李幼平, 刘鸣. 卫生技术评估与循证医学. 华西医学, 2000, 15(1): 6-9.

[2] 王海银, 何达, 王贤吉, 等. 国内外卫生技术评估应用进展及建议. 中国卫生政策研究, 2014, 7(8): 19-23.

[3] 陈洁, 于德志. 卫生技术评估. 北京: 人民卫生出版社, 2013.

[4] DRUMMMOND M F, SCULPHER M J, TORRANCE G W, et al. 卫生保健项目经济学评估方法. 李士雪译. 北京: 人民卫生出版社, 2008.

[5] GOLD M R, SIEGEL J E, RUSSELL L B, et al. Cost-effectiveness in Health and Medicine. Oxford: Oxford University Press, 1996.

第 2 章
卫生技术评估中效果、效用与成本的评估

第一节　效果的评估

一个有效的治疗或干预包括以下的 1 个或 2 个因素：增加人们的寿命；改善或维持人们的感觉。

我们想要什么：一个衡量人口健康状况的指标，是指可以被精确地测量（即可量化）并且对健康有意义的指标。

一、基本概念与指标

在对医疗干预项目的效果进行评估之前，需要对疗效和效果进行区分。疗效（efficacy）是指干预措施在严格控制的情况下，即随机临床试验下对患者产生的治疗效果。效果（effect）是指干预措施在自然状态，即非试验的现实条件下，对患者产生的治疗结果。两者之间的差别主要在于，在临床试验中，往往进行前瞻性的研究设计，对患者进行筛选，研究者对临床试验进行严格的监督和控制。实际上这样的研究结果反映的是在试验条件下的医疗干预项目的疗效，而不是自然状态下的效果。

在实际使用条件下，可能出现很多与临床试验条件不一致的状况，如医生的诊断误差、患者疾病的复杂程度、并发症状、患者的依从性等，为了保证评价结果对卫生决策具有更实际的指导作用，在评估中最好采用效果，而不是疗效。当只能获得试验条件下的临床疗效指标时，建议根据相关模型，应用临床疗效指标来评估效果指标再进行分析，如果不能进行模型，仍可以采用临床疗效指标进行评估，但应当说明在试验条件下和实际使用状态下的可能差别和偏倚，并进行敏感性分析。

效果的测定需要效果指标。效果指标可以分为两大类：中间指标（intermediate outcome indicator），如血压、血脂、血糖等生化指标（biomarkers），也包括其他

实验室检查结果及影像学检测结果等；终点指标（final outcome indicator），如治愈率、死亡率、伤残率、延长的生命年等其他指标症状、躯体功能（physical functioning）等。中间指标大多通过临床检查才能获知，终点指标大多反映的是已经发生，或者患者可以感知的疾病事件，如心肌梗死、脑卒中、糖尿病等疾病状态及疾病导致的死亡或死亡率。主要测量效果的终点指标包括以下几项。

1. 死亡率　是终点指标中较为常见的一个，主要用来衡量一部分种群中，一定规模的种群大小、每单位时间的死亡数目（整体或归因于指定因素），是在种群层面上研究的问题。人类死亡率通常以每年每一千人为单位来表示；因此 10 万人的死亡率为 9.5，表示 10 万人中每年死去 950 人。

计算公式为死亡率(‰)=单位时间死亡个体数/单位时间平均种群数量×1 000‰。

2. 孕产妇死亡率　对人类来说，是指每 10 万孕产妇死于生产过程的死亡数，其他生物则以怀胎、怀卵或结果期的雌性（或雌雄同体）个体数和种群内全部雌性（或雌雄同体）个体数进行计算。

3. 新生儿死亡率　对人类来说，每 1 000 个出生未满一个月的婴儿和胎死（死产儿）的和，对其他生物则以死亡幼仔、幼虫或幼苗的数量与种群内所有幼仔、幼虫或幼苗进行计算。

4. 婴儿死亡率（infant mortality rate，IMR）　只适用于人类，每 1 000 个出生小于一岁的婴儿的死亡数。

各种死亡率较为常用的原因是其易于量化（知道某人何时死亡）并便于定期记录信息。但与之相关的问题在于，一方面，其在低收入和饱受战争摧残的地方不一定准确；另一方面，死亡率能够提供关于导致死亡问题的信息，但难以提供关于生活质量的信息。因此，死亡率信息倾向于在汇总数据分析中使用，而不是单独分析。

5. 发病率　指一定规模的种群在一定时间内罹患该病新增加例数（发病率）。

6. 患病率（prevalence rate）　指一定时间一定规模种群中某病新旧病例总和。

7. 发病（morbidity）　也可以看作病态或病残，是一个人随着时间推移而遭受的患病程度或残疾程度。这一概念很难量化，因为没有明确的终点，并且需要对疾病的持续时间、严重程度和后果进行评估，也需要测量身体、精神、功能及社会交往等多维度的残疾情况。这些测量的数据来源于住院患者的出院记录、医院门诊记录及一些调查数据，如自我健康评估、工作损失天数等。典型的测量指标包括因疾病限制活动天数、健康状况自评、日常活动能力等。

健康生产函数提供了效果评估的一般思路

$$H = f \,(\, \text{lifestyle, environment, medical care, time, etc.}\,)$$

健康生产函数的表达式反映了生活方式、环境、医疗、时间等对健康产出的影响。其中的医疗干预措施（包括药物、卫生技术等）可以用 M 表示，由于：

$$\Delta M = M_{treatment} - M_{usual\ care}$$

所以，

$$\Delta H = f\left(M_{treatment}\right) - f\left(M_{usual\ care}\right)$$

式中，$M_{treatment}$ 为被研究的新技术，$M_{usual\ care}$ 为作为对照的当前常用的医疗卫生技术。

那么对于成本-效果分析主要就是找出效果（和成本）的差异，效果的差异就是这里的 ΔH，ΔM 可以表示为创新的技术/药物与常规、传统技术/药物的差别。

在成本-效果分析中，经常需要建立模型才能得到改变的健康效果（ΔH）的量值。这是因为成本-效果分析的原始数据中经常只有中间结果指标，但最终结果指标往往更加重要，也更受关注。通常研究人员需要根据文献对中间结果进行建模来推导得到最终结果。这个推导需要一个概率联结中间结果和最终结果，也就是

$$P = \left(\Delta H_{final}/\Delta H_{int}\right)$$

式中，ΔH_{final} 为最终健康结果指标的变化量，ΔH_{int} 为中间健康结果指标的变化量。

例如，研究人员发现吉非贝齐（gemfibrozil）能够升高高密度脂蛋白胆固醇（HDL cholesterol）大约 25%，假定现有流行病学研究发现，高密度脂蛋白胆固醇高 1% 的患者死亡率可降低 0.000 01。因此，可以推断，吉非贝齐通过对高密度脂蛋白胆固醇的影响为最终降低死亡率（25 × 0.000 01=0.000 25）（数字为假设）。

二、评估设计与数据收集

作为卫生技术评估设计的一个重要部分，分析者需要决定哪些类型的数据应纳入评估分析中。分析者既可以收集第一手的成本、效果和健康状态的信息，也可以利用来自其他研究或文献、某些数据库或其他数据来源的二手数据。这种二手数据既可以替代一手数据，也可以是一手数据的补充。

理想状态下一个干预的成本和效果的数据，应来自同一个合理设计的第一手研究。但是在现实中，由于财力所限或其他原因，这种理想的设计往往并不可行。一般第一手的研究设计对于研究医疗干预的短期效果是比较适当和可行的。第一手的成本-效果研究不可行时，效果和成本数据也可以有不同的来源。这种情况下，分析者通常需要借助数学模型或仿真模型整合所需数据和信息。一般规律是，需要对医疗干预的长期结果进行评估的研究，往往需要对来自不同研究的数据加以整合及对未来结果进行模型预测。例如，一个对于乳腺癌筛查的评估研究，既可能需要第一手的研究数据对乳腺癌患病率的可能性进行估计，也需要把这个信息

与其他研究的数据结合在一起对该疾病的自然发病过程及治疗过程和预后进行模拟。

总之，在卫生技术的评估中，效果（即健康结果）的评估相对更为重要一些。在经济学评估还没有受到重视时，效果的评估就已经成为医疗干预项目或卫生技术或药物是否能够被接受的关键因素。效果评估研究设计方面的发展也已经较为成熟，主要与医学流行病学、医学统计学的发展有密切的联系。很多研究设计的方法是相通的，可以直接借鉴到卫生技术的评估中。

一般研究设计可采用前瞻性研究（prospective study）、回顾性队列研究（retrospective cohort study）、病例对照研究（case-control study）、横断面研究（cross sectional studies）、混合研究（临床试验结合回顾性或实际条件下的数据收集）及二次文献研究等，其中前瞻性研究又包括随机临床干预研究和前瞻性队列研究（prospective cohort study）。

随机临床干预研究多指围绕随机对照试验的平行研究。该设计是将经济学研究与临床试验相结合，这是目前广泛采用的研究设计。随机对照试验的设计要遵循 3 个基本原则，即设置对照组（control）、研究对象的随机化分组（random allocation）和盲法试验（blind trial）。盲法试验主要包括单盲试验（single-blinded trial）、双盲试验（double blinded trial）等，单盲试验是仅研究者知道每个患者用药的具体内容，而患者不知道，单盲试验虽可以避免来自患者主观因素的偏倚，但仍未能防止来自研究者方面的影响。双盲试验是研究者和患者都不知道每个患者分在哪一组，也不知道哪一组接受了试验治疗，此法的优点是可以避免来自受试者与研究者的偏倚。借助临床试验严格的随机对照双盲设计，可以获得较强的可信度和较高的内部效度。随机对照试验的设计原则和方法具有能够最大限度地避免临床试验设计、实施中可能出现的各种偏倚，平衡混杂因素，提高统计学检验的有效性等诸多优点，因此被公认为是评价干预措施的金标准（gold standard）。当然，随机对照试验设计也存在一些缺点，如费用较高、研究周期较短、对照多为安慰剂、样本量小、代表性较差、外部效度低等。因此，如果有条件，大样本量的随机对照试验一般认为是最佳的选择。

前瞻性队列研究系队列研究的基本形式。研究对象的分组根据研究对象现时的暴露状况而定，此时研究的结果还没有出现，需要前瞻性观察一段时间才能得到。优点是在前瞻性队列研究中，由于研究者可以直接获取关于暴露和结局的第一手资料，因而资料的偏倚较小，结果可信。缺点是所观察的人群样本量很大，观察时间长、花费大，因而影响其可行性。

回顾性队列研究是缺乏前瞻性研究时的理想选择，以接受某种医疗干预的患者作为研究组，接受其他措施的患者作为对照组，进行比较研究，有关数据大多可直接从现有的临床数据库获得，成本较低，研究实现也较短，并有较高的外部效度研究要求，对任何可能的混杂因素，如年龄、性别、疾病严重程度、多种疾病并发状况等进行统计控制，但是由于现实环境中队列研究的选择偏倚（selection bias），研究组与对照组之间存在差异，难度较大，另外现有的数据不是根据卫生经济学研究目的而记录的，往往难以达到研究设计本身的要求。

病例对照研究也是一种回顾性研究，是以现在确诊的患有某特定疾病的患者作为病例，以不患有该病但具有可比性的个体作为对照，通过询问、实验室检查或复查病史，搜集既往各种可疑危险因素的暴露史，测量并比较病例组与对照组中各因素的暴露比例，经统计学检验，若两组差别有意义，则可认为因素与疾病之间存在统计学上的关联。病例对照研究的优点在于省力、省时、省钱，容易组织实施，不仅用于病因的探讨，还用于其他许多方面。其缺点在于不适于研究人群中暴露比例很低的因素，难以避免有选择性偏倚，信息的真实性难以保证，暴露于疾病的先后常难以判断，获取既往信息时，难以避免回忆性偏倚等。

横断面研究是一种观察性研究，其分析从特定群体或代表性子集收集的数据时间点，即横截面数据，再通过统计学分析确定某种医疗干预对健康结果的影响。与之相对的是纵向研究（longitudinal studies）。

上述研究设计的质量由高到低排列大致为大样本量的随机对照试验、随机对照试验、前瞻性队列研究、回顾性队列研究、病例对照研究、横断面研究等。当然，效果数据的获得远不止以上研究设计，有时候，不同的设计方法还会混合使用。混合研究主要就是几种研究设计方法的综合运用，通常从前瞻性的临床试验或回顾性队列研究中获得足够的临床效果数据，需要回顾性收集临床试验患者的成本数据，或采用横断面调查来获取相关的成本数据混合研究设计，是一种省时省钱的卫生经济学研究方法，在没有条件开展前瞻性研究时，其可以作为替代选择，然而，由于难以获得患者的间接成本和效用资料，研究结果存在一定偏倚。

此外，效果数据有时不一定来自特定的研究，也可能来自一些原本用于其他诊疗目的的信息库或数据库。例如，国外的研究机构经常会建立一些疾病登记数据库（disease registry），系与特定诊断、条件或诊疗方式的患者相关的二手数据的集合。这种数据库一般含有较大规模、较为全面的数据，比较适合对特定疾病或诊疗方式进行效果的研究和跟踪。还有一种在卫生经济学评估中常常用到的数据——医疗保险的赔付数据（administrative data），也可以用来获得医疗干预后的健康信息。这种健康信息有时候需要一定的假设。例如，一种治疗后如果没有后续的医疗费用产生，就可以假设患者的病情得到好转或痊愈。医疗保险的赔付数据与横截面类似，只是一种含有有限信息的大数据集。该数据在成本-效果分析的研究中较常用，因为其包含的资源使用或成本支出的信息相对其他数据类型更为完全。近年来，以上两类数据也常用于下文谈到的真实世界证据（real-world evidence，RWE）的研究。本书应用篇介绍的就是主要基于口腔医疗保险赔付数据实证研究。

　　除了以上收集有关效果的一手数据或者二手数据的研究设计之外，还有一种二次文献研究的方法，即系统综述，主要是指全面收集和利用已公开发表的文献资料，对所有纳入的研究逐个进行严格评价，联合所有研究结果进行综合分析和评价，必要时进行 Meta 分析（一种定量合成的统计方法）得出综合结论（有效、无效、应进一步研究），提供尽可能减少偏倚、接近真实的科学证据。系统综述的概念于 1979 年由英国著名的临床流行病学家 Archie Cochrane 提出。这种文献研究不同于传统的描述性的综述，特点是设计合理、严密，充分考虑到不同研究设计的质量、研究成本小，但其必须基于充足的现有文献，以及不同研究文献的可比性等假设条件。

　　Meta 分析方法中文有时会翻译成"荟萃分析"，是文献的量化综述，是以同一课题的多项独立研究的结果为研究对象，在严格设计的基础上，运用适当的统计学方法对多个研究结果进行系统、客观、定量的综合分析。其优点是通过增大样本含量来增加结论的可信度，解决研究结果的不一致性。设计合理、严密的Meta 分析文章能对证据进行更客观的评价，对效应指标进行更准确、客观的评估，并能解释不同研究结果之间的异质性（heterogeneity）。不过，在进行 Meta 分析时，也要注意发表偏倚，还要考虑清楚分析是基于所有的设计相似的研究，还是仅限于最新的或最相关的研究。Meta 分析符合人们对客观规律的认识过程，与循证医学的思想完全一致，这是一个巨大的进步。

　　目前世界上最大的致力于制作、保存系统综述，提升卫生保健干预效果系统评价可及性的国际组织就是科克伦协作网（Cochrane collaboration，即 Cochrane 协作网）。它成立于 1993 年首届 Cochrane 学术年会。至今，Cochrane 协作网已遍及世界，拥有 12 个成员中心，13 000 余名志愿者，共同制作、保存、传播和更新医学各领域的系统评价。它是为临床治疗实践和医疗卫生决策提供可靠科学证据的全球性网络。

　　另有研究显示，近年来开展大型临床试验的成本日益增加，然而其支持卫生决策的证据质量总体上并未提高。与此同时，人们也逐渐认识到，来自临床试验的医疗干预技术或项目的效果评估受特定研究条件、环境、样本的限制，研究结果的可推广性不高，难以反映具体实践。在这种背景下，研究人员与医药企业开始将研究范围扩大到更为复杂的真实世界，收集来自电子病历、医保数据库、移动应用等自然积累的数据，提高研究效率，节约时间和成本，获得更广泛患者人群的证据。在欧美等的一些发达国家，随着监管部门主动监测意识的提高，以及医药企业对产品全生命周期的关注，近十年来真实世界证据在理念、立法与实践方面有巨大发展。

　　真实世界证据的定义随研究机构不同而略有不同。美国食品药品监督管理局

（FDA）将真实世界证据定义为从传统的随机临床试验以外的其他途径获得的药物使用或潜在风险效益的数据。国际药物经济学和结果研究协会（ISPOR）则将其宽泛地定义为临床试验以外获得的证据。此类数据是源于在特定研究背景下对真实世界数据（real-world data，RWD）的进一步汇总分析，获得能够证明医药产品安全性或有效性的证据，而这一研究过程称为真实世界研究（real-world study，RWS）。真实世界研究是指在日常的医疗实践环境中，对来自常规临床实践数据的研究。真实世界研究类型多样，按照数据来源可分为实用性临床试验、登记注册研究、随机对照临床试验补充研究、医保数据库研究、健康普查、患者病历研究等[1]。大部分真实世界研究采用观察性研究方法。

目前较为广泛应用的真实世界研究主要包括以下 3 项。

（1）随机对照实验补充研究：研究收集的是随机对照实验过程中的其他辅助数据，如患者报告结局、医疗资源使用和成本信息，可为常规治疗模式提供有价值的证据，一般只收集有限人群和特定临床背景下的关键临床结局[1]。

（2）实用性临床试验：是在日常治疗背景下有复杂干预措施的非安慰剂对照试验，旨在针对衡量一种干预措施在临床实践中的实际效果，相对于随机对照试验等，实用性临床试验主要衡量一种干预措施在理想条件下的治疗效力。其研究设计通常包括随机对照组和非随机对照组，与其他类型真实世界研究相比其具有较强随机性，有利于在评估治疗效果时消除偏见，样本量大有利于获得关键结局指标的重要差异，研究结果可以进一步推演到治疗人群，但是由于样本量大，数据收集成本较高，应用上有一定局限。

（3）登记注册研究：属于观察性研究，一般根据预先设想的主要、次要研究目的和待解决研究问题，确定研究设计类型及与医疗决策相关的临床结局，通过登记、随访等手段在参与研究的医院和患者群体中按照研究计划和统一标准收集数据。该方法目前应用广泛，可用来理解疾病的自然进展、干预措施的安全性和效果，评价医疗服务的质量、绩效和成本-效果[1,2]。

第二节　效用的评估

这一节首先对比一般经济学中效用的概念和卫生经济学中效用的概念，给出效用值的示例，紧接着对效用的主要指标包括 QALY 和质量调整预期寿命（quality-adjusted life expectancy，QALE）等加以阐述，之后推荐几种健康效用值的测量工具。例如，直接测量法中的模拟视觉标尺法（visual analogue scale，VAS）、标准博弈法（standard gamble，SG）、时间权衡法（time trade-off，TTO）和间接测量法中的 EQ-5D、六维健康测量量表（SF-6D）、健康效用指数、健康质量量表（QWB）问卷。

一、效用的概念与指标

效用是经济学中最常用的概念之一。一般而言，效用是指消费者通过消费或者享受闲暇等使自己的需求、欲望等得到满足的一个度量。通俗地说，效用就是通过某种消费给人带来的总体上的满足程度。

卫生经济学中的效用是指人们通过医疗卫生服务干预或药物、手术等治疗后，对健康状况改善和提高的满意程度，也可以说是患者或社会对于某种医疗干预措施所带来的健康结果的一种偏好或综合的满意程度。这个概念更多从患者角度出发，判定医疗卫生服务和药品治疗的结果和满意程度，主要体现在生存质量的判定上。

用效用表示的健康状态既包括质量的概念，也包括数量的概念。健康相关生命质量（health related quality of life，HRQOL）是指在疾病、意外损伤及医疗干预的影响下，测定与个人生活事件相联系的健康状态和主观满意度。研究对象主要是患者，也包括健康者；研究内容是个人生活事件（确定因素）与个人健康状态和主观满意度（变化因素）之间的关系。生命数量是指个体生存时间的长度，对患者来说就是其接受某一特定医疗干预后的生存时间，对一般人来说就是平均期望寿命。

卫生经济学中的效用指标主要有 QALY 和 QALE 等。QALY 等于剩余的生命年数乘以这段时间内的健康效用值；QALE 等于预期寿命乘以这段时间内的健康效用值，两者均能综合反映生命的质和量的变化，但是 QALY 是用剩余的生命年数来表示生命的量，能够得到个人的效用值，而由于同年龄组的男性或女性的预期寿命是一致的，所以 QALE 可以在社会整体层面衡量人群的效用值，不适合用来得到个人的效用值。QALY 可以理解为用健康满意的生活年数来衡量患者实际的生命年数，即把患者在疾病或残疾状态下生活的年数，转化为相当于在健康状态下生活的年数。由于剩余的生命年数和预期寿命均较易获得，计算 QALY 和 QALE 的关键在健康效用值的测量上。报告效用指标时，需要首先分别报告生存时间（生命年数或预期寿命）和健康效用值，然后再报告 QALY 或 QALE。

二、效用的测量与量表

健康效用值的测量可分为直接测量法和间接测量法。直接测量法中主要推荐以下几种：VAS、SG 和 TTO。

VAS 由一条包含两个端点，代表"能想象到的最好的健康状态"和"能想象到的最差的健康状态"的直线构成。这两个端点可以设为"0"和"100"。这里的"能想象到的最差的健康状态"可能不是"死亡"，而是给人感觉比"死亡"还要糟糕的状态。两个端点之间按照等距划分刻度。要求受访者根据给定的健康状态，在这条直线上画线，标出该健康状态对应的位置。

SG 要求受访者在两种情况中做出选择：情况一，受访者将处于一种确定的健康状态；情况二，受访者将有一定的概率处于一种较好的健康状态（如完全健康），也有一定的概率处于一种较差的健康状态，如死亡。调查者不断交换情况二中的概率来让受访者在情况一和情况二中做出选择，直到受访者认为选择情况一和情况二无差异时终止访问。

TTO 也是要求受访者在两种情况中做出选择。情况一，受访者将在一段时间内维持某种疾病状态生存；情况二，受访者将在一种较好的健康状态（如完全健康）中生存，但是生存时间较短。调查者通过不断交换情况二中的生存时间来让受访者在情况一和情况二中做出选择，直到受访者认为选择情况一和情况二无差异时终止访问。

直接测量法中，SG 和 TTO 要优于 VAS，通常情况下针对同一健康状态，使用 SG 得到的健康效用值最高，使用 TTO 得到的健康效用值居中，使用 VAS 得到的健康效用值最低。

间接测量法是通过某些特别设计的量表中的问题和效用值转换表来得到健康效用值的方法。直接测量法是获得效用值转换表的基础。效用值转换表建议使用直接测量法和基于普通人群的偏好得到，当使用的效用值转换表是基于患者偏好得到的时，则需要在研究中注明。

测量健康效用值时，当目标人群为健康人群时，建议使用通用效用值测量量表。当目标人群为患病人群且有适合该病种的效用值测量量表时，建议使用疾病专用效用值测量量表。例如，罗兰-莫里斯背痛和残疾问卷（Roland Morris back pain and disability questionnaire）可以对有腰椎间盘突出的患者进行健康效用的测量；患者健康问卷-9（patient health questionnaire，PHQ-9）可以作为抑郁症患者效用值的评估量表。当目标人群为患病人群，但没有适合该病种的效用值测量量表时，建议使用通用效用值测量量表。

间接测量法中常用的量表包括 EQ-5D、SF-6D、健康效用指数和健康质量量表等。间接测量工具采用基于他国人群偏好的积分转换表时需十分谨慎。在使用 EQ-5D 时建议使用英国或日本的效用值转换表，在使用 SF-6D 时建议使用英国或中国香港地区的效用值转换表，同时进行敏感性分析。

EQ-5D 是通用的衡量健康状况的一个标准化的工具，由 EuroQol 研究团队于 1990 年首次提出。这个团队由来自荷兰、英国、瑞典、芬兰和挪威 5 个欧洲国家的多学科领域的研究人员共同组成。其初衷是合作开发一个不针对特定疾病的、规范的、能够测量与健康相关的生活质量的标准化工具。这一新型的特点在于可以通过邮递方式发出，并且可以由被测者自我完成，相对简单，易于回答，适用于一般个体，可以产生一个单一的指标值，并能够考虑"比死亡更糟糕的健康状况"。

EQ-5D 可以用来估算出一般健康状态的偏好权重（preference weight），然后将权重与时间相结合，就可以算出 QALY。许多国家都建立了一个基于自身人口的、由偏好权重组成的价值数据库，用它来估计 QALY 并进行资源配置决策。目前已有超过 170 个语言版本的 EQ-5D 问卷。作为最常用的一般健康状况的测量工具之一，EQ-5D 良好的有效性和可靠性已经在各种健康状况的研究中体现出来。

EQ-5D 由两部分组成，即健康状态的描述和评价。在描述部分，以 5 个维度（five dimensions，5D），即活动性（mobility）维度、自我照护（self-care）维度、日常活动（usual activities）维度、疼痛/不适（pain/discomfort）维度、焦虑/抑郁（anxiety/depression）维度来衡量健康状况。活动性维度询问人的行走能力；自我照护维度询问被测者自己洗衣服或穿衣服的能力；日常活动维度衡量的是"工作、学习、家务、家庭或休闲活动"的表现；疼痛/不适维度询问被测者有多少疼痛或不适；而焦虑/抑郁维度询问被测者焦虑或沮丧的程度。被测者采用 3 个水平或 5 个水平（EQ-5D-3L 或 EQ-5D-5L）自我评估自身在各维度上有无问题及问题的严重程度。在评价部分，受访者采用视觉模拟标尺评价自身的整体健康状况。

EQ-5D 被开发出来后的早期，用于健康状态描述度量的是 3 个水平：没有问题、有中度的问题、无法做到/有非常严重的问题。例如，关于活动性维度的 3 个水平的措辞为"我能够四处走动，没有问题""我在走动方面有些问题""我卧病在床"。受访者被要求选择一个最能说明其在被调查当日的健康状况的陈述。3 个水平可以被编码为 1，2，3，表示"无问题""有一定问题""有非常严重问题"。因此，一个人的健康状况可以通过 5 个数字加以表述，范围为 11111（在所有维度上没有问题）～33333（在所有维度具有极其严重的问题）。"12321"表示在活动性和焦虑/抑郁方面没有问题，在自我照护和疼痛/不适方面有轻微的问题，在日常活动中有极严重的问题。类似组合一共可以表达潜在的 250 种左右不同的健康状态。在其后新的版本中，表达严重程度的水平增加到了 5 个：没有问题、有轻微的问题、有中度的问题、有严重的问题，无法做到/有极严重的问题。新版本可以组合和定义 3000 种以上不同的健康状态。

EQ-5D 这样的量表需要与其配套的效用值积分体系将量表数据转换为效用值，用以计算 QALY。效用值积分体系一般是通过 SG、TTO 或 VAS 等直接测量法对量表定义的部分健康状态进行评估，然后利用计量经济学或多维效用函数建立一套合适的算法，后期用以预测该量表中所有状态的效用值。EQ-5D 的英国 TTO 算表目前公认度较高，运算公式为

$$效用值=1-MOB-SC-UA-PA-MOOD-C-N_3$$

式中，MOB 为活动性，SC 为自我照护，UC 为日常活动，PA 为疼痛或不适，MOOD 为焦虑或抑郁的情绪，C 为常数项；N_3 为交互项，表示若至少有一维度处于水平

3，那么运算公式中需要减去 N_3 的值。此计算公式产生的值介于 –0.59～1.00，低于 0 表示比死亡更差的健康状态[3]。

EQ-5D 的有效性和可靠性已经由不同的语言版本和各种健康状况进行过评价，包括癌症、2 型糖尿病、慢性阻塞性肺疾病（COPD）、哮喘和心血管疾病等。与早期的 3 个水平量表相比，EQ-5D 的 5 个水平量表表现出更好的响应性及良好的效度和信度。EQ-5D-5L 也被推荐作为一种通用的老年人口健康状况的测量。其与其他辅助测量相结合，能够将老年人口生活质量的方方面面尽可能反映在得到的数据里。

模拟视觉量表是问卷的第二部分，要求受试者在 20 cm 的垂直刻度表上标注健康状况，两个端点分别为 0 和 100。在刻度表的两端有说明，底部（0）的说明对应着"你能想象的最坏的健康"，顶部（100）的说明对应着"你能想象的最好的健康"。在 EQ-5D 的 3 个水平版量表上，受访者需要从标记"您今天的健康状态"的箱型处画一条线到刻度表，用以表示受访当天的健康状态。而 EQ-5D-5L 要求受访者在刻度表上标记一个"X"，并在边上的空白箱型区域里记下刻度表上的读数，用以表明今天的健康状况。一个著名的视觉模拟标尺的局限性是刻度表的端点偏差，因为受访者一般比较少利用刻度表的端点评价自己的健康状况。然而，视觉模拟标尺仍然是用于评估与健康有关的生命质量权重的最有用、最简单和直接的方法。

SF-36 量表（the short form 36 health survey），又称健康调查简表，是美国医疗结果研究（medical outcomes study，MOS）项目开发的一个普适性测定量表。该工作开始于 20 世纪 80 年代初期，形成了不同条目、不同语言背景的多种版本。至 20 世纪 90 年代初期，含有 36 个条目的健康调查问卷简化版 SF-36 的不同语种版本相继问世。其中用得较多的是英国发展版、美国标准版和中文版，均包含躯体功能、躯体角色（physical role functioning）、肌体疼痛（bodily pain）、总的健康状况（general health perceptions）、活力（vitality）、社会功能（social role functioning）、情绪角色（emotional role functioning）和心理卫生（mental health）等 8 个领域。

受访者从 SF-36 得到的分数是他们 8 个部分问题的加权总和。每个部分分数直接转化为 0～100 的数字，假设每个问题进行平等的权重。得分越低，病残程度越高，得分越高，病残程度越小，即零分等于最大病残，100 分相当于没有病残。要计算分数，就必须购买专用软件。

SF-6D 是基于健康相关生命质量问卷 36 简表（SF-36 问卷）创建的效用测量工具，可以将 SF-36 问卷的数据信息转换成效用和 QALY。与 EQ-5D 相同，SF-6D 也由多属性健康状态分类系统和效用值积分体系两部分组成。目前，官方推荐通过两方案进行调查：一种是单独使用 SF-36，另一种是 SF-12 加上 3 个额外指标联合使用，把需要的问卷信息归类到 SF-6D 的健康状态分类系统后再进行效用值计算。SF-6D 健康分类系统包括 6 个维度：躯体功能、角色限制、社会功能、疼痛、精神健康、活力。SF-6D 每个维度都有 4～6 个层次。由于其运用前首先需要使用 SF-36 或 SF-12 调查问卷收集数据。因此，其由后两个量表性质决定，SF-6D 更多地关注于健康状况中不良影响的持续时间或对生活影响程度的大小，如"所有的时间""大部分时间"等。

相较于 EQ-5D，SF-36 或 SF-12 中更多的题干为"在过去 4 个星期里"，让调查对象回想过去一段时间内的健康状态，更多关注的是时间段。而 EQ-5D 测量的是调查对象完成问卷当天的健康状态，关注的是时间点。SF-6D 在某些疾病领域测量患者效用值时效度更高、结果更可靠。目前，不少研究表明，EQ-5D 存在严重的天花板效应。与 EQ-5D 相比，SF-6D 的地板效应较为明显。如"躯体功能"与"角色限制"中，SF-6D 处于最低水平的比例为 24.6% 和 38.4%。也就表明，EQ-5D 对较好的健康状态敏感度不高；SF-6D 应用于较差的健康状态时辨析度会降低。因此在实际使用中，SF-6D 可能适用较为温和的疾病。同时，由于 EQ-5D 天花板效应明显，该量表定义的最好健康状态（full health）可能在 SF-6D 描述系统中并不是最好。例如，某对象 EQ-5D 健康状态为"11111"，SF-6D 并不一定为"111111"[3]。

使用任何间接量表工具时，应当首选基于中国人群的效用值转换表，不能获得此转换表时可以采用广泛应用并得到普遍认可的效用值转换表，也可以采用基于其他社会文化背景相近人群的效用值转换表，并进行敏感性分析。研究中所使用的各种生存质量量表，都应当是经过信度和效度检验的。如果没有相应的中文版量表，可将其他量表先进行汉化，汉化完成后方可以使用。汉化后还需要进行文化调适和跨文化验证等步骤。汉化完成后，仍需要对量表进行信度和效度的检验。

第三节　成本的评估

成本是经济学中一个非常重要的概念，是各种形式医疗干预、卫生技术评价的核心内容。成本的概念和识别及其计量的科学合理与否，直接关系到评价结果的科学性、合理性。

一、定义与分类

经济学中的成本是指为了达成一事或获得一物所耗费的资源或所付出的代价，通常以货币支出的形式予以计量。在卫生经济学中，成本可以定义为处理疾病过程中所需的人力、物力和土地资源的价值。

卫生经济学中的成本概念，不同于一般会计核算中的成本概念，也不同于日常生活中所常用的"费用"。卫生经济学中的成本是指实施预防、诊断或治疗项目所消耗的资源或所付出的代价的机会成本（opportunity cost）。费用则是指实施预防、诊断或治疗项目所发生的实际支出。机会成本也是经济学中的重要概念，指将某种具有多种用途的资源用于某种特定用途时所放弃的置于其他用途时可能带来的最大收益。或者说，当面临多个选择机会时，因选择了某个机会，而不得不放弃其他的机会，因而也就放弃了利用其他机会所可能获取的收益。在所放弃的所有机会中，可能获得的最大收益就是所做的选择的机会成本。只要资源是有限的，做出某种选择或决策就必然包含机会成本。

为了便于研究和计算，优化成本管理，通常根据不同的需要，从不同的角度对成本进行分类。卫生经济学评估中常见的成本分类如下[4]。

（一）医疗成本和非医疗成本

医疗成本（medical cost）是指实施某预防、诊断或治疗等干预项目所消耗的医疗产品或服务。例如，预防接种的疫苗成本，医疗过程中的药品成本、化验成本、注射成本、手术成本及防治疾病过程中直接消耗的卫生材料和低值易耗品的成本等。

非医疗成本（nonmedical cost）是指实施某预防、诊断或治疗等干预项目所消耗的医疗资源以外的其他资源。也即在实施某预防、诊断或治疗等项目过程中，所需消耗的医疗产品或服务之外的产品或服务，或所需付出的医疗成本之外的代价，如患者为到达治疗地点所需负担的交通成本、家人陪护所需的租房成本、患者本人及其家人的误工损失等。

（二）直接成本和间接成本

经济学评价中的直接成本（direct cost）与间接成本（indirect cost）的划分标准不尽相同，常见的划分标准如下。

1. 按照是否需要分摊而进行划分　直接成本是指预防、诊断或治疗项目所发生的无须进行分摊而可直接计入该项目的成本。具体来说，一种资源仅被消耗于一种产品、服务或项目中，则该种资源耗费就是该种产品、服务或项目的直接成本，如药品成本、一次性注射器的成本等医疗成本，以及患者及其陪同家属因专程为诊治疾病而发生的交通成本等非医疗成本，都是所采取的干预项目的直接成本。

间接成本是指不能直接计入，而需要按一定标准分摊，计入各种相关项目的成本。这类成本通常会由医院部门和个别部门共同分担，经常也用英文"overhead cost"表示。这些部门可能消费了同一种资源的不同数量，因此，可能很难计算共享资源的成本，如医院的行政管理成本、辅助科室成本、固定资产折旧等。间接成本的特点是资源同时被多个项目或服务所使用，无法也不应该直接进入其中的某一个项目中去。该资源的成本应该在所有这些项目之间被分配。为了根据资源的使用来分配成本，Drummond 等[5]提供一种常用的"直接方法"，即计算部门的间接费用占医院总费用的比例，这个数字乘以医院的总开销费用，得出资源的使用成本，然后将核算的成本数额下发给该部门。这需要先确定"分配的基础"。例如，家政的分配基础通常是平方米的占地面积，以及以千克为单位的洗衣重量。

2. 按照成本与医疗服务的相关性进行划分 直接成本是指与获得或提供医疗服务直接相关的成本，如药品耗费、防治疾病过程中所消耗的医疗产品或服务。间接成本是指与获得或提供医疗服务间接相关的成本，如患者及其陪同家属因诊治疾病而发生的交通成本等。显然，这种划分与医疗成本和非医疗成本的划分标准重叠，因此造成实际中常见医疗成本与直接成本相混淆、非医疗成本与间接成本相混淆的问题。

3. 按照是否伴随货币的转移而进行划分 直接成本指伴随着货币转移的资源耗费，如医护人员对重症患者的护理、医疗服务中的检查费和药品费等。

间接成本则是不伴随着货币转移的资源消耗，如来自家庭成员的对患者的无偿护理、因病而致的患者本人及其家人的误工损失等。

直接成本与间接成本的划分也不都是完全依据上述标准的，也有将上述分类混在一起进行划分的。例如，有时直接成本包括①医疗卫生服务成本；②其他相关服务成本；③患者及其家属引致的成本（治疗费用的投入）。这里直接成本也可分为直接医疗成本和直接非医疗成本。而间接成本有时包括①患者及其家属引致的成本（生产力的损失）；②由社会其他人分担的成本。间接成本有时也分为与病残有关的成本和与死亡有关的成本。

直接成本与间接成本的划分有时候随着所研究问题的系统边界的变化而相互转化。随着系统边界的扩大，间接成本通常可转化为直接成本。例如，在某一专门的卫生服务中，如结核病的专门防治机构所投入的全部产品或服务的成本都是防治结核病的直接成本，包括管理人员的工资、固定资产折旧和办公费等。而在综合医院中，管理人员的工资、固定资产的折旧等却是需要被多个科室所分摊的成本，属于间接成本。

（三）有形成本与无形成本

按照是否伴随资源耗费，成本可分为有形成本（tangible cost）和无形成本（intangible cost）。有形成本是指在实施或接受医疗干预项目过程中所消耗的产品或服务的成本，其特点是伴随着资源的耗费而发生。无形成本，也称隐形成本，是指因疾病引起的或因实施医疗干预项目而引起的患者及其亲朋的行动或行为不便、肉体或精神上的痛苦、忧虑或紧张等，以及由医疗干预项目引发的医院声誉受损或社会不安定等。此类成本的特点是其发生并不伴随资源的耗费。无形成本是真实存在的，也是进行方案选择时需要考虑的。

在上述不同的成本分类中，实际应用较多的是直接医疗成本、直接非医疗成本、间接成本、无形成本的概念，其中直接医疗成本、直接非医疗成本的概念是建立在医疗成本与非医疗成本划分的基础上，并融合了是否与医疗成本及非医疗成本直接相关的标准而划分的；间接成本通常指误工、亡故等成本。

除上述成本的划分外，在卫生经济学研究中还常常用到以下的成本概念。

1. 固定成本（fixed cost）　指在一定时期和一定业务量范围内，不随产出量（产量或服务量等）的变动而变动的成本。

2. 变动成本（variable cost）　指随产出量的变动而变动的成本。

3. 平均成本（average cost）　是指单位产出或服务的资源消耗，即总成本除以总服务量或总产出。

4. 边际成本（marginal cost）　是指多提供一单位产品或医疗服务所需增加的成本量，也就是多生产一单位产出而导致的总成本的变化值。

5. 人员成本和消费品成本（staff cost and consumable）　与使用资源有关的直接成本，如专业人员和消费品的使用成本，一般会被直接评估，人员成本经常会以时间为单位来进行衡量，而消耗品则经常按用过的数量加以衡量。通过将一种资源的单位成本乘以它的单位使用数量，可以估计出该种资源的价值或成本。例如，将工作人员的工作时数乘以他们每小时的工资数，可以计算得出一个项目中特定人员使用的成本。

6. 资本成本（capital cost）　如土地、建筑物和设备等资本性资产的成本需要特别考虑。这些资产的成本在一个时间点出现，但资产往往是在一段时间内被使用的。这意味着机会成本（即总是存在着对这种资本的替代性使用）会随着时间转移而出现。我们可以通过计算每年的等值成本来支持资本成本评估，这种评估方法考虑到了资本使用的时间期限。为了得出这一点，资本资产的初始成本被转换为一种会在几年内被支付的年度金额。每年的等值成本往往等于资本成本加上该项资本使用的机会成本，这与偿还抵押贷款的概念相似，必须考虑房屋的原始成本加上贷款期限的利息，这反映在每月的定期付款中。

7. 照护人员的劳动成本（labor cost of caregivers）　提供护理的家庭成员会被询问每天花费多少小时来提供切实的护理。对于牺牲有偿工作的照顾者来说，他们的护理服务的价值可以用收入损失来计算。对于那些不会失去任何收入的人来说，可以使用卫生保健工作者的平均工资估算其照顾的价值。

8. 患者的收入损失（patient's lost earnings）　通过患者的工资和患者缺勤所导致的未付工作日数或工作时间，可以评估收入损失，然后将这些成本加入之前计算的各种成本中可以为患者和家庭提供其关于总成本的信息。

二、识别与计量

成本的识别,科学正确地识别成本,是科学合理地计量成本的基础和前提,是进行卫生技术评估的基础和首要的内容。

(一)成本的识别原则

成本是相对于目标而言的,是对目标的负贡献。也就是说,在实施预防、诊断或治疗等干预方案的全过程中,凡是对目标构成负贡献的,就是该项目的成本。因此,明确目标是识别成本的基础和前提。

因为进行卫生技术评估的服务对象可以是患者、医疗机构、保险公司、政府管理或决策部门等,不同服务对象的目标往往不同,由此导致成本的边界和内容不同,因此即使对同一干预方案或技术进行的评价,其成本识别的结果也会因不同的服务对象从不同的角度出发而有所不同。

(二)成本识别的角度和边界

成本的边界划分服从于评价目标。评估的研究者或服务对象不同,所追求的目标就不同,评价中所持的角度或所处的立场也就不同,所以研究与评价的问题的成本边界随之而不同[4]。

(三)从医疗机构角度出发的成本

医疗机构的目标是不失医德条件下的自身效益最大化,凡是减少其自身收益或增加其自身成本的就是医疗机构视角下的成本。这些成本通常只包括需要由其提供的医疗产品或服务的成本,即医疗成本,医疗成本又包括直接成本(具体指直接医疗成本)和间接成本(具体指间接医疗成本)。通常不包括非医疗成本及无形成本。

(四)从保险公司或医疗保障部门角度出发的成本

保险公司的目标是收取的保险费最大化和自身支出费用最小化的统一,凡是增加公司支出的就是保险公司观点下的成本。

医疗保障部门的目标是以有限的保障资金投入,获得尽可能多、尽可能好的被保障群体的健康产出。

从保险公司或医疗保障部门角度出发的成本,通常只包括医疗成本中的报销部分,而不包括非医疗成本及无形成本。

（五）从患者角度出发的成本

患者的目标是用最少的个人支出和无形成本获得最佳的预防和诊治结果，成本的边界就是患者及其家庭自身。因此，因病而需要由患者个人及其家庭付出的成本和健康损失，都是患者角度下的成本。例如，某疾病的全部诊治成本中的自费部分。而由患者个人及其家庭之外付出的成本，如医药费用中的可报销部分、义工护理等，虽然用于患者，却无须患者及其家庭支付，因此，不是患者角度下的成本。从患者角度出发的成本主要包括由患者个人及其家庭负担的医疗成本、非医疗成本、直接成本、间接成本（如误工成本等）及无形成本。

（六）从全社会角度出发的成本

为国家层面的决策提供依据的医疗干预或卫生技术评价，需要采用全社会观点。从全社会角度进行研究与评价时，所追求的目标是以有限的全社会卫生资源实现国民总体健康结果产出最大化，成本的边界是整个国家。因此，凡是因项目或方案而引致的本国社会资源的减少就是成本，既包括患者的自费部分，也包括非自费部分。全社会角度下的评估研究，不论所发生的成本由患者及其家庭、保险公司、医疗保障部门、政府负担，还是由国内任何单位或个人的补贴或捐助性质的负担，只要耗费了本国的资源，就都是该评价视角下的成本。但是，如果成本由国外组织或人员负担，则因为所耗费的资源来自本国之外，没有减少国内资源可用量，因此不再是该评估视角下的成本。

三、成本计量的内容与步骤

（一）成本的计量原则

从理论上讲，在实施预防、诊断或治疗项目的全过程中。凡是需要特定的评价主体所付出的人、财、物、时间等资源的消耗及恐惧、痛苦、不便等代价都应计入该评价主体的成本项，既不能有遗漏，也不能有所重复，更不能把非成本项计入成本。

在实践中，由于间接成本、直接非医疗成本及无形成本等难以计量，包括我国在内的世界上绝大多数国家目前要求必须计入的成本都仅为直接医疗成本，在此基础上建议具备条件或需要时计入直接非医疗成本、间接成本及无形成本等成本项。此外，在实际的评价中，主要的间接成本——误工成本通常以干预方案的收益形式予以计量。因此，成本计量多主要围绕直接医疗成本进行[4]。

（二）成本计量的步骤

成本计量一般可通过以下 5 个步骤来完成：①识别所消耗的资源或代价；

②计数每一种资源或代价的单位量；③赋予资源或代价以货币价值；④考虑资金时间价值，调整时间上的差别（贴现）；⑤进行敏感性（也称为敏感度）分析。

步骤①的内容主要在成本识别阶段完成，步骤⑤的内容通常在不确定性分析部分进行。因此，在成本计量阶段所进行的内容主要是计数每一种资源或代价的单位量、赋予资源或代价以货币价值，以及对已经通过前述内容实现了货币化计量的成本进行贴现[4]。

（三）计数资源或代价的单位量并赋予其货币价值

计数资源或代价的单位量并赋予其货币价值是在识别所消耗的资源或代价之后进行的。理论上要求将所消耗的资源或代价全部识别出来，并予以计量。但是现实中这样做的结果可能是行不通或不经济的。科学合理的做法应该是剔除数量相对很小、对评价结果不会有实质性影响的资源或代价，集中力量计量需要计量的资源或代价，但这种剔除必须是在识别出全部所消耗的资源或代价，并依据资源或代价的数量及其对评价结果影响的重要程度进行评价之后进行[4]。

对每一种需要计量的资源，首先，应该明确用于记述其数量的单位，如药物的计数单位为使用剂量，误工时间的计数单位为天，耗费的医、药、护人力资源的计数单位为该类人员的服务时间（h）等；其次，利用该计数单位计算出所消耗资源的数量；最后，对所识别和技术的资源赋予货币价值。价格是价值的货币表现，因此，赋予资源以货币价值必然离不开价格问题。资源消耗单位数与该资源单位价格的乘积就是该资源的货币价值。例如，某项目的实施需要共计 4 h 的牙医服务，该牙医的价格每小时 300 元，则该牙医的货币价值就是 1 200 元。

将资源消耗量以计数单位来计量有助于进一步判断不同资源对总成本的影响程度。每位患者"需要消耗价值 1 200 元的牙科服务"和"需要共计 4 h 的每小时 300 元的牙科服务"这两种表达方式相比，前者所揭示的信息少于后者，没能反映牙医服务价值的价格，因此也就无从判定所计数的服务量及反映牙科服务价值的价格的合理性[4]。

成本的测量与贴现成本，由消耗资源的数量和单价的乘积构成。医疗资源的计量单位，可以根据国家卫生健康委员会、国家发展和改革委员会制定的医药服务项目标准来确定。如果基础数据来自国外，则应对其矫正，使其适用于中国。

常见的医疗资源单位包括体检次数、门诊次数、急诊次数、住院天数、处方数量、用药剂量及更详细的诊疗耗材单位等。医疗资源的单价可以从两个纬度测量，一个是平均单位价格，如次均住院费用、日均住院费用、次均门诊费用等；另一个是明细单位价格，记逐项计算各项具体耗材和劳务的费用，如果条件允许，应尽可能使用后者。

研究组和对照组所涉及的资源单价，必须使用统一价格来源，医疗资源的单价建议使用市场终端支付价格，如果药品仍未上市，建议采用生产厂商建议价格进行分析，如果使用其他价格体系，应该明确注明并解释其合理性。

疾病治疗涉及的时间成本主要包括三大部分：付费工作时间损失、非付费工作时间损失和休闲时间损失。对于疾病治疗所付出的时间成本，建议采用人力资本法进行计算，即参照市场平均工资水平计算其付出的时间成本。

理论上从全社会角度出发，卫生经济学中的成本应按照机会成本原则进行估价计算。考虑到现实操作的难度，研究通常采用消耗资源的市场价格作为成本的计算标准，除非有充足的理由证明市场价格远离成本，此时应该进行相应的调整，并予以说明。

四、医院成本的测算内容与方法

医疗成本通常占干预方案全部成本的较大比重，医疗成本的测算是成本测算的主要内容之一。医疗产品和服务的提供方为各级医疗机构（医院），其成本与医院成本紧密相关。所谓医院成本，是指医疗服务提供方在预防、诊治或干预项目中提供的各项产品和服务所消耗的资源。医院成本的测算内容主要包括以下六大类[4]。

1. 劳务费　医院职工直接或间接为患者提供医疗服务所获取的报酬，包括工资、奖金及各种福利和补贴等。

2. 公务费　包括办公费、差旅费、公杂费等。

3. 药品及其他卫生材料费　包括药品、化学试剂、敷料、X 线材料等。

4. 低值易耗品损耗费　包括注射器、玻片等。

5. 固定资产折旧及大修理基金提成　包括房屋、仪器设备、办公及其他设施、家具、被服等各种固定资产的损耗。

6. 卫生业务费用　包括水、电、气的费用，设备维修和更新费用等维持医院正常业务得以开展所需要的费用。

医院成本的测算方法可通过以下 3 个主要步骤来实现[4]。

1. 明确成本测算的边界　即确定承担成本的对象。医院成本的最终表现形式通常是医疗项目成本，如挂号、手术、化验、放射、输血、检查等项目的成本。医疗项目成本既与直接提供该项目的科室成本有关，又与间接为该项目提供服务的科室有关。通常把直接为患者提供医疗项目服务的科室称为项目科室，把间接为患者提供医疗服务的科室，即直接为项目科室提供服务的科室称为非项目科室。明确成本测算的边界就是要确定应计入医疗项目成本的项目科室和非项目科室及其所提供的相应的服务。进而明确哪些成本是项目的直接医疗成本，哪些成本是项目的间接医疗成本，直接医疗成本可直接计入项目成本，而间接医疗成本则需在所提供的所有医疗项目中进行分摊。最终进入某项目的间接医疗成本是分摊到该项目的全部间接成本中的一部分。

2. 确定分摊系数 非项目科室直接为项目科室提供服务，但是不同的项目科室对非项目科室所提供的服务的消耗量通常并不相同。因此，非项目科室的服务成本不能平均分摊到相关的项目科室，而应依据项目科室消耗的服务量的多少进行分摊，即以比例进行分摊。这些分摊比例就是分摊系数。分摊系数的确定遵循"受益原则"，即谁受益多，谁多分摊。按照"受益原则"确定了各项目科室的分摊系数之后，非项目科室的总成本与该系数的乘积就是该分摊系数所对应的项目科室的间接医疗成本。

3. 测算医疗项目成本 医疗项目成本的测算方法一般可分为3类，即综合法、病种法和项目法。综合法是以门诊部和住院部为测算成本的对象，测算门诊部和住院部的综合成本，并由此可以反映出每一门诊人次和每一住院日的单位平均成本。综合法测算简便，但所提供的成本信息过于粗略。病种法是以病种为成本核算对象，测算出的每一病种的成本的方法。该法能够反映出医院的管理水平和经济效益的高低，但因病种繁多，且患者情况各异，存在测量量大、可比性较差、测算困难等不足之处。比较而言，项目法是较为适用、合理的方法，因此也是最为常用的方法。项目法是以医疗项目为成本测算对象，归集与分摊项目科室及其相关的非项目科室的费用，进而测算出医疗项目成本的方法。其测算步骤是首先归集项目科室所发生的六大类医院成本及应分摊到相关非项目科室的成本，从而得到项目科室的总成本；然后依据项目科室的总成本及该科室所提供的服务项目的种类和数量，测算出相应医疗服务项目的成本。采用项目法测算医疗项目成本，可以为制订医疗收费标准、调整医疗机构补偿机制、定点医院的选择及有关政策的制订等提供可靠的依据。值得注意的是，分摊系数的合理性直接关系到项目法所测算的成本的准确性。因此，分摊系数的确定应力求科学、合理、准确。

五、住院成本的测算方法

一般医院成本的产生，主要来自住院治疗和门诊治疗。住院成本通常远远高于门诊成本，且测算的内容和测算方法基本可覆盖门诊成本，因而也是测算医院成本的核心内容，因此医院成本的测算方法主要介绍住院成本的测算。常见的住院成本的测算方法主要有两种：一种是日均成本法；另一种是服务类型区分法，是将医院成本细分为常规服务成本和特殊服务成本的方法[4]。

1. 日均成本法 所谓日均成本，是指治疗周期内，每天的医院成本的简单加和平均值，即整个治疗周期内的全部营运成本除以治疗周期天数所得的商。用日均成本测算医院成本的优势在于其简便易行。但存在两个问题，其一，日均成本是整个治疗周期内医院的固定成本和变动成本的平均值，对变动成本占全部医院成本比重较小的备选方案进行评价与比较时，较高的固定成本会弱化备选方案经济性的差别。从而使备选方案在变动成本方面的差别被掩盖，最终导致评价结果出现偏差。其二，日均成本暗含着一个假定：在整个治疗周期内，每天医院的资源消耗量是相等的，而实际上整个住院期间的成本通常不是均衡发生的。某些情况下，住院早期往往涉及诸多检查、手术治疗等，产生的成本远远大于后期的成本，如突发性或急性疾病情况。而有些情况下，出现早期的成本与后期的成本相比差别不大或基本相同，如慢性疾病的情况。对于后者，采用日均成本是适宜的，但对于前一种情况而言，采用日均成本则掩盖了住院早期与后期成本不同进而收益与风险不同的事实，住院成本的大小通常是随着住院日数的不同而显著变化，因而使得合理住院日的确定成为决定住院成本大小及其合理性的关键。

2. 服务类型区分法　另一种测算住院成本的常用方法，是将医院成本分为常规服务成本和特殊服务成本，常规服务是指那些贯穿所有患者的相对标准或稳定的服务，如提供病床、病号服的清洗、每日例行的医护人员查房及其他日常管理事务等。特殊服务是针对不同患者的不同病情而进行的不同的医疗服务，如各种化验、检查、手术、急救措施等。这种测算方法较日均成本更为细致合理。常规服务适合采用日均成本的方式测算，而特殊服务则通常不宜采用日均成本法进行测算。

六、贴现

在卫生保健方面，成本费用通常会立即发生，而收益往往发生在后期阶段。例如，这可以在用于预防疾病的疫苗接种程序和抗高血压治疗中看到。另外，成本和收益可以在长期治疗持续的不同时间内发生，如慢性疾病的治疗过程。大多数经济学家一致认为，在不同时期发生的成本和收益不应该给予相同的权重。这是因为人们一般更希望成本发生在未来，而不是现在。这也是因为现在没有花费的资源可以以当前实际的回报率投资，故此现在就消耗的资源会有一个机会成本。例如，如果现在有 100 元用于消费或投资，实际回报率为 5%，则投资 5 年后将等于 128 元。按照同样的逻辑，如果在 5 年后需要 100 元，那么现在只需要投资 77 元即可。

比较患者在长时间段内治疗产生的成本可能非常困难，成本贴现（discounting cost）方法可以克服这一难题。成本贴现并不完全用来解释由于通货膨胀所产生的变化，但是，它适用于人们更愿意早日获得福利并支付费用的原则。因此，在评估医疗保健费用时，应考虑成本贴现。成本贴现是为了使成本或产出能够在同一时间点进行比较。如果疾病治疗的时间超过一年，就应该对成本进行贴现。贴现率（rate of discount）的选择，要能够反映不同社会经济发展速度、价格变化、消费者的时间偏好等多种因素。有的建议采用一年期的国家指导利率或国债利率进行贴现。国际上一般推荐 3%或 5%的贴现率。国际上敏感性分析的贴现率范围一般为 0~10%。贴现率应该进行敏感性分析，波动范围建议在 0~8%。当然如果在费用发生期间出现明显的通货膨胀，或者医疗服务相关资源价格上涨率明显高于其他商品时，仍需要对贴现率进行相应的调整。

通常用来计算经过成本贴现后的成本费用的公式为

$$\text{cost} = cf1/(1+r) + cf2/(1+r)^2 + cf3/(1+r)^3 + \cdots\cdots + cfn/(1+r)^n$$

式中，cost 为成本的现值，cfn 为未来在第 n 年的成本，r 为贴现率。

成本发生的时点并不一定是在某年的年初或年末，但贴现的计算要求成本发生的时点必须在某年的年初或年末。因此，在成本贴现计算时有两种处理方法，一是假定每年所发生的成本均在年初发生；二是假定每年发生的成本均在年末发生，成本发生的时点不同，成本贴现所得值就不同。

对于不同时期发生的健康结果的定量处理，如义齿修复后的效果要在较长时间后才能看到，这种效果是否需要成本贴现及贴现率如何选择，国际上还存在争议。不过，本书建议采用与成本相同的贴现率，进行成本贴现和敏感性分析。

第四节　变量不确定性与敏感性分析

不确定性既是医疗服务固有的特性，也是经济评价模型中不可避免的。例如，早在 1963 年，在肯尼斯·阿罗的广为人知的论文《不确定性和医疗保健的福利经济学》中就提到，医疗服务的特殊性源于其普遍存在的不确定性：一方面，疾病的发生具有不确定性；另一方面，一旦生病并采取治疗，治疗效果也存在不确定性。虽然这篇论文主要谈的是医疗服务市场的特殊性，但也反映出医疗服务的不确定性是普遍存在的。这种不确定性也同样存在在成本费用中，因此需要适当地加以处理，以便决策者对模型的结果更有信心。

变量的不确定性有时候需要与变异性（variability）和异质性加以区分。变异性可以认为是在记录患者的资源使用或结果信息时所观察到的由随机因素产生的变异性，有时也称随机不确定性，并且可以被定义为同一患者经历不同结果的随机机会。变异性反映在与平均值相关的标准偏差中。

异质性涉及观察到的患者之间的差异，部分可以被解释。例如，由于心肌梗死引起的医院费用在年轻和老年患者之间可能有所不同，因为老年患者通常在医院花费更长的时间。异质性可能是由于基线特征中亚组之间的差异，如年龄、性别、社会阶层、疾病严重程度、基础疾病、患者偏好或其他基线特征和相对治疗效果的亚组变异性。然而，这种情况下，因为基线特征可以被确切地了解，所以异质性不一定是不确定性的来源，它涉及原则上可以解释的差异。一个模型可以针对不同的亚组重新运行，或者在模型中，异质性可以被纳入其他模型参数。例如，某些疾病的转移概率可能是年龄或疾病严重程度的函数。

谈到不确定性的时候还要区分一下结构不确定性和参数不确定性。结构不确定性涉及我们对模型结构的决策和假设，如包括相关状态、状态之间的联系、干预方式和疾病路径的建模等。这些决定和假设是在不确定的条件下进行的，通常包括被比较的干预、不同相关事件组合、替代统计估计方法和临床不确定性等。结构不确定性尽管非常重要，但往往涉及分析设计和分析方法的改变，很难用灵敏度分析进行处理。参数不确定性则与模型参数（输入）估计的精度有关，如转换和事件概率、成本、效用和处理效果。围绕这些参数估计的平均估计的不确定性需要反映在成本-效益结果中。参数的不确定性有必要进行进一步分析，以反映参数估计中固有的不确定性如何影响最终结果并能够以有意义的方式传达这一结果，使决策分析模型的结果更好地被决策者接受及使用。直到最近，这主要是通过执行一个简单的单向或多向灵敏度分析（one-way sensitivity analysis or multi-way sensitivity analysis）来完成的。但由于该方法的局限性，概率灵敏度分析已逐渐得到越来越多的应用。

灵敏度分析主要是探讨所关注的参数在一个估计范围内的变化，及这种变化如何影响评估模型的结果。最简单的灵敏度分析形式是单向分析，其中每个参数估计是独立变化的，并且单独地观察对模型结果的影响。被研究参数变化的范围可以是从最高到最低，也可以是其 95% 的置信区间（CI），或者仅仅是一个可能是任意的说得通的范围（如大于基线值的 20%）。单向敏感性分析（one-way sensitivity analysis）可以对影响结果的因素进行一些洞察，并且可以提供有效性检查来评估当特定变量取极值时会发生什么。然而，它很可能低估了总体的不确定性，忽略了参数之间的相关性。

多向或多路径的灵敏度分析方法相比单向的分析方法更精细。其中多个或不止一个参数的估计值是变化的。这有时也被描述为一个情景分析。例如，将所有主要参数同时设置在其最高或最低界限，将给出较为乐观或较为悲观的情景的估计。然而，决定混合的参数如何组合及它们应该如何相互关联为一个复杂的设计问题。由于不确定性可在模型中的所有参数中传递，因此单向和多向灵敏度分析也需要依次进行。灵敏度分析的其他形式还包括阈值分析（threshold analysis）。其中参数的临界值高于或低于相应阈值，本研究的结论将发生改变。这些确定性的方法来表示不确定性一向都因其不考虑联合参数的不确定性和参数之间的相关性而被批评。这样只能简单地提供与一个或多个变化的输入参数相关联的估计结果的范围，而不是为决策者提供结果发生可能性方面的有用指示。然而，确定性的方法也存在有用的一面，可以在使用概率敏感性分析时帮助确定哪些模型参数是至关重要的。

概率敏感性分析开始于 20 世纪 80 年代中期的健康经济决策分析，并被越来越多地用于探索参数不确定性对成本-效益分析结果的影响。其现在已经成为标准实践的一部分，无论是在对患者特定数据进行经济评价时还是在使用决策分析模型时。概率敏感性分析允许对模型中的所有参数的联合不确定性进行同时评估。它涉及从对模型中变量施加的概率分布内进行参数值的采样。这些概率分布标识出变量落在一个特定取值区间内的概率。对这些概率分布类型的假设取决于输入参数的性质。事实上，用于经济评价目的的决策分析模型倾向于使用同质类型的输入参数，即成本、寿命年、QALY、概率和相对处理效果，以及因此经常使用的概率分布并不算多，如β分布、γ分布、对数正态分布等。然后，通过使用蒙特卡洛模拟（Monte Carlo simulations）从每个模型的这些分布中随机地取值，通过模型分析不确定性。

估计参数的数据有 3 个基本来源：一手数据、二手数据和专家意见。当感兴趣参数的一手数据可用时，可以使用标准统计方法拟合分布。这常常涉及使用与数据有关的参数假设。在分析者具有患者水平数据可用、但不希望做出参数假设时，可以采用非参数自举方法（non-parametric bootstrapping）。通过使用蒙特卡洛模拟从每个模型参数选择对应的分布中随机取值，然后对于参数估计的每个组合重复该模型，并记录由此产生的成对的成本和效果值。在蒙特卡洛模拟结束时，使用成本和效果的成对的组合来估计分析结果及其 95% 的置信范围。换句话说，在蒙特卡洛模拟的每个运行开始时，将每个输入参数的随机值从其分布中挑选出来。每次迭代将在增量成本和效果方面产生一组结果。通过重复这一过程，大量的结果将由增量成本和效果的分布来表示。一个常用的迭代次数是 1 000，但这可能或多或少取决于模型中的不确定性程度和计算要求。当参数之间存在相关性时，应使用联合分布，不应假定独立性。

本章参考文献

[1] 孙宇昕, 魏芬芳, 杨悦. 真实世界证据用于药械监管与卫生决策的机遇与挑战. 中国药物警戒, 2017, 14(6): 353-358.

[2] 黄卓山, 罗艳婷, 刘金来. 真实世界研究的方法与实践. 循证医学, 2014, 14(6): 364-368.

[3] 梁敏洪, 付希婧, 高鹏, 等. 生命质量量表 EQ-5D 与 SF-6D 的比较. 中国卫生经济, 2014, (3): 9-11.

[4] 孙利华. 药物经济学（第 3 版）. 北京: 中国医药科技出版社, 2015.

[5] DRUMMOND M F, SCULPHER M J, TORRANCE G W, et al. 卫生保健项目经济学评估方法（第 3 版）. 李士雪译. 北京: 人民卫生出版社, 2008.

第3章
卫生技术评估模型分析

第一节 概　　述

建立模型对数据进行进一步分析是卫生技术评估中必不可少的步骤。那么什么是"模型"？建立模型对于数据的分析有什么好处？模型是现实问题的高度抽象和简化。其意义在于以最小的复杂度捕捉现实问题的本质，解决决策者面临的问题。模型应当汇集所有可供选择的卫生技术或干预的有效性、资源使用、成本和结果方面的可用数据。在必要的情况下，模型还可以对长期的成本和效果等进行推断，并提供关于不确定性方面更好的证据。

前文的效果评估方法设计部分曾经提到，卫生技术的效果评估可以在单一的随机对照试验的范围内进行。但是，使用单一试验数据将限制对该试验中的人群的分析、评估的干预措施和试验参与者随访的时间。建模使得研究者可以根据评估试图回答的问题"量身定制"做出分析，通过使用多个数据来源来解决与资源分配有关的问题，这些问题通常超出了单一随机对照试验的范围。换句话说，当需要将临床试验的结果外推（extrapolation）、研究时限很长或研究预算受约束时，利用模型是十分有用的。建立的模型既要能反映问题的主要方面，又要能够简化需要进行经济学评价的相关问题，允许进行足够的不确定性分析，并且应当具有一定的灵活性，允许使用更新数据，对模型结果进行更新。

模型分析的形式有多种，一般主要的有决策分析模型（decision analytic model），包括决策树模型（decision tree model）、马尔可夫模型（Markov model），及计量经济模型。决策分析模型是指通过对研究变量间的特征关系如逻辑关系、数量关系或因果关系等的经验观察和认知，建立变量间逻辑关系的模型框架，进而根据各种模型对各种数据对模型进行赋值和量化分析。计量经济模型主要是通过对原始数据的统计回归分析，直接估计变量函数关系的参数，亦即不同卫生技术或干预的成本-效果之差的区间估计值。

在模型分析中，模型得到的结果取决于模型的结构、范围、假设、数据等各个方面，并且这些方面在一定程度上容易受到研究者主观意见的影响，因此研究者应当尽量详细表述以上各个方面，解释其合理性，提高模型的透明度，从而决策者可以根据实际面临的决策环境来判断该模型研究结果是否适用于当前的决策。

以对某种疾病的治疗为例，模型结构应该能够反映研究疾病的相关理论、疾病的进展、疾病治疗方案的影响及相关临床实践和因果关系等。模型结构应当既简洁明了，又能反映问题的主要方面。对模型结构的介绍要表达清楚，建议用模型结构图进行展示，研究者应当对模型结构进行验证，并说明验证的过程和结果。

对模型的假设结构和参数来源进行详细说明是非常重要的，并应尽量解释其合理性。研究者应对模型中的各种因果关系使用的外推技术模型、范围结构及数据等方面的假设进行解释和说明。对于重要的假设，应当进行不确定性分析，数据的外推应当建立在能够反映科学合理证据的有效技术基础之上，并通过敏感性分析检验。

研究者应当系统地识别、收集和评价模型中使用的数据。模型参数可以有各种来源，如随机对照试验观察性研究数据库、流行病学研究、Meta 分析、病历资料、诊疗规范、专家意见、医疗服务项目单价及研究者假设或者某些临床诊疗指南中的规定，如贴现率等数据的选择。参数选择应当适合于研究的问题及研究结果的目标读者，参数还应与模型设计的特征相一致，如研究角度，并且与干预措施作用的人群相关。模型中所有的数据都应有其来源和选择理由的明确报告。有关数据的详细背景信息也需要描述，如数据来源的人群特征是否与模型中假设人群特征一致。例如，临床产出数据可以来自国外的相关研究结果，但必须考虑某些治疗方案是否可能在本国人群和数据来源的人群之间产生临床产出方面的差异，并指出相应的证据支持。当同一数据资料有多种来源时，应当参考循证医学证据分级标准，选择证据等级较高的数据。

系统综述或者 Meta 分析能够产生高质量等级的证据。模型分析中采用这些数据，可以提高经济学评价的可靠性。系统综述也能够为有关变量的不确定性的敏感性分析提供有用信息。需要特别注意的是，对于模型中最为敏感的关键变量，采用专家意见法是要小心谨慎的，需要说明采用专家意见法的理由、意见的来源、意见获取方法及意见结果等，并且需要进行敏感性分析。

总的来说，模型分析的弱点在于在建立假设和模型时较易产生假设偏倚甚至难以排除人为操作的可能，因而结果的可信度和准确度较差。但由于其省时省力，在较短的时间内能提供比较全面的信息，现仍被用作医保报销、药厂研发决策等的重要依据。

第二节　决策树模型

决策分析模型是一种利用现有资料，直观、定量分析不确定条件下卫生技术或卫生干预的临床效果和成本花费的一种概率性的量化方法。这一方法能够考虑同一时间及不同时间干预的影响，尽量反映实际的疾病转归和不同治疗结果的复杂性。主要的决策分析模型有决策树模型和马尔可夫模型。

决策树模型或马尔可夫模型的选择与要研究的干预事件的特征是紧密联系的。当干预事件一起发生而且不会重复时，或当干预事件迅速发生或干预的效果很快结束时，决策树是更有用的。相反，当干预事件随着时间的推移重复或具有长期的健康影响时，或当随着时间的推移有大量潜在的健康影响而不同的健康事件的风险不取决于患者以前的历史时，马尔可夫模型是更为有用的。根据这些标准，要想决定什么类型的模型是最合适的，就必须了解所研究的医疗服务路径及其对健康状况影响的自然历史。例如，干预事件导致的健康改变会随着时间的推移而发生吗？事件的风险会随时间改变吗？一旦治疗停止，最初的健康变化是否持续？而且，不同健康事件的风险是否取决于患者的病史？自然病史和医疗服务路径的信息来源包括现有研究的证据、相关临床指南和专家意见。一旦研究者清楚了解了研究问题的自然病史和医疗服务路径，并确定了最适合的模型类型，就可以开始构建模型的具体部分了。

决策树模型是一个预测模型，是在已知各种情况发生概率的基础上，通过构成决策树来求取净现值的期望值大于等于零的概率，评价各种可能风险，判断其可行性的决策分析方法，是直观运用概率分析的一种图解法。由于这种决策分支画成图形很像一棵树的枝干，故称决策树。这种树形结构每当有枝干分出的位置时就形成一个节点。每个内部节点表示一个属性上的区分，由其上的分支来对该类型的对象依靠属性进行分类。每个分叉路径则代表的某个可能的属性值，而每个叶片终端则对应从根节点到该叶片所经历的路径所表示的对象的值。

一个决策树一般包含 3 种类型的节点：

1. 决策节点（decision node）　通常用矩形框来表示，这里决策者需要对几种可能的方案进行自主判断和选择，确定最佳方案。如果决策属于多级决策，则决策树的中间可以有多个决策节点，以决策树根部（初始部）的决策节点为最终决策方案。

2. 机会节点（chance node）　通常用圆圈来表示，每一个分支代表一种可能的（alternative）路径，并且都有各自对应发生的可能概率，也可称为概率枝。这种与每一个分支相联系的概率也称分支概率（branch probabilities）。概率枝的数目表示可能出现的自然状态或路径的数目，每个分枝上要注明该状态出现的概率。

机会节点反映了不同路径上的不确定性，需按照一定的决策标准（这里可以用期望值）选出最适合的方案。

3. 终端节点（terminal node） 通常用三角形来表示，像树枝尽头的叶片，每个可能事件在各种自然状态或路径下取得的最终损益值一般标注于终端节点的最右端。一个决策树从初始的树根部到最终的每一片叶子中间所经过的所有的分支连接成为一个支路（pathway）。每一个个体都可能对应一条独特的支路。

构建决策树模型的第一步，实际上与任何决策模型一样，都要制订决策问题，需要仔细考虑什么是待研究的问题及如何设计。这个步骤的重要性在于，它会决定所有后续的构建决策树的步骤，包括结果和对结果的解释。决策问题应至少包括两个比较的干预选项和基于健康状况影响和成本的结果，这个问题通常也应该指出受影响的群体。

可以考虑将以下这样一种情况作为构建一个决策树的例子：一个年轻患者表现为腹痛症状的疾病，假设临床医生面临两种选择，一种是单纯手术；另一种是单纯用药。而手术中一旦发现病灶，又有两种选择：一种是根治手术；另一种是保守手术。我们可能想知道哪一种治疗干预可形成最佳的预后。这样一个临床决策问题可以表述为年轻腹痛患者接受手术还是用药其预后情况最好？在这种情况下，两种选择是单纯手术和单纯用药，结果是预后良好的可能性，受影响的群体是年轻患者。

一旦上述问题确立，就可以开始构建决策树。决策树从左侧的单个点所代表的一个决策或者选择开始，从左到右延伸。图 3-1 显示了决策树的初始阶段。根据上面确立的决策问题，决策节点右侧的分支显示单纯手术或是单纯用药的选择，虽然在这个例子中的开始位置只有两个选项，但对于其他问题，其可能包含更多的选项。不过这个例子的特点是，在其中间位置还有一步需要自主选择，即当手术发现病灶后是实施较为彻底的根治手术还是采用相对保守的手术方案。

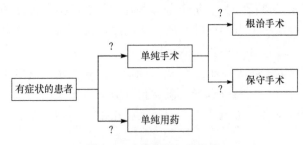

图 3-1 决策树的初始阶段

确定了某一个分支上的选项之后，下一步就是使用表示机会节点的圆圈符号来继续构建这个选项。机会节点定义了一个风险，并指出将会发生什么。在这个例子中，单纯手术或者单纯用药导致的 3 种可能的结果是患者死亡、疾病治愈并生存下来或者生存下来但未完全治愈。这些可以被添加到决策树中，如图 3-2 所示。

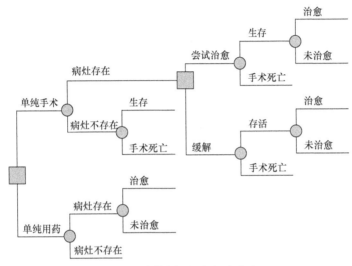

图 3-2 决策树：添加机会节点

接下来需要考虑每个事件发生的概率，也就是分支概率。由机会节点引出的分支概率具有以下两种特性：互斥（mutually exclusive）和穷尽（collectively exhaustive）。互斥指的是以分支为代表的事件发生的交集是空的，也就是两种不同的事件不可能同时发生。这个例子里面的患者死亡和生存两个事件不能同时发生就是这个意思。穷尽指的是来自每个机会节点的各个分支中的概率相加之和必须等于 1，也就是说一起发生的事件构成了整个结果空间，至少其中一个事件必须发生。在这个例子里面，患者死亡和生存必居其一，或者患者生存下来的情况下疾病治愈或未治愈二者必居其一，不能有其他状态。

对于这个例子，我们假设概率如下：对于接受手术的患者，病灶存在的概率为 10%，病灶不存在的概率为 90%；病灶不存在且患者生存下来的概率为 99%，病灶不存在但患者死于手术的概率为 1%。对于接受用药的患者，病灶存在的概率为 10%，病灶不存在的概率为 90%；病灶存在且患者治愈并生存下来的概率为 10%，病灶存在且患者生存下来但未治愈的概率为 90%，如图 3-3 所示。

到这一步为止，患者已基本明确可能发生的多数事件的概率。但是，如果患者在手术中被发现有病灶存在，下一步的治疗方案，也就是说实施根治手术尝试治愈还是采用保守手术以缓解症状为目的，也需要明确。这里用另一个决策节点表示该时点上发生的主动选择。且假设概率如下：对于接受根治手术尝试治愈的患者，手术死亡的概率为 10%，手术生存下来的概率为 90%；对于那些手术生存下来的患者能够被治愈的概率为90%，不能被治愈的概率为10%。对于接受保守手术的患者，手术死亡的概率为 2%，手术生存下来的概率为 98%；对于那些手术生存下来的患者能够被治愈的概率为10%，不能被治愈的概率为90%，如图3-3所示。

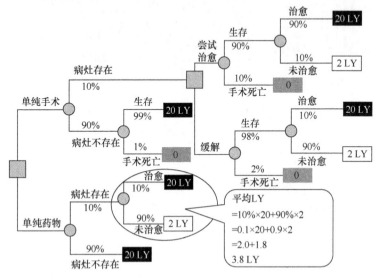

图 3-3　决策树：添加概率；添加终端节点和收益

LY 为生命年

　　最后，可以将终端节点添加到决策树图中。终端节点一般由三角形符号来表示。终端节点表明观察到的结果，包括但不限于有人死亡的情况。在每个终端节点上，需要定义收益。这些可能包括医疗保健成本和（或）健康状况的价值。例如，医疗保健费用可能包括手术费用、药物费用和康复费用。健康结果可衡量生活质量或 QALY。一种干预决策通常有不止一个回报（成本和健康结果）。但是，对于上面这个简单的例子，先将成本放在一边，假设只看单一的生命年（LY）的情况。假设患者生存且疾病治愈的效果为 20 LY，患者生存但疾病未治愈的效果为 2 LY，患者死亡的效果为 0。为直观起见，本例图中直接用效果数值取代了终端节点上的三角形符号。

　　一旦搭建好了决策树的结构，确定了分支概率和终端节点上的效果值，就可以准备计算单纯手术和单纯用药预后效果的期望值。根据统计理论，每个机会节点的效果期望值都是由该节点引出的各分支的无条件概率加权的。在本例中，沿着初始的决策节点（单纯手术或单纯用药）到每个终端节点的路径可代表某个患者个体可能经历的整个过程。如果首先考虑决策树的单纯药物治疗分支，此类患者有 3 种不同的途径：病灶存在且治愈、病灶存在未治愈和病灶不存在。可以通过以下方式计算每条路径的回报期望值：

病灶存在的患者的期望值 ＝ 概率（治愈）×回报 ＋ 概率（未治愈）×回报

$$= 0.1×20 + 0.9×2 = 3.8（LY）$$

药物治疗的患者的预后期望值 ＝ 概率（病灶存在）×回报期望值

$$+ 概率（病灶不存在）×回报$$

$$= 0.1×3.8 + 0.9×20 = 18.38（LY）$$

现在可以用同样的方法计算实施单纯手术的患者的健康效果期望值。计算的中间结果显示在图 3-4 中，最终结果为 19.46 LY。如果一个研究者计算了两种干预方案的预期值，那么现在他就可以回答一开始提出的问题：年轻患者使用哪种治疗干预方法，即单纯手术还是单纯用药提供了良好预后的较大可能性？从每个治疗方案的期望值可以看到，手术治疗有较好的预后可能性，与药物治疗的期望值的 18.38 LY 相比，手术治疗的期望值为 19.46 LY。

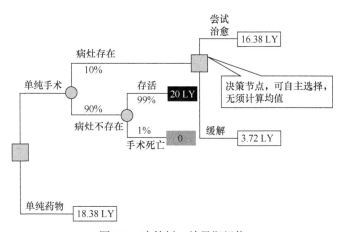

图 3-4　决策树：效果期望值

上文的例子仅是关于健康效果值的，使用决策树的卫生技术评估的结果至少需要包括成本和收益两个方面。要进行卫生技术评估必须考虑评估正在进行的角度，这可通过被问及的问题和分析的目的来呈现。成本可能包括医疗保健系统的成本、一般经济成本甚至是根据特定决策者的规格"量身定制"的成本。卫生系统的费用可能包括各级卫生保健服务的费用，在某些情况下可能扩大到包括个人或社会照顾提供的费用。如果采取更广泛的社会观点，这个范围不仅包括卫生和个人社会保健，还包括工作日以外的生产力、非正式护理的费用及患者和家属自付的费用。或者，分析可能集中在特定区域的特定干预的影响，如住院。

基于确定下来的研究的视角，每个终端节点上可以计算出相应路径的成本花费，依照本例之前的效果期望值的计算方法，也可以计算出两种干预方案成本的期望值。最后结合效果期望值和成本期望值的结果，可以计算出两种不同干预治疗方法的增量成本-效果比。

本例只是一个非常简化的决策树问题，真正结合临床实践的卫生技术评估所运用到的决策树模型往往要复杂得多。总的来说，构建决策树的步骤包括：①提出适当的评估问题；②识别用以比较的干预方案；③明确基于临床实践的特定的代表性事件序列；④列出可能的临床结果；⑤为所有偶然事件分配概率；⑥将效用或价值分配给所有的结果；⑦评估每个策略的期望效用值和期望成本；⑧进行敏感性分析。在选择决策树来表示临床问题的时候，模型既需要足够简单使人能够理解，但又要复杂到足以抓住问题的要点，因此必须做好二者的平衡[1]。

第三节 马尔可夫模型

虽然决策树被广泛地运用到经济学评价中，但是其有很大的局限性。第一，事件都是瞬间独立发生的，由于决策树中没有明确的时间变量，经济学研究中依存时间的因素就很难评价，而根据时间将成本和结果进行贴现非常重要。在成本-效用分析中，它还用于调整健康相关寿命质量的生存期间，因为在这种研究中，了解健康状态的转换时间是必要的。第二，当决策树被用于复杂的长期预测时，尤其与慢性疾病有关时，往往会变得非常复杂。慢性疾病患者由于长期处在危险因素中，而这些因素和时间如果用决策树的分支来表示，决策树可能变得过于密集，还有很多相互排斥的路径。

由于决策树的局限性，经济学评价中的另一模型——马尔可夫模型得到了广泛的应用。决策树是以可能的选择分支为预测依据，而马尔可夫模型则是建立在患者特定时间点、出现的一系列状态的基础上。马尔可夫模型的基本原理是将所研究的疾病按其对健康的影响程度划分为多个不同的健康状态，并根据各状态在一定时间内相互间的转换概率模拟疾病的发展过程，集合每个状态上的资源消耗和健康产出，通过多次循环运算，估计出疾病发展的产出和干预成本[2]。

马尔可夫模型的基本要素包括马尔可夫状态（Markov states）、循环周期、模型概率、健康产出和成本及循环终止条件。考虑到模型是围绕健康状态和它们之间的转换构建的，研究目的和疾病的自然病程对于设计马尔可夫模型非常重要。在马尔可夫模型中，健康分为不同的状态类别，即模型中的各马尔可夫状态。这些健康状态必须是相互排斥、互不包含的，涵盖模型中的所有样本患者，即每个患者在任何时候都必须处在一种健康状态里，并将在该状态中停留一段指定或固定的时间，这段时间被称为周期。在每个周期结束时，患者可以保持相同的健康状态或移动到另一个健康状态。

设想一个非常简单的模型有 3 个健康状态：健康、疾病和死亡。可以通过一张马尔可夫模型气泡图显示他们之间的健康状态和移动，如图 3-5 所示。

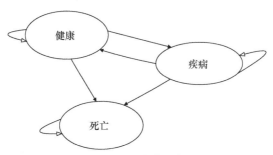

图 3-5 马尔可夫模型气泡图

由图 3-5 可以看到 3 个健康状态是相互排斥、互不包含的，患者只能是健康的、有疾病的或是死亡的 3 种状态之一。模型中的个体在每个周期结束时沿箭头移动或循环。例如，一个人从良好健康状态开始，可以移至疾病状态或死亡状态，也可以保持在健康良好状态。同样，一个人可以从疾病状态转移到健康良好状态或死亡状态，或者保持原来的疾病状态。而一旦进入死亡状态，一个人则不能从死亡状态移动到任何其他状态，只能一直处在死亡状态。

上面的气泡图通常不用于计算，但有助于理解某个研究问题中患者健康状况的大致类型，也可以通过连接状态的箭头了解健康状态之间的转换。与此同时，在搞清楚潜在的患者各种可能经历的历程之后，就需要比目前的图表所能提供的更多的信息。例如，需要考虑样本在每个状态中待了多长时间，在每个状态中的逗留频率及与每个状态相关的成本和结果等。

气泡图中箭头所代表的状态之间的移动在模型中表现出来的可能是患者罹患特定疾病的机会是多少，即从良好健康状态转移到疾病健康状态的可能性多大。回答这个问题需要知道在两个状态之间移动的概率——这就是所谓的转移概率。转换概率是马尔可夫模型的关键要素，预测样本将如何从一个健康状态转移到另一个健康状态。假设一个样本个体在 t 时期开始时处于健康良好状态。该状态指向患病状态或死亡状态的转换概率可以标在气泡图或决策树的树形图上（与相关的箭头一起），但更多时候也可以以转换矩阵的形式表示，表 3-1 给出了一个示例。

表 3-1 马尔可夫模型的转移概率与转移矩阵示例

		t 时期结束（$t+1$ 时期开始）		
	状态	健康	疾病	死亡
t 时期开始	健康	0.7	0.2	0.1
	疾病	0.1	0.6	0.3
	死亡	0	0	1

该转换矩阵将各种条件概率组合在一起。第一行显示的是从上一个周期的健康状态延续到下一个周期依然健康的概率为 0.7，而从上一个周期的健康状态进入下一个周期转变为患病状态的概率为 0.2。近似地，从上一个周期的健康状态进入下一个周期转变为死亡状态的概率为 0.1。第二行和第三行的条件概率则以此类推。可以看到矩阵中每一行中的概率总和为 1。同时不难注意到，这里总是有一个零转换概率。例如，第三行中的 0 概率表示的就是如果一个人在上一个时间周期中死亡，那么他/她在下一个时间周期内既不能转换到健康状态，也不能转换到疾病状态。

在应用转换矩阵时，每个时间周期或循环会一遍又一遍地重复，每循环一次模型队列中的人员就在各状态之间按照条件概率重新分布一次。马尔可夫轨迹捕捉每个时间段内每个不同状态的人数或比例及其随着时间的推移如何变化。我们可以用上面表格的例子展开说明：以 t 时期一个拥有 100 人的健康状态队列开始，此时没有人处于疾病或死亡状态。在 $t+1$ 时期的一开始，将有 70 人保持健康状态良好，20 人感染了疾病，10 人死亡。在下一个时期（$t+2$）的开始时，在 $t+1$ 时期保持健康状态的 70 个人中，49 个人仍将保持在健康状态，但有 14 个人将移动到疾病状态，7 个人移动到死亡状态。在 $t+1$ 时期保持疾病状态的 20 人中，2 人将转移到健康状态，12 人将保持在疾病状态，6 人处于死亡状态。这意味着在 $t+2$ 时期，共有 51 人在健康状态，26 人在疾病状态，23 人已经死亡。表 3-2 跟踪了前 6 个时间周期的对应各状态的样本人数。可以看到，在第五个时间周期中，已有超过 50%的样本队列处于死亡状态[3]。

表 3-2 马尔可夫模型的马尔可夫轨迹

时间周期/健康状态	健康	疾病	死亡
$t+0$	100	0	0
$t+1$	70	20	10
$t+2$	51	26	23
$t+3$	38.9	25.3	35.8
$t+4$	29.39	23.14	47.47
$t+5$	22.887	19.762	57.351

了解了样本人群队列在是马尔可夫模型中如何在不同的状态之间进行转换的，那么如何确定每个周期或循环的时间长短？周期长度可以被定义为人们在一个状态中花费的最小时间段。周期长度对涉及的工作量来说可能是重要的。对一系列小的、定义明确的周期进行建模比计算在一个长的周期中发生的事件过程更容易。一般来说，找到分配到健康状态的成本和收益对于短周期或长周期来说并

不难。但是，转换概率部分取决于周期长度。例如，某患者在 1 年内死亡的概率是 25%，但是如果周期长度仅为 6 个月，那么其死亡的机会并不像直觉的那样是 0.125。因为概率不能随着时间的推移而均匀分开。

周期的长度还与所研究模型的总的运行时间范围有关。后者取决于模型的相关成本或收益何时停止发生，因为这个时间范围应该足够长到能够捕获干预和比较之间的成本和结果的有意义的差异。一般来说，一个生命长度范围可以被认为是默认的时间范围，对于大多数慢性疾病来说都是适当的。由于各种原因，某些类型的问题可能有更短的时间范围，这可能是由成本和收益停止累计造成的，因为这符合决策者的要求，或者决策者的长期证据是有限的，以致选择较短的时间范围。在后一种情况下，重要的是要注意这一定是决策者的判断，而不是数据分析师的判断。马尔可夫模型可能没有自然的终结。例如，在之前的例子中，随着时间的推移，健康状态和疾病状态的人口比例将下降，但它们永远不会达到零——尽管他们会变得非常小！当然，马尔可夫模型需要有一个停止点。在一个生命范围内，模型样本队列往往只限于 100 岁以下的人群（也就是说，不包括 100 岁以上的人群）。

关于队列中的样本个体在模型中的开始状态，通常模型会确定某一个状态为"起始状态"。该状态取决于所研究的决策问题。例如，考虑一种预防医院感染的干预模式，这个模型中个体的起始状态可能就是"没有感染"。在某些时候，模型可能有不止一个起始状态。例如，前面的模型考虑了 3 个健康状态，即健康、疾病和死亡，并且认为所有进入模型的人都处于健康状态，但实际上有些人可能已经患病了。

此外，考虑到成本和收益的价值取决于其价值和发生时间，马尔可夫模型的分析同样需要考虑成本贴现。成本的一致价值是通过使用调整后的成本来表示同一货币/年来获得的。就其发生的时间而言，未来成本和收益的价值如果进一步发生下降，我们可以使用下面的公式来获得折扣因子：

$$1/(1+r)n$$

式中，r 为贴现率，n 为从现在开始的年数。

贴现率的选择可以由国家级别的指导方针来决定。例如，在加拿大，加拿大药物和卫生技术管理局（Canadian Agency for Drugs and Technologies in Health，CADTH）建议每年使用 5%的成本和健康的贴现率。而在英国，NICE 建议使用的适用于两者的贴现率为每年 3.5%。然而，NICE 也建议，长期（大于 30 年）的敏感性分析可以考虑使用 1.5%的贴现率。在没有国家特定指导的情况下，习惯上将使用与现有文献相一致的贴现率，从而可以在不同研究之间进行比较。

马尔可夫模型适用于健康事件随时间重复或具有长期健康效果的问题研究，

且基于不同的健康事件的风险不取决于患者以前的历史这一假设。当采用马尔可夫模型进行医药卫生技术评估时，需要明确阐述和定义模型中的各马尔可夫状态模型结构、循环周期、循环终止条件等特征，并阐明其理由，指出进行马尔可夫模型分析所使用的软件循环周期，建议采用能反映患者疾病病理或症状期望发生变化的最小时间间隔。适用于决策树的描述的一些因素同样适用于成本-效益分析中的马尔可夫模型：采用适当和优质的临床数据；反映当前临床实践的现实情况；使用适当的比较技术；适当的运行时间段；有效、透明和可重复；具有不确定性方面的分析；易于解释[4]。

第四节　计量经济模型

近些年来，人们逐渐认识到来自临床试验的医疗干预技术或项目的效果评估受到特定研究条件、环境、样本的限制，研究结果的可推广性不高，难以反映日常具体医疗实践。同时，随着监管机构、支付方和制药公司等需要更多有力的证据来证明新疗法和医疗器械的真正效果，因此人们越来越重视来自现实世界的数据和更为可靠的证据。

在这种背景下，研究人员与医药企业开始将研究范围扩大到更为复杂的真实世界背景下，收集来自电子病历、医保数据库、移动应用等自然积累的数据，提高研究效率，节约时间和成本，获得更广泛患者人群的证据。这种从传统的随机临床试验以外的其他途径获得的药物或其他医疗卫生技术、干预的风险效益的数据可以被看作是来自真实世界的数据。而基于日常的医疗实践环境，对来自真实世界数据进行的研究，就是真实世界研究。这类的研究目前逐渐得到广泛应用，既可以更好地理解疾病的自然进展、干预措施的安全性和效果，也可用来评价医疗服务的质量、绩效和成本-效果。大部分真实世界研究采用观察性的研究方法。

从传统概念上讲，成本-效果比是指成本随单位效果变化而变化的比率，这通常用于产生样本平均成本-效果比（cost-effectiveness ratio，CER）或增量成本-效果比（incremental cost-effectiveness ratio，ICER）。前者的计算方法是将样本平均成本除以样本平均效果：C/E，其中 C 代表样本中的平均成本，E 代表平均效果。后者的计算方法是将平均成本差除以平均效果差：

$$\hat{\mathrm{ICER}} = \frac{C_1 - C_0}{E_1 - E_0} = \Delta C / \Delta E$$

式中，下标"1"为一个医疗干预，"0"为另一个对照组。

然而，无论是计算平均成本-效果比，还是采用增量成本-效果比，都需基于两个重要假设：假设一，除了干预方案外的其他因素，在两组之间均衡分布；假设二，其他因素不影响成本和效果的测算。如果不满足这两个假设条件，就会产生系统偏差。在采用患者个体数据开展的医药技术经济学评价中，如果数据不是来源于随机对照试验，而是非随机对照数据，则各组患者的性别、年龄、病程、疾病严重程度和并发症等基线特征很可能不一致。除了治疗方案以外，患者的这些基线特征对各组患者的治疗干预总成本和总产出都会产生影响。

在上述无干预观察性的医疗卫生干预的评价中，由于存在很多复杂因素两组患者样本在各个方面非齐同可比，此时采用计算成本-效果比的方式进行评价已不合适，可以采用构建计量经济模型的方法，以总效果或总成本作为因变量，控制各混杂因素，分析干预组和对照组方案对总效果或总成本的影响。

假设成本（或其某些变换）可以表示为医疗卫生干预和可能的其他相关变量的线性函数（如对数线性成本函数），并且可以对效果做同样的处理。在大多数情况下，可以找到一个多元线性回归模型或其他计量经济模型来表达成本、效果、干预及影响成本和效果的其他因素之间的关系。

假设模型的形式如下：

$$\text{cost} = \beta_0 + \beta_1(\text{treatment}) + \beta_2(\text{age}) + \beta_3(\text{gender}) + \beta_4(\text{treatment} * \text{age})$$
$$+ \beta_5(\text{treatment} * \text{gender}) + \cdots + \varepsilon$$

$$\text{effectiveness} = \alpha_0 + \alpha_1(\text{treatment}) + \alpha_2(\text{age}) + \alpha_3(\text{gender}) + \alpha_4(\text{treatment} * \text{age})$$
$$+ \alpha_5(\text{treatment} * \text{gender}) + \cdots + \varepsilon$$

式中，cost 为成本，effectiveness 为效果，age 为年龄，gender 为性别，treatment*age 及 treatment*gender 分别为待研究的卫生干预技术与年龄、性别的交互项。α_0 和 β_0 为截距；患者的基线特征如年龄、性别等对成本和效果有影响的因素通常都会放到模型中作为自变量，其中的 treatment 是一个虚拟变量，等于 1 的时候在这里代表研究的干预技术或处理组，等于 0 的时候代表对比的技术或者对照组；ε 为随机误差项。回归系数 β_1 为增量成本，即 ΔC；回归系数 α_1 为增量效果，即 ΔE。这样在得到模型中各系数的估计值后，就可以计算出两种干预选择（intervention choice）的增量成本-效果比，即 $\Delta C / \Delta E = \beta_1 / \alpha_1$。

此外，基于不同特征的患者群体得到的增量成本-效果比可能也不相同。例如，一名 55 岁的冠状动脉疾病患者比一名 85 岁的该病患者更可能接受冠状动脉搭桥手术，对应的效果和成本也很有可能不同。对于这个问题，一个容易想到的解决办法是为每个患者亚组估算一个单独的增量成本-效果比，但由亚组分析引起的样本量减少将导致任何得出的增量成本-效果比估计值比使用整个样本得到的估计值在精确度上可能要差一些。

另一个解决办法就是在回归模型中加入交互项。交互项的出现可以表明，一个预测变量对一个因变量的影响在其他预测变量有不同值的时候是不同的。它的测试方式是将两个预测变量相乘的项放入模型中。例如，上式中的年龄、性别分别与代表干预组的虚拟变量构成的交互项。对于一个样本，通过加入交互项的方法可以估计许多亚组的增量成本-效果比，因此会极大地改善所有相关系数的可解释性。这样的模型在执行亚组分析时，无须将数据集实际分成较小的子样本。

构建计量经济模型能够解决的另外一个问题就是样本的选择性问题（selection problem）或缺失变量引发的内生性（endogeneity）问题。一般来说，成本和效果与其影响因素或影响变量之间的关系可以先通过构建概念模型（conceptual model）表达出来，再转化为线性模型。例如，当效果是因变量时，自变量包括研究的干预手段、患者人口统计学特征及其他影响效果的因素。如果在概念模型中包含的影响效果的变量都在研究数据中能够找到，不存在某一个变量数据完全缺失或变量无法表达的情况，那么构建出来的回归模型能够产生各回归系数的无偏估计，得到的增量成本-效果比就是适当的。反之，如果存在未观察到的患者特征，或者有变量在数据整体缺失，而这些特征或变量同时对研究的干预的选择和因变量有一定影响，则干预组虚拟变量可能与整个方程的误差项相关，导致估计出来的回归系数会有偏差，当然出来的增量成本-效果比就不会准确。

解决这种因缺失变量引发的内生性问题恰恰是计量经济模型所擅长的。通常这种情况下，可以采用工具变量（instrument variable，IV）的方法。工具变量指的是能够影响医疗卫生干预或处理组选择，并且能够也只能通过影响医疗卫生干预或处理组选择进一步影响因变量的某种变量。例如，在研究患者在医院接受的某个治疗项目对于患者健康状况影响的回归模型中，患者从居住地点到接受该治疗的医院的距离往往作为工具变量，用于纠正由于样本的内生选择性导致的偏差。在本书给出的分析示例，即窝沟封闭的成本-效果分析中，就采用了含有工具变量的计量经济模型，也是结合了卫生技术评估、计量经济学、口腔医学几大专业领域研究课题和方法的一次较为成功的尝试。

结合了工具变量的计量经济模型有助于将回归模型系数的解释由单纯的相关关系引向因果关系的方向。在医疗卫生领域，还有一种同时性（simultaneity）的现象，也会带来因果关系难以确定的问题。在许多情况下，治疗干预的发生是一次性的，并且治疗的强度在某种程度上与患者关系不大，如缺血性心脏病的冠状动脉旁路搭桥术（CABG）、治疗急性感染的抗生素应用等。这些情况下，治疗的效果可能被合理地视为外源性的，并且是总成本产生的原因。但是，在另外一类情况下，随着时间的推移，治疗手段应用的次数增加，治疗的强度取决于患者表现出来的效果。相关的实例有用于抑制艾滋病的抗病毒剂，用于治疗高血压的药物和用于治疗糖尿病的胰岛素等。在这样的治疗中，成本和效果可能既可以由患者或医疗保健提供者决定，也可以由两者同时决定，很难分清楚哪个变量是原因，哪个变量是结果。当然，也可能有些变量在这一步是结果，到了下一步又变成原因。再有一个类似的具有同时性的例子是糖尿病的治疗。患者（如遵循规定饮食）和医生（如监测和教育患者）的努力影响患者的糖化血红蛋白（HbA1c）的百分比。而 HbA1c 水平通过影响治疗强度来影响治疗费用，并减轻或加重病情并发症。对于此类情况，清楚了解患者病情的临床病史及治疗应用方面的做法是非常必要的。在分析方法的选择上，计量经济模型也是比较适合用来应对同时性问题的。例如，可以使用联立方程模型，一个描述成本作为效果和治疗的函数；另一个描述效果作为成本和治疗的函数。联立方程的使用可以使得成本和效果方程中的系数以无偏倚方式估计出来。当然，计量经济模型在解决此类问题时还提供了更多手段，这里就不一一赘述了。

此外，卫生技术评估中通常使用增量成本-效果比来反映评价结果，把计算得到的增量成本-效果比与之前设定的外部参考值进行比较，判断干预措施的经济性。但直接使用均值计算的增量成本-效果比是一个非线性指标，很难直接计算其置信区间，也不能直接用于假设检验。传统方法采用通过敏感性分析来表达增量成本-效果比的不确定性。但近年来，增量成本-效果比倾向于被视为一个随机变量，是可以甚至是应当构建置信区间的。如果其置信区间包括 0，或置信区间仅含有负数，那么增量成本-效果比估计值的大小本身就是没有意义的，在这种情况下以传统方式进行增量成本-效果比的评价就不再合适。

采用计量经济模型比较便于对增量成本-效果比进行假设检验。回归模型包含的任何解释能力都会导致因变量的方差减小。在大多数情况下，与无模型估计相比，回归模型应该降低增量成本-效果比的置信区间，这会导致更小的置信区间和更强的增量成本-效果比假设检验。在具体方法上一般是对成本和效果分别进行多元回归分析，分别得到两个方案之间的增量成本和增量效果，然后计算增量成本-效果比和置信区间。需要注意的是，这样得到的增量成本-效果比通常不是正态分布的。这使得运用常规理论方法构建置信区间成为问题。通过诸如自举（bootstrap）的非参数方法估计置信区间被认为是一个解决分布表现不佳问题的很好选择，它在许多分布形式下都能够产生相对准确的结果。在本书后半部分给出的示例中也运用了自举的方法。

还有一点需要补充的是，一些变量可能不会以线性的方式影响成本和效果。例如，从出生到成年早期，成本可能随着年龄的增长而下降，然后在成年早期和成年中期不受年龄的影响，最终在成年后期随着年龄的增长而迅速增加。在这种情况下，多项式或非线性回归可能是合适的，或者可能需要一个转换来建立线性关系。类似地，医疗保健费用数据经常通过其自然对数进行转换。研究者必须了解响应曲线的形状和因变量，以决定哪种函数形式是更为合适的。

总之，计量经济模型是如何确定成本和效果的概念模型的数学表示。因此，计量经济模型所基于的概念模型必须设计良好。影响成本和效果的关键概念及其相互关系必须合理有据并体现在模型中，必须用可衡量的变量来表达。它们之间的关系必须由模型的函数形式来表示，理论和经验证据都可以用来理解这些概念和关系。另外，正确指定模型对准确测算数据、检验推论至关重要。当模型被错误地指定时，回归系数的估计是有偏差的。例如，有内生性问题时没有结合工具变量等方法去解决，在该用托比模型（Tobit model）时依然采用了多元线性回归。这会给增量成本-效果比的准确性带来不利的影响。

最后，在采用计量经济模型进行评估时，需要注意在模型中控制所有重要混杂因素。由于某些疾病受到的影响因素很多，而且影响方式非常复杂，卫生技术评估者对模型可能出现的异方差、多重共线性的问题需要进行检验[2]。

本章参考文献

[1] DETSKY A S, NAGLIE G, KRAHN M D, et al. Primer on medical decision analysis: Parts 1-5. Med Decis Making, 1997, 17(2): 123-159.

[2] 刘国恩. 中国药物经济学评价指南及导读（2015 版）. 北京: 科学出版社, 2015.

[3] EDLIN R, MCCABE C, HULME C, et al. Cost Effectiveness modelling for health technology assessment. Cham: Springer International Publishing, 2015.

[4] DRUMMMOND M F, SCULPHER M J, TORRANCE G W, et al. 卫生保健项目经济学评估方法. 李士雪译. 北京: 人民卫生出版社, 2008.

第4章
国内外卫生技术评估实践

第一节 概　　述

自 20 世纪 70 年代以来，卫生技术评估在方法、程序、转化应用及信息化等方面取得了显著发展，并逐步在英国、澳大利亚、德国、加拿大、美国等发达国家和地区得到广泛应用。目前已有 30 多个国家和地区开展了卫生技术评估，并形成了 100 多个全球网络组织和不同层级的机构。而卫生技术评估在这些国家已经或正在成为创新技术、药品、设备进入临床或医保目录的重要依据。

国际上卫生技术评估多通过立法、由政府给予财政支持或购买评估服务等方式开展。其发展模式与各国的经济、政治、文化、法律和卫生体制等密切相关，因而呈现出多样性的特点。

美国、西欧各国的卫生技术评估起步较早，各项体系日趋完善，在评估卫生服务和医疗器械及药物的有效性和安全性方面都积累了大量的研究成果，不断指导其卫生技术评估体系的进一步发展。其中，西欧各国卫生技术评估强调政府部门的参与与资助，注重社会福利性。例如，在英国、法国等国家，政府对医疗技术监督管理较强，由政府设立第三方评价机构实施统一的评估和监督管理。通过设立国家级的卫生技术评估机构——英国的 NICE 和法国国家卫生安全署，统一开展卫生技术评估，对符合预设阈值的成本-效果较理想的卫生技术纳入报销目录及临床指南并推广应用，并对各级医疗机构临床指南的实施情况进行监管，通过统一的决策杠杆而非推荐给个体医务人员来推进卫生技术在各地区的覆盖及应用。但这样的卫生技术评估建设会给政府部门带来巨大的财政负担，这样的机制缺乏一定的竞争性，影响评估结果的有效性。如何保证卫生技术评估组织公平与效率，实现公立和私立卫生技术评估机构的协调发展，是当前医疗费用支出上升、人口老龄化、新医疗技术的运用等问题对卫生技术评估系统产生的新的挑战，同时也为新的理论的研究提供了机遇[1]。

除了发达国家已经普遍把卫生技术评估作为卫生资源配置的一项基本手段，发展中国家的卫生技术评估应用也日益增多。亚太各国的卫生技术评估体系建立于 20 世纪 90 年代，主要是由于经济危机带来医疗费用的扩张，必须寻找一个有效控制医疗支出的评估方案。韩国的卫生技术评估中心由不同的利益相关者构成，但其具有独立的功能，受政府监督。日本卫生技术评估组织主要作用表现在 3 个方面：提高卫生保健服务的质量、临床实践的政策指导及提高市场上医疗器械和药品的安全性。新加坡除了评估医疗技术的有效性和安全性，药品和器械准入中也参考了卫生技术评估结果[1]。

另外，各评估机构间合作及国际网络的发展，如加拿大药物和卫生技术局（Canadian Agency for Drugs and Technologies in Health，CADTH）与卫生技术评估卓越网络（Network of Excellence for the Assessment of Health Technologies，NEAHT）形成合作网络，欧洲国际卫生技术评估机构网络（International Network of Agencies for HTA，INAHTA）、国际药物经济与结果研究学会（The International Society for Pharmacoeconomics and Outcomes Research，ISPOR）及欧洲卫生技术评估网络（European network for HTA，EunetHTA）等也有力地促进了卫生技术评估结果的广泛传播和应用[2]。

第二节　英　　国

英国也是世界上最早成立卫生技术评估机构的国家之一。从 20 世纪 70 年代起，英国就开始关注卫生服务有效性的问题。英国对卫生服务证据的重视，不仅表现在临床实践上，还表现在成本-效果分析方面[1]。NICE 堪称是将卫生技术评估研究结果有效地应用于卫生决策过程的典范，为保证享誉全球的英国国民卫生服务体系（NHS）的有效运行起到了至关重要的作用。

NICE 是为制定英国卫生服务体系开发技术指南并提供决策建议的国家级研究机构，最早于 1999 年通过立法而产生。当时的名字是英国临床优化研究院（National Institute for Clinical Excellence），专门负责 NHS 与治疗有关服务的规范化和标准化。2005 年，NICE 与当时的英国卫生发展中心（Health Development Agency）合并，其职责范围扩大到指南的开发，机构名称也相应地改为"国家卫生与临床优化研究院"。2013 年的《基本法》（Primary Legislation）中将 NICE 重新定位为非部属公共机构（Non Departmental Public Body，NDPB），并进一步巩固了 NICE 在 2012 年《健康与社会服务法案》中所设定的法律地位。根据此项新的调整，NICE 的职责进一步扩大为开发社会保健服务的相关指南和质量标准，机构名称也再一次相应改变为"国家卫生与服务卓越研究院"。从此，NICE 作为非部属公共机构，一方面在职能上要对其发起人——卫生部负责；另一方面在机构运行上又独立于政府。其相关指南和推荐意见的开发也都是由各个独立的委员会来完成的[3]。

一、组织架构

英国 NICE 在 2010 年以前是英国 NHS 的一个部分，目前具备独立的法人资格。英国政府创建 NICE 的目的是评估卫生技术医疗市场准入和提供相关临床诊治指南，以确保为患者提供最高标准的临床治疗服务，同时向政府和公众提供具有临床效果和成本-效果的卫生服务信息。

NICE 实行董事会管理，董事会由卫生国务秘书任命。从创建至今，英国政府赋予 NICE 独特的卫生权力，经由 NICE 评估通过的新技术，可以直接进入 NHS 卫生服务提供体系，不需要经其他部门审批。NICE 的全年预算为 6 000 万英镑，有近 500 名正式雇员，同时有覆盖全国的近 2 000 名专家队伍，其中包括医生、护士、卫生经济学家、临床流行病学家、统计师和非卫生专业人员（包括患者代表）[4]。

NICE 卫生技术评估由技术评估中心负责组织独立的评估委员会开展。技术评估中心主任接到卫生部委托的卫生技术评估任务时会通知评估委员会启动该项目评估和指南制定工作。评估委员会任命相关专家撰写范围探查报告，聘请 NHS 管理者、医务人员和患者等利益相关方作为顾问和评论员，对范围探查报告进行讨论，最终确定评估实证的范围。接着评估委员会将聘任相关领域的专家组成独立的实证评估小组，对广泛渠道收集到的临床效果和成本-效果数据进行综合性分析，并在此基础上撰写实证分析报告。评估委员会举行会议讨论该技术的实证分析报告，根据相关评估原则最终做出推荐并制定全国性指南文件。

NICE 一共有 4 个独立的技术评估委员会。委员会主席和委员由 NICE 面向社会招聘。委员会由临床医生、护士、管理人员、流行病学专家、卫生经济学专家和患者代表约 25 人组成。委员会每周召开一次技术评估会。在每项技术评估工作开始之前，按照 NICE 制订的技术评估章程，委员们必须事先澄清本人及家属与被评估技术的生产企业没有利益关系，虚报或瞒报行为将受到法律制裁。评估过程中委员们始终坚守独立、科学、透明、经济评估、利益相关者参与的原则。每次技术评估会将邀请医药企业代表、社会公众代表列席参加并充分考虑列席人员的意见和建议[4]。

二、指南开发

根据法律规定，NICE 负责基于当前最佳证据给出用于指导医疗、公共卫生或社会服务等各个领域的决策制定的系统意见。其开发的指南包括五大类：《医疗技术指南》(*Medical Technologies Guidance*)、《诊断评价指南》(*Diagnostics*

Assessment Guidance)、《技术评估指南》(*Technology Appraisal Guidance*)、《干预性操作指南》(*Interventional Procedure Guidance*)及《高度专业的技术评估指南》(*Highly Specialist Technology Evaluation Guidance*)。除《技术评估指南》《高度专业的技术评估指南》是强制要求行政部门给予财政支持外,NICE 其他指南的开发并非是强制性的。医务人员在诊疗实践中仍然需要充分考虑 NICE 的推荐意见,但 NICE 的指南意见不会凌驾于医生的个人临床决策和患者意愿之上,而只是要求对任何与这些指南意见不同的处理都应通过书面形式报告其原因[3]。

NICE 所有的指南开发活动都通过医疗技术评估项目(medical technologies evaluation programme,MTEP)来统领,具体由医疗技术咨询委员会(Medical Technologies Advisory Committee,MTAC)负责管理。MTEP 选择那些医疗领域(包括设备和诊断)里的新技术或改良技术进行评价,其目的是帮助在 NHS 内实现快速、统一地采用高效且具有成本-效果的医疗设备和诊断技术等。评估对象涉及治疗性医疗设备如外科手术操作中使用的设备,能够提高患者自主能力的技术,以及用于发现或监测某些疾病状态的诊断设备或检查手段等。评估的题目来源主要有两种方式:一种是由英格兰 NHS 卫生部或其他政府部门指定题目;另一种是任何个人和团体都可以提交的卫生技术或医疗设备评估申请书。MTAC 会对这些申请书进行审查,进而判断是否要对其开发新的指南,选择出那些需要 NICE 制定指南的医疗设备和诊断后,再分配到适宜的 NICE 指南开发项目中去。那些被选中到各个指南开发项目中的卫生技术被认为是能给患者或卫生服务体系带来潜在的巨大效益的技术,且通过 NICE 开发指南有利于其实现在 NHS 内快速、统一地推广使用。在提交的申请报告中能够通俗易懂、清晰合理地报告新技术优势,并有高质量的科学证据支持所述优点将有助于提高被 MTAC 选中的可能性。另外,关于成本方面的信息也会影响到遴选判断[3]。

三、评估形式与方法

NICE 的卫生技术评估项目负责对新药或生物制品等卫生技术的临床和成本-效果进行评价,其目的是实现 NHS 患者公平地享有最具临床和成本-效果的治疗服务。每一份卫生技术评估报告都将基于临床和经济两个方面的综述做出推荐意见。临床方面的证据回答的是药品或治疗措施的效果如何的问题,而经济学方面的证据则回答了在 NHS 需要花费多少才能买到这些效果或效益,即是否物有所值的问题。根据规定,NHS 必须在 NICE 推荐的指南发布之日起 3 个月内付诸实施,以保证患者公平、及时地享有相关指南推荐的治疗服务。

NICE 卫生技术评估的范围非常广泛,包括药物、医疗设备(如助听器)、诊断技术(如阴道镜)、手术操作(如腹股沟疝修补术)及健康促进项目(如社区糖尿病病例管理项目)等。开展卫生技术评估的形式主要有两种:单项卫生技术评估（single technology appraisal，STA）和多项卫生技术评估（multiple technology appraisal，MTA）。单项卫生技术评估只包括某一项卫生技术的单个适应证。多项卫生技术评估可包含不止一项卫生技术或某一项卫生技术的多个适应证。

NICE 自 1999 年建立以来在卫生技术评估方面一直采用多项卫生技术评估。2005 年在议会下院卫生委员会的提议下，英国卫生部要求 NICE 建立一种简便、快捷的评估流程，便于患者及时获得所需的药品。于是 NICE 建立了单项卫生技术评估，该流程要求技术生产企业或拥有者提供实证，比多项卫生技术评估流程能节约半年左右的时间。

英国卫生部定题时，会根据相关因素决定一个技术需要用单项卫生技术评估还是多项卫生技术评估。相关决定因素包括技术临床路径的复杂程度和实证是否掌握在企业手里等。一般临床路径较复杂的技术会选取多项卫生技术评估，实证如由企业掌握的一般会选取单项卫生技术评估。一般治疗严重疾病的新药（如癌症药物）的评估都会采取单项卫生技术评估。

NICE 要求其委托的第三方卫生技术评估委员会及生产厂家等其他卫生技术评估报告提交者严格按照《技术评估方法指南》（*Guide to the methods of technology appraisals*）的要求进行评估和报告，NICE 于 2013 年根据自身职能变化和新的社会价值判断在 2008 年版本的基础上对《技术评估方法指南》进行了更新。《技术评估方法指南》的核心是经济学评价方法，其最终目的是以决策者能够理解和接受的经济学方式提供卫生决策支持服务。

单项卫生技术评估和多项卫生技术评估的过程也都分别有明确的要求。单项卫生技术评估相对于多项卫生技术评估流程更为简洁、快速，有利于 NICE 的卫生技术评估快速适应 NHS 的变化，使患者及早获得所需的服务。但 WHO 推荐使用多项卫生技术评估，认为其更科学、可靠[3]。

在具体开展卫生技术评估时，有一个独立评估委员会负责收集和检验相关证据，最后就该技术的临床效果和成本-效果达成共识。NICE 的评估委员会通常会依据预先设定的成本-效果的界限值来断定被评估的技术能否准入 NHS。每增加一个 QALY，低于 20 000 英镑的技术可以获得批准进入 NHS；每增加一个 QALY，高于 30 000 英镑的技术通常不予以批准；而界于 20 000～30 000 英镑的技术，委员会将依据数据的可靠性、技术的普遍性、生活质量的改进程度、数据的灵敏性分析、疾病的严重程度、卫生不公平性等进行综合性判断。委员们达成共识时方可通过。争议较大的技术将采取投票方式表决[4]。

NICE 的评价委员在充分利用来自临床试验及患者和临床专家的证据信息的基础上，提出是否应该在 NHS 中推广使用该药物或技术的推荐意见。每个卫生技术评估的相关指南将给出至少一项推荐意见；对于多项卫生技术评估项目而言，其可给出多项推荐意见。NICE 把评估结果推荐意见划分为 4 类：推荐使用、有条件的推荐、仅限于研究及不推荐使用。其中，有条件的推荐是指并不是患有某一疾病的所有患者都能从某药品中受益，而是该药品只对患有该疾病的某一特定人群或特定疾病阶段起作用。这就是为什么 NICE 的卫生技术评估以新药为主要对象。因此，那些真正需要的患者能够得到自己想用的药物，而整个英格兰卫生服务体系又能节省资源来为癌症和其他患者提供其他治疗或保健服务。

据统计，2000 年 3 月～2015 年 3 月，NICE 共发布了 171 个单项技术评估指南和 167 个多项技术评估指南，共计 338 个技术评估指南，包含了 578 项推荐意见。总体来看，大约 80% 的 NICE 的评估结果是"推荐"或"有条件的推荐"[3]。

四、影响与经验

虽然关于 NICE 卫生技术评估的方法学和技术使用推荐意见的质疑从 NICE 诞生以来就从未间断过。但不可否认，NICE 的卫生技术评估对改善英国乃至世界其他国家的卫生服务都产生了广泛而深远的影响。

NICE 制定的临床诊疗指南对英国社会产生的影响可以从人群健康、技术和经济 3 个方面来看。首先，NICE 在充分论证临床效果基础上提出的评估结果，已综合考虑了对人群健康的影响，因此，指南的实施会更好地完善临床行为，改进服务质量，提高国民综合健康水平。其次，在新医药技术日新月异的时代，NICE 的卫生技术评估科学、有效地评估了新兴医疗技术和药品，使其成为新技术准入的守门人，并较好地规范了新技术的使用。再次，在全社会角度成本-效益基础上制订的技术评估指南，较好地综合了经济判断和临床效果判断，在确保服务质量的前提下帮助 NHS 更好地利用医疗资源，同时还通过与药厂议价方式一定程度地控制了新医药费用的增长。因此可以说，其对英国的国民经济也产生了一定的正面影响[4]。

2003 年 WHO 对 NICE 的卫生技术评估进行了评价，发现国际上很多国家都在使用 NICE 开发的各种技术评估指南，因此认为 NICE 的技术评估指南已经成为国际上学习的一个典范和标准。很多国家已经开始将成本-效益判断引入新药的准入控制，但大多数国家和地区（如加拿大和苏格兰）采取的卫生技术评估类似于 NICE 单项卫生技术评估。WHO 认为，NICE 的多项卫生技术评估严谨、科学，值得各国学习。

NICE 在卫生技术评估和临床诊治指南制订领域积累了宝贵的经验，不仅引起了国际社会的广泛关注，也受到我国国家卫生决策部门的高度重视。尽管英国的政治环境、经济水平、管理体制、文化和人文理念与中国有诸多本质上的差异，但 NICE 的法律地位、组织架构、管理方式、运行模式、专业队伍的建立、卫生技术评估理念、框架及 NICE 作为卫生技术评估和政策转化之间的桥梁和纽带、与政府和第三方委托评估机构之间的关系界定也为我国和其他国家开展循证卫生决策，建立国家卫生技术评估体系提供了良好的借鉴[4]。

此外，NICE 在具体评估方法和过程方面也有很多值得学习的地方。例如，NICE 在卫生技术评估和相关指南制订过程中，自始至终贯穿着技术的临床效果数据和成本-效果数据这两条线，充分发挥循证医学和决策学在技术评估中的作用及 NICE 对于卫生技术准入门槛的界定。另外，NICE 非常注重评估过程的透明和利益相关者参与。这种科学、公开、透明的决策机制，使得无论是专业人员、医药企业，还是患者都可以非常欣然地接受评估结果。而且，英国也会将卫生技术评估的结果提供给消费者，让其选择最佳的诊疗方案。这也是我们在卫生技术评估领域值得借鉴的。其对于促进我国卫生技术评估的规范化、科学化，卫生循证决策和卫生技术评估研究的成果转化具有重要意义[3,4]。

第三节　澳 大 利 亚

澳大利亚是充分利用卫生技术评估信息进行决策的典型国家。澳大利亚实行全民免费健康保险，强调利用卫生技术评估对药品福利计划（Pharmaceutical Benefits Scheme，PBS）和医疗保险做出相关决策。卫生技术评估是卫生决策者决策建议的有力来源。政府运用卫生技术评估在提高全民免费医疗的保障绩效方面成果显著。

一、组织机构

澳大利亚卫生技术评估的特征是药品与其他类型技术的评估是分开的：药品由药品福利咨询委员会（Pharmaceutical Benefits Advisory Committee，PBAC）负责，医疗服务和技术等由医疗服务咨询委员会（Medical Services Advisory Committee，MSAC）负责。除此之外，卫生技术评估还应用到医院对于新干预措施和购置设备的评估等方面[5]。

澳大利亚 PBAC 是一个提供建议的独立的法定机构，根据 1953 年《国家卫生法》（National Health Act）第 101 款规定，PBAC 于 1954 年 5 月 12 日成立，主要负责对药品进行成本-效益分析，向药品定价管理局（the Pharmaceutical Benefits Pricing Authority，PBPA）提供建议。1982 年，澳大利亚成立了全国卫生技术咨询小组（the National Health Technology Advisory Panel，NHTAP），该小组由医学专家、医院、健康保险行业和制造行业及专业技术人员组成。其最初由卫生部门管理，后来由澳大利亚卫生与福利研究所（the Australian Institute of Health and Welfare，AIHW）接管。NHTAP 在正确使用医用器械和医疗步骤方面，对专业机构提出建议。20 世纪 80 年代初，澳大利亚的另一个举措是澳大利亚卫生部咨询委员会（the Australian Health Ministers Advisory Council，AHMAC）成立了一个特殊医疗技术服务小组委员会（Superspecialty Services Subcommittee，SSS）。该组织制订了费用昂贵、服务形式复杂、高度专业化的治疗准则。1991 年，NHTAP 与 SSS 组成一个新的机构，即澳大利亚卫生技术咨询委员会（the Australian Health Technology Advisory Committee，AHTAC）。1998 年，AHTAC 被 MSAC 代替。

澳大利亚卫生技术评估的最大特点是药品的评估。PBAC 是对申请获得资助的药品进行评估的法定机构，其向政府提供咨询意见，帮助政府做出决策。该委员会由澳大利亚卫生部支持。澳大利亚通过 PBS 对药品进行补偿，是由公共财政出资补贴的药品保障计划，通过引入药物经济学评价、与制药企业价格谈判等一系列措施来保证药品的合理使用和补偿，提高医保基金的使用效率。PBS 目录覆盖了澳大利亚 90% 以上的药品市场，因此，尽管目录中的药品价格受到管制，制药企业仍尽力将其生产和销售的药品列入目录。澳大利亚药品报销主要分为 4 个环节。首先，制药企业需要向澳大利亚医疗产品管理局（Therapeutic Goods Administration，TGA）提交注册申请，当澳大利亚药品评估委员会（Australian Drug Evaluation Committee，ADEC）对药物的安全性、有效性认同后，TGA 方可将该药品进行注册登记，药品即可上市销售。药品要进入 PBS 还要向 PBAC 提出进入 PBS 申请。

PBAC 是世界上第一个依法成立的专门开展药品报销目录评价和遴选的国家机构。PBAC 是一个独立的专家委员会，由 18 位独立专家组成，专家成员包括消费者代表、卫生经济学家、社区执业药师、初级保健医师、临床药理学家和专科医师及部长提名的具有相关资质和经验的人员。这些成员被要求签署并遵循严格的利益冲突声明条款。PBAC 全面考虑药物临床效果、安全性和成本-效果，并向卫生部门建议哪些药物制剂（包括疫苗）可以纳入 PBS，或哪些疫苗可以纳入国家免疫项目计划（National Immunization Program Schedule，NIPS），并从该计划中得到补偿。申请将某种药品（或疫苗）纳入 PBS（或 NIPS）时所需提交的资料一般由掌握了进行产品有效性、安全性及成本-效果分析所需数据的产品制造商提供。但由医疗机构、健康专业人员、个人或其代表提交的资料同样也可以接收。PBAC 于 1990 年出台经济评估的指南，即 *PBAC Guidelines*。从 1993 年 1 月开始，澳大利亚开始实施药物经济学评价的指南，要求制药企业提交给 PBAC 的主要申请必须包含经济学评价资料，并且根据实施经验在之后进一步更新了指南。

PBAC 建议列入 PBS 的药物分为以下 3 种类型：不受限制的（unrestricted）、限制性补偿的（restricted benefit）和需要许可的（authority required）。而列入后两种类型的产品则是 PBAC 建议用于特殊适应证和患者群的药物。为了获得这些药物的使用，患者的医生应确保其患者符合目录中的特定标准。患者需要为纳入 PBS 的药物支付一定的共付费用，而政府支付剩余部分。2009 年，澳大利亚存在两种共付水平，普通的（general）（32.90 澳元）和特许的（concessional）（5.30 澳元），后者适用于处于社会保障下或存在其他特许情况的患者。药房配发的 PBS 目录内药品价格是患者需要支付的最高价格（然而，如果患者选择具有品牌溢价的药品时，他们可能要支付更高的价格；当 PBS 中的同一种药物具有两种或两种以上品牌时，政府将以价格最低的品牌费用为基准对每种品牌予以补偿）。当纳入 PBS 的药品价格低于患者的共付值时，患者需支付全部药品费用，而政府则不予支付[6]。

如果 PBAC 的建议是接受药品进入 PBS，但卫生部仍然可以因为预算等原因拒绝实施；但是如果 PBAC 对某药品做出拒绝的建议，则该药品无法纳入 PBS 目录。但对于拒绝推荐的药品，企业可以提出申诉或提交补充资料后再次申请。

除了由 PBAC 对药品进行评估之外，1998 年，澳大利亚成立了 MSAC，负责在医疗服务与技术方面为卫生部提供建议，旨在通过确保已纳入其 Medicare（国民医疗保险）福利项目的新的和现有医疗措施获得有证据支持的安全性、临床效果和成本-效果，来改善患者的健康产出。建议内容包括以有力的安全性、有效性及成本-效果等相关证据支持的新医疗技术和程序，以及在何种情况下应通过医疗福利计划（Medicare Benefits Schedule，MBS）。MBS 列出并提供了由 Medicare 资助的专业服务的相关信息。将一项技术或服务纳入 MBS 的评估周期大约包括从申请到可能予以资助共 5 个阶段。

MSAC 共发布了两套指南（一套针对医疗服务；另一套针对诊断服务）。指南是供申请者和独立签约人使用的。与 PBAC 指南相同，MSAC 指南也要求详细介绍卫生技术评估。各种卫生技术评估（如技术的安全性、临床效果和成本-效果分析）是由独立签约者（评价人员）与一个"专家顾问组"磋商而进行的。MSAC 任命了一个专门的专家顾问组，并由 MSAC 的成员任主席，帮助进行每项卫生技术评估。专家组委派专家参与评估过程，同时也负责保证评价人员（签约人）在临床上有恰当的评价。MSAC 接受的待评估申请达到一定数量时，MSAC 可以根据临床需求、费用、可能的效益及其他由 MSAC 决定的因素如进入的方法或公平性，来考虑评估的优先顺序。

MSAC 在评估报告的基础上向联邦部长提出建议。在必要的情况下，MSAC 可以要求评价人员实施进一步的评估或分析，以辅助其做出决策。对于纳入 MBS 的项目，政府将支付其计划价格的 85%（如果患者是私立医院的住院患者，则为计划价格的 75%），剩余部分由患者自行支付。因为澳大利亚允许医生收取超过 MBS 目录中建议价格的费用，当然任何超出部分均由患者自行承担。

除了将 MBS 的项目限制在针对性地用于特殊适应证、患者群或能够得到最优临床效益和具有成本-效果的特殊临床环境（clinical setting）外，政府还有另一种机制限制医疗服务，即向医生（和其他实用型健康专业人员）配发 Medicare 提供者编号，从而授权医生提供在 Medicare 计划内的可得到补偿的服务。Medicare

提供者编号能够一对一地对开业医生（或健康专业人员）及他们提供服务的场所进行识别。医疗注册与配发 Medicare 处方者编号之间不存在自动链接。应届大学毕业生（和海外受训医生）在获得 Medicare 提供者编号并能够提供可由 Medicare 补偿的服务之前，需要满足一定的要求。另外，MSAC 还可以建议对仅由一些专科中心提供的医疗服务予以补偿[6]。

与英国的 NICE 相比，澳大利亚的 PBAC 和 MSAC 是政府组织的，是由专家组成的独立机构。药品是否能够纳入 PBS 需要遵循 PBAC 评估的结果，但最终的决策权在于卫生部。因此，PBAC 仅能起到推荐的作用，MSAC 也同样如此。英国 NICE 依托于独立的评估委员会开展研究，资金来源于英国 NHS，评估通过的技术能够直接进入 NHS，而不需要经其他部门审批。因此，NICE 具有了一定程度上的决策权。

除了药品报销，卫生技术评估还逐步应用到澳大利亚卫生领域的各个方面。例如，医院提供的所有新的干预措施如需报销，就需要进行评估。自 2008 年开始，卫生技术评估已经开始用于此类决策。同时，医院的药品委员会使用卫生技术评估作为关于药品使用适宜性决策的基础。各医院在购置仪器、设备等计划中使用卫生技术评估的情况正在不断增加[5]。

不过，虽然公立医院中医疗技术有效性的相关决策也可依据卫生技术评估所提供的信息进行，但实际上公立医院对这些评估的正式程序与评估的需求均较少。目前，并没有特别政策要求医院对卫生技术（包括药物）进行集中评估。大多数医院设有治疗委员会，该委员会考虑将药物纳入医院处方集的需求，但与 MSAC 和 PBAC 所要求的评估级别相比，这类委员会的评估通常是不太严格的。一般与药物评估相比，医院中医疗服务和技术可用性评估过程的透明度较低。这种分权的方法可能导致卫生保健技术的可用性在同一州甚至在整个国家产生潜在的差异。近几年来，医院采纳卫生技术的相关决策制订已出现集权化的发展趋势。例如，维多利亚州人类服务部（Victorian Department of Human Services）已经建立维多利亚临床实践与技术政策咨询委员会（Victorian Policy Advisory Committee on Clinical Practice and Technology），其对新技术和现有技术的申请及本州公共卫生服务中的临床实践进行考量并做出推荐。评估过程的集中化可以减少医院在决定一种药物或技术是否具有可用性时进行的重复评估，并可以在整个国家中更公平地利用卫生保健资源。

二、决策依据

正如大多数国家的情况一样，在澳大利亚，现有的卫生预算无法使所有患者均能得到可能享有的卫生保健服务。因此，补偿机构有责任对卫生保健资源实行配置。卫生保健决策制定者为其资源配置决策提供明确依据的压力逐渐变得越来越大。这就产生了使用卫生技术评估（包括经济评价）为决策制定提供信息支持的行动，当决策涉及是否应对某一技术给予公共资助时尤为如此。卫生技术评估（包括经济评价）应用的最有说服力的例子是其在联邦级项目中的应用。许多筛查项目如医学干预、药品和疫苗均可获得澳大利亚国家级补贴，而卫生技术评估的应用在此过程中的作用是十分关键的。

澳大利亚具有一个独特的卫生保险计划——Medicare，该计划的理念是提供医疗服务应根据其获益能力进行，而非根据对这些医疗服务的支付能力来进行。卫生技术评估已被证明是一个能够为政府、政策制定者和临床医生提供技术相对价值信息的有用方法。然而，将卫生技术评估成功整合到一个卫生保健系统中，需要政策制定者和卫生技术评估机构这两个独立决策体在进行各自决策时遵守一些同样的原则。值得一提的是，追求"物有所值"与追求"成本控制"是两种截然不同的目标，虽然二者经常被混为一谈。澳大利亚引入卫生技术评估的主要目的并非降低成本，而是将其作为一种措施来保证对干预的投资是建立在证据的基础上，并且保证这些投资是物有所值的。

基于上述原则，澳大利亚的决策制定者对于一个试验的关注焦点在于相对治疗价值（即某一卫生技术干预措施与目前实行的最优措施相比的价值），而非简单与对照（通常是安慰剂）相比的疗效。正如在 PBAC 和 MSAC 发布的指南中所讨论的，在所关注疾病的治疗系统中，建议的干预措施的定位应该是清晰的，而且将目前实行的治疗系统改为包括干预措施在内的系统后，其增量效果是委员会首要的关注焦点。

澳大利亚和英国所使用的卫生技术评估方法相似，但英国的 NICE 和澳大利亚的 MSAC 可以按照优先级别对卫生技术进行评估，且根据每 QALY 的增量成本来进行判断。而澳大利亚的 PBAC 则必须对每种药品进行评估。对某些药品进行评估时，可能无法获得生命质量等指标，因此，澳大利亚更加重视生命增长年及中间指标。相比英国的 NICE 非常重视成本-效果阈值的设定，澳大利亚的 PBAC 和 MSAC 未设定过任何决策阈作为可接受的成本-效果阈值，并且似乎将来也不会进行这种设定。经济性评价在澳大利亚决策制定中所扮演的角色仍然只是整体中的一部分，而非代表"游戏结束"。更全面的考虑因素还包括：①围绕增量成本-效果点估计的不确定性程度；②疾病或病情的严重程度及负担；③疾病的流行性；④替代疗法的可及性；⑤纳入替代疗法的净财政影响（包括干预在指定限制外普遍应用的潜力）。

不过，PBAC 和 MSAC 意识到有效但昂贵的药物和新技术的利用会不断增加，具有成本-效果技术的可用性与可支付性之间的压力将会越来越大，澳大利亚主要的卫生技术评估计划（由 PBAC 和 MSAC 完成）仍然提供了一种使政府能够用以调整与卫生支出相关决策的机制。为了保证可支付性得到相应考虑，并同时保证系统的可持续性，上述计划要求预算影响超过 500 万澳元的新药应获得财政部（Department of Treasury and Finance）同意，而预算影响超过 1 000 万澳元的新药则需在对药物的可用性提出任何建议之前首先得到内阁（选举政府中的决策者）的批准，这些要求是对 PBAC 决策制定角色的补充。如有必要，政府还可以引入其他限制使用的附加机制，可以发布政策公告或通过安排共付或税收提高公共出资[6]。

此外，澳大利亚的 PBAC 与 MSAC 的指南均偏好根据生命的全面质量和长度评估价值产出，如获得的 QALY，这有利于进行各申请间的比较。测量效用的常用方法是在随机双盲临床试验的受试者中反复应用有效、可靠、敏感性好的多维效用量表（multiattribute utility instrument），并同时应用合适的评分算法。然而，许多试验的结果测量并未包含在这种常规的量表中，所以有时需要对非试验观察所得的健康状况赋予效用权重。

三、成就与问题

尽管存在关于可支付能力的担忧，澳大利亚在卫生保健成本的控制方面仍然是比较成功的，并且拥有一个发展良好的卫生保健系统，其卫生保健工作人员也训练有素。与其他国家相比，澳大利亚已获得了较好的健康产出。例如，除土著居民等特殊人群外，澳大利亚具有高水平的人口健康、长寿预期和低婴儿死亡率（估计每 1 000 个新生儿中只有 4.57 例死亡）。这种成就的主要原因是 Medicare 项目和 PBS 项目及政府在卫生保健资金支持和配置中保持了高水平投入。澳大利亚已经意识到了这一点，并继续对这些项目提供高水平支持[6]。

澳大利亚是充分利用卫生技术评估信息进行决策的典型国家。澳大利亚一直强调利用卫生技术评估对 PBS 和医疗保险做出相关决策。在国家资助计划中的药品、新设备和新技术覆盖问题上，卫生技术评估起着重要且持续的作用。在某些高成本技术如器官移植和诊断影像设备中，澳大利亚卫生技术评估也有成功的案例。总体来说，澳大利亚目前已经建立了一套科学、合理的评价体系。该体系从社会角度出发，对卫生技术进行评估，从而支持卫生决策。这一体系的建立是一个较为漫长的过程，并不是一蹴而就的，而是在过程中不断完善，从而更好地为公众服务。此外，澳大利亚的经验和其他国家不完全相同。例如，它的 PBAC 并不是有选择地进行评估，而是将药品报销作为卫生技术评估应用的切入口，逐步改善并扩大应用。这提示我国在发展卫生技术评估时，要考虑将澳大利亚或英国等国家的成功经验本土化，找出更加适合我国情况的方法，从而达到将卫生技术评估不断发展和深化的作用。

然而，尽管澳大利亚卫生技术评估的发展总体上是成功的，但也难免存在一些问题，其主要与其卫生技术评估的组织分工有一定关系。

　　首先，澳大利亚的系统是分离的（药品与医疗服务、州与联邦政府、私人机构与公共机构体系），因此在卫生技术评估过程中可能出现重复评估。这个似乎不难理解，因为州与联邦政府、私人机构与公共机构的职责不同，卫生技术评估的资金提供者也不同。也有一些人认为，药品依赖于临床证据的历史较长，并且评价时所用的方法比医疗服务更为直接，因此药品与医疗服务的评估需求之间存在差别也是合理的。然而对于澳大利亚系统来说，提高效率并消除不必要的重复是一项有待完成的任务，特别在拥有实施卫生技术评估所需技能的人员数量有限时，这种重复会导致更多的关注集中于把提供服务的成本转移给其他支付者，而不是以最有效的途径去提供服务。

　　其次，澳大利亚系统存在着筒仓预算（silo budgeting）的问题。澳大利亚公众的健康受到政府政策的大范围影响，如卫生保健、税收、雇佣、教育、住房、交通、地区发展和社会保障等。因此，各种各样政府保险业务相结合的途径可能更有效地利用资源。与有些国家一样，澳大利亚对潜在影响健康状况（如住房、教育、环境和卫生保健等）服务的资金支持却是各自独立的，这种情况不仅出现在不同领域，即使同一领域也是如此。例如，澳大利亚对卫生技术的资金支持就分为几个不同的项目（PBS、MBS、医院等），有可能导致筒仓式的决策制定，即在 MSAC 和 PBAC 进行财政分析时，仅有限地考虑了将用于支付所建议卫生技术的资金的机会成本，不能从更宏观的角度建议资金的配置。例如，假设某新药可用于治疗阿尔茨海默病，财政分析会确认 PBS 预算中所增加的支出；但该资金的其他潜在应用（如有助于阿尔茨海默病患者的护理）则很少得到考虑。政府面临的最大挑战之一是它不仅需要在不同类型的保险业务之间进行决策制定的协调，而且还需要在不同的医疗卫生服务之间进行决策制定的协调。澳大利亚卫生技术评估的组织方法将会为不同机构对干预措施的评价带来挑战，这是由于很难确定哪个机构应该负主要责任。又如，使用药物维替泊芬进行的光动力疗法（PDT），其中 PDT 部分纳入 MBS 目录，而维替泊芬则纳入了 PBS 目录。筒仓预算问题已将澳大利亚卫生技术评估的关注焦点集中于临床保健决策，而不是对更广泛用于人口健康问题及用于以公共健康为目标的预防性干预措施的评价。

　　再次，澳大利亚卫生技术评估过程的另一个缺点也是其他国家的卫生技术评估所共有的，即减量（或投资缩减）问题。澳大利亚的卫生技术评估过程大体上是用户引导式的，即为响应来自行业或干预使用者的申请而进行的。目前，尚没有一个清晰的程序能够对已得到补偿的既有的卫生技术进行评估，一旦发现既有技术不具成本-效果便将其撤出补偿目录。作为决策制定基础的证据应用应将更多关于既有技术的常规评价需求纳入其中，并将其作为卫生技术评估体系的一部分。其例外情况是，当一种药物或医疗服务已被证明不安全时，应立刻将其从所在的补偿目录中撤出。

最后，虽然澳大利亚已经引入了全面审核制度，从而使联邦政府和州卫生部门能对所有可能影响未来卫生保健系统的新兴医疗技术进行确认，但对那些卫生技术评估机构认为其证据的力度尚不足以支持决策制定的领域，目前卫生技术评估机构并没有能力鼓励进行任何的直接研究。这与英国的 NICE 形成了鲜明的对比，NICE 已逐渐有能力设定需要进行更多研究的领域，并针对研究问题进行更为稳健和科学的评估，或在预防性干预等新兴领域中找到相关数据。在澳大利亚，未来的资金支持有希望促进卫生技术评估机构与公众的合作，鼓励卫生技术评估将自己的研究提上议事日程[6]。

第四节　德　　国

20 世纪 90 年代以来，伴随着循证医学运动在德国的兴起，卫生技术评估和卫生经济学等也引起了广泛的讨论。同时，日渐紧张的卫生医疗费用预算外加德国联邦卫生部对将卫生技术评估运用于医保报销决策的浓厚兴趣，促使越来越多的利益相关者达成广泛共识，即通过对现有卫生技术进行评估后进行准入决策以控制费用增长，并同时确保提供更加优质、高效的服务。

一、发展历程

在德国进行卫生技术评估的论点首先由国会技术评估办公室提出。而在同一时期，来自疾病基金协会、医师协会、医学科研高校、学术研究组织等的学术工作小组作为中坚力量，开始致力于开展各种卫生技术评估项目研究，或是为各协会的相关疾病报销、内部决策等提供决策支持，或是从科研学术的角度致力于卫生技术评估方法、应用、培训等方面的研究和工作。1997～2002 年，成立于汉诺威医学院下的卫生保健技术评估科学工作组，在联邦政府的资助下进行了多达 50 项的卫生技术评估项目，为德国卫生技术评估数据库的建立及卫生技术评估相关方法的后续改进奠定了良好的基础。

随着德国 2000 年的医疗卫生体制改革，卫生技术评估在德国正式确立。隶属于德国医学文献和情报研究所（German Institute for Medical Documentation and Information，DIMDI）的德国卫生技术评估局（Deutsche Agentur für Health Technology Assessment，DAHTA）正式成立，DAHTA 被要求对联邦政府资助的卫生技术评估项目进行系统管理，并通过组建一个信息化数据库来囊括相关卫生技术评估项目成果用于支持国家卫生决策。

2004 年，伴随着《法定医疗保险现代化法》（Statutory Health Insurance Modernization Act）出台，由众多利益相关法组成的以自我治理为特点的德国卫生体系中的最高决策机构——联邦联合委员会（G-BA）正式诞生。该委员会由德国卫生系统中的四大主导组织构成：联邦医保基金协会（GKV-Spitzenverband）、德国医院联盟（DKG）、国家法定健康保险医师协会（KBV）和国家法定健康保险牙医协会（KZBV）。G-BA 被赋予组织或委托开展卫生技术评估项目的职责。在联邦卫生部的监督下，G-BA 可通过基于卫生技术评估的循证决策过程发布具有法律约束力的标准、指令等，对药品、诊断、治疗过程、医疗器械和非医学治疗的提供和报销做出相关规定。

随后，G-BA 依据一项新法案《法定医疗保险》（Gesetzliche Krankenversicherung，GKV）建立了一个独立的卫生技术评估机构——卫生服务质量效率研究院（Institut für Qualität undWirtschaftlichkeit im Gesundheitswesen，IQWiG）。而 IQWiG 的主要职责就是进行卫生技术评估从而为 G-BA 决策提供参考，开展的卫生技术评估包括药品的收益和成本-效益评估、非药品医疗技术的干预项目评估（如医疗设备、诊断治疗方法、疾病预防筛查等）。至此，德国基于三大卫生技术评估组织机构的国家层面卫生技术评估决策转化体系正式组成[7]。

二、组织机构及工作程序

在德国的卫生技术评估中，最重要的组织机构是 G-BA、IQWiG 和 DIMDI。其他组织机构包括法定医疗保险制度（Statutory Health Insurance，SHI）下的医疗服务协会（Medizinischer Dienst der Spitzenverbände，MDS）、医师协会（Kassenärztliche Bundesvereinigung，KBV）和以高校为依托的各种协会及在德国进行卫生技术评估的其他组织。随着卫生技术评估的不断发展和在德国进行卫生技术评估的相关人员素质和数量的提高，为了保证卫生技术评估的质量，G-BA、DIMDI、IQWiG 也都制订出各自需要遵守的卫生技术评估评估程序和指南。

（一）G-BA

G-BA 是德国所谓的自我治理卫生体系中的最高决策机构。同许多国家一样，在德国，国会设定提供卫生保健服务的法定框架，G-BA 发布标准化的具有约束力的指令，从而使这些法定框架转化为实践。G-BA 中包括了来自内科医生、牙科医生、医院、疾病基金会和患者的各方代表。G-BA 发布各种指令，由它决定 SHI 所覆盖的 700 万人群的报销服务包。由 G-BA 发布的指令对医疗保险人群以及包括医生、医院、疾病基金会在内的卫生保健提供者都具有法定约束力。这些指令对药物、诊断、治疗过程、医疗器械和非医学治疗的提供和报销做出了相关规定。

G-BA 职责的一个重要组成部分是对新的诊断和治疗方法（如果医疗器械属于方法的一部分，则包含医疗器械）进行评估。在门诊治疗中，每种新治疗方法都要经过 G-BA 的明令批准。在住院治疗中，如果 G-BA 没有将一种治疗方法从

SHI 的使用范围中排除，则这种治疗方法即被认为是可以使用的。G-BA 依据循证医学原理而建立的标准化程序对新治疗方法和操作过程进行评价。不仅 IQWiG 能够进行评价，G-BA 也能够在其能力范围内对新的诊断和治疗方法进行评价。在当前人们所掌握的医学知识基础上，G-BA 对需要评价的治疗方法的疗效、质量和经济性进行评估。G-BA 的评估程序原则对评估的程序规则进行了说明。除药物外，这种评估对在诊断和治疗领域建立报销类别也是十分重要的。不过，对于这些情况 G-BA 也可以委托 IQWiG 进行评估。

G-BA 进行的评估是根据其标准程序进行的。标准程序为 G-BA 决策提供了透明、合理合法的基础。这些标准程序适用于 G-BA 决策、收益评估及与 IQWiG 的合作。G-BA 评估的产品包括创新的诊断或治疗方法、言语疗法和物理疗法等康复疗法，以及已经由 SHI 实施但应 G-BA 某一成员的要求进行评估的诊断和治疗方法。评估标准包括疗效、收益-风险比、结果、备选方案相比的增量收益、成本-效益评估、预算影响，以及已收集或提交的证据的水平。另外，G-BA 可以委托 IQWiG 进行评估[8]。

（二）IQWiG

2004 年，G-BA 依据一项新法规 GKV 建立了一个独立的评价机构——IQWiG。IQWiG 代表 G-BA 或卫生部对诊断、治疗方法与药物的疗效、质量和效果进行评估。IQWiG 的技术评价结果用于为 G-BA 制定决策提供信息参考。但其评估结果并不能决定 G-BA 的最终决策。

IQWiG 评估需要符合收益评估的"一般方法"和"德国法定卫生保健系统收益成本关系评估方法"，后者在这里简称为成本-收益评估方法。IQWiG 于 2005 年 2 月底在一份一般性方法文件中首次确定并公布了其工作方法。2008 年 1 月，该协会公布了其成本-收益评估方法。IQWiG 和代表 IQWiG 的第三方参与者必须遵循这些方法。此外，对提交至 IQWiG 的所有证据的评估均按照这些方法进行。IQWiG 每年对这些方法进行更新和修订，以适应卫生保健领域研究和卫生保健系统的需求和发展。

（三）DIMDI

DIMDI 特别是其所属的卫生技术评估局负责开发与维护信息系统和专业化数据库，并撰写卫生技术评估报告。这些报告最初的目的是为卫生政策决策提供信息，并非建立不同的报销等级类别。卫生技术评估局也是德国医改的产物，虽然在实际决策制定中的直接作用弱于其他两大机构，但其建立的卫生技术评估数据库对决策转化证据支持也起到了积极作用。IQWiG 也可能委托 DIMDI 进行评估，但由 IQWiG 进行的收益评估和由 DIMDI 进行的各种卫生技术评估是有区别的。由于预算有限，科学评估的主题需要基于德国卫生保健系统内所有相关团体讨论，经过选择和确定优先顺序后纳入卫生技术评估项目。卫生技术评估理事会（由保险公司、医院、医生组成，另外还包括护士、患者、消费者代表及以来自 IQWiG 和企业的观察员作为补充）设定研究主题的优先顺序，并决定多级程序中未来研究报告的主题。

DIMDI 在上述已确定优先研究顺序的基础上进行卫生技术评估的委托评估。由 DIMDI 的委托人根据 DIMDI 确定的方法进行卫生技术评估。这些方法发布在 DIMDI 的指导性文件中。该文件定期更新。文件内容包括处理所需内容的方法、文件格式和卫生技术评估方法、报告和卫生技术评估终版报告的细节。卫生技术评估中期报告和终版报告将由内部和外部的卫生技术评估专家进行审查。内部审查由 DIMDI 成员进行，其目的是确保报告结构合理和内容可信，以及报告中采用方法与已确定的卫生技术评估方法之间的一致性。外部审查由来自各科学协会、高校和其他研究院对这一领域的研究有所擅长或者对卫生技术评估方法论研究有所擅长的专家进行。外部审查的对象是报告内容和卫生技术评估所用的方法。通常进行外部审查的专家是两位。在内部和外部审查的基础上，该报告经修订再定稿。终版报告将在 DIMDI 的网站上予以发布。

（四）其他组织

MDS 和 KBV 组织均被视为德国卫生技术评估的先驱，而且目前仍然存在。在德国卫生保健系统中还有其他进行评估的组织。例如，国家医师协会（National Association of Physicians）、地方医疗保险（Allgemeine Ortskrankenkassen）科学研究院和技术人员医疗保险（Techniker Krankenkasse）科学研究院。这些组织在卫生技术评估中不带有官方色彩。目前，越来越多的高校正逐渐参与到卫生技术评估中。他们的关注点主要集中于卫生技术评估的方法论研究和培训进行或应用卫生技术评估的相关人员。另外，循证医学、流行病学、社会医学或公共卫生方面的科学协会也成立了卫生技术评估工作组或卫生技术评估专门兴趣组[8]。

三、决策转化管理流程

首先，从法律层面及国家政策高度上，德国确保了卫生技术评估决策转化的顺畅运行。例如，G-BA 由 2004 年法定医疗保险现代化法出台成立，其基于卫生技术评估进行循证决策的权力由德国《社会法》赋予（联邦卫生部负责监督）。而主要实施卫生技术评估的机构 IQWiG 同样是由 G-BA 在 2004 年依据新法案《法定医疗保险现代化法》（GKV）中建立。并且，IQWiG 开展卫生技术评估、辅助 G-BA 决策的职责在《社会法》中进行了明文规定。在建立国家层面的卫生技术评估机构之上，德国持续探索完善卫生技术评估决策转化机制，2010 年 11 月 11 日，德国议会通过了《医疗产品市场改革法案》（AMNOG），这项法案新赋予了 GBA 和 IQWiG 一项重要的职责：对新获批准上市的药品进行额外效益评估（以下简称 AMNOG 评估），以辅助社会医疗保险机构对新药的定价和报销方面的政策制定。

其次，在组织管理上，德国实现了多方参与、分工协作、信息共享的全国范围内卫生技术评估的完善系统管理。目前，在德国的卫生技术评估管理体系中，主要形成了 G-BA、IQWiG、DIMDI 这 3 个国家层面的卫生技术评估组织机构，分别实现决策转化整体性管理、评估科学化管理及卫生技术评估的信息平台化管理。G-BA 及其下的 9 个子委员会（subcommittees）是德国卫生技术评估决策转化体系中的主导管理者，负责基于包括卫生技术评估结果等证据做出卫生决策。最终决策转化的卫生技术评估项目可在 G-BA 内部开展，大部分委托 IQWiG、高等院校研究机构等独立第三方评估机构进行，同时也参考 DIMDI 的卫生技术评估信息库信息。

德国参与卫生技术评估决策转化管理的相关方除了组成 G-BA 四大支柱组织：联邦医保基金协会、德国医院联盟、国家法定健康保险医师协会和国家法定健康保险牙医协会之外，根据《社会法》的相关规定，特殊的患者代表或是维护患者权益的组织代表也有权参与 G-BA 决策流程（但无表决权）。其他利益相关方，如患者家属、医药企业、医药企业协会等也有途径参与决策过程[7]。

具体的卫生技术评估决策转化管理主要包括 5 个阶段：评估申请、开题咨询、外部科学评估、听证会、决议及指令发布。第一，由 G-BA 决策委员会内部成员，或患者代表、社会医疗保险医疗服务提供者和基金资助者及一些特殊医药技术供应商等都可以提出卫生技术评估的评估申请。第二，G-BA 从提交的申请中选定正式开展评估的项目，并进一步确定具体评估问题，然后根据受众的不同、判定标准的差异，任命子委员会负责相关证据收集及管理独立的卫生技术评估工作。第三，根据具体评估需求，决策委员会一般委托 IQWiG 等卫生技术评估机构进行外部评估。第四，由 G-BA 根据卫生技术评估初步结果确定是否需要举行听证会，尤其是涉及第三方利益时，一般书面和口头两种方式的听证会都要举行。第五，根据卫生技术评估结果及听证会结果，由子委员会汇总所有商议结果并做出初步决策意见呈交决策委员会，决策委员会会再据此做出最终决策并撰写详细国家指令上交给卫生部并公布在 G-BA 官网供公众审阅。第六，如果卫生部在两个月内没有提出异议，该指令将被发布到联邦公报上。并且一般在发布后第二天，相应指令规定即在全国生效实施[7]。

以新药准入决策为例，在新药获批上市 3 个月内，医药公司上交医保准入申请和药品相关信息，G-BA 委托 IQWiG 等第三方卫生技术评估机构完成 AMNOG 评估。AMNOG 评估将新药的额外效益结果划分为 6 类：重大（持续重大的改善，如可治愈、存活时间大量延长、长时间免于严重的病症、严重副作用影响极大降低），可观（有显著的改善，如病情明显减缓、存活时间适当延长、严重病症的缓解、严重副作用影响降低或其他副作用明显降低），少量（适当地高于边际收益的改善，如严重病症的减缓、副作用减少），非常少量（无可量化效益），边际（无额外效益）和低于已准入参照药品。

评估初步结果在网上公示后，医药公司、协会和专家等利益相关方都可据此提交书面或口头意见。接下来的 3 个月内，G-BA 将基于卫生技术评估结果、各利益相关方意见及其他证据做出该药品医保准入的最终决策。决策详细内容包括额外效益的程度、适宜接受新药治疗的患者群、质量保证的行政要求及治疗成本说明等。如果新药品具有额外效益，这些都将作为新药医保定价谈判的基础证据。接下来医药公司与联邦医保支付基金协会将据此谈判确定新药报销支付价格及零售折扣价格。在这个谈判阶段，G-BA 提供平台并且管理全过程。双方将按照 G-BA 安排好的议程进行谈判。如果在特定时间段内谈判没有达成共识，定价最终决策权将被转交给仲裁委员会。仲裁委员会将依据欧洲价格水平确定最终价格。或者，由于定价进行到这一步与新药的成本-效益性关系极大，仲裁委员会可以继续要求卫生技术评估机构开展更深入的经济学评价，并且基于进一步的卫生技术评估结果来确定新药的适宜价格。然而，如果 G-BA 评估认为新药相比于参照药品并不具备额外效益，新药将需在上市 6 个月内被纳入已有参考定价系统中，意味着该新药的年治疗成本不得高于参照药品所在参考定价药品组已设的基准线。

总之，在新药上市后的快速定价报销决策中，卫生技术评估被作为一种科学有效的方法嵌入到了决策过程中。卫生技术评估决策转化也从原有医保准入决策扩展到药品定价谈判与决策中。据统计，截至 2015 年 8 月，IQWiG 已经审核 114 份 AMNOG 评估，高效应对了欧洲新药上市后医保准入决策速度较慢的问题，并且保证了决策的科学性。2011 年以来在德国许可上市的新药对比已有药品没有额外效益的占比为 56%，意味着在 AMNOG 评估机制下一半以上的新上市药品失去了以前实际存在的不合理优势（即在相比已有药品没有额外效益的情况下还具有定较高价格的可能性），从而在很大程度上控制了新药价格的上涨[7]。

此外，在目前德国的卫生技术评估决策中，还没有关于 QALY 阈值的明确设定和讨论。在不确定性的处理问题上，IQWiG 的成本-收益评估的方法报告中也没有如何处理的明确阐述。倒是在其技术文件中，不确定性的处理方法是根据对某一参数真实值的估计和根据这一估计的置信区间来表示的。

与其他国家相似，来自卫生技术评估的证据与评估并非德国 G-BA 或卫生部决策制定的唯一影响因素。其他因素还有卫生保健系统成本控制的要求、利益相关者的游说活动、决策制定的透明度、应用卫生技术评估的专家意见、政策体系的变化、实施卫生技术评估人员的变化、冗长的决策制定过程、实施卫生技术评估的工作组或机构的声誉、评估过程中利益相关者的参与、卫生技术评估发起人与最终决策者是否一致、待评估卫生技术的创新性与资源消耗等[8]。

四、特色与经验

在德国卫生保健系统中，不同利益相关者进行的卫生技术评估的应用和普及，使得卫生技术评估业务的发展日趋专业化。这种专业化不仅仅发生在 G-BA、IQWiG、DIMDI、MDS、KBV 和上文提到的其他组织中，甚至发生在整个医疗保健行业。德国卫生保健行业已经接受了通过与既有技术水平相比呈现创新产品的价值，以支持对创新产品的需求。卫生技术评估正在成为创新产品进入德国卫生保健系统的通用方法[8]。

德国卫生体系强调各方自我管理，在政府对相关的机构职能、财政预算等宏观层面的体系框架进行规划设计后，具体运行方案由医疗服务体系中的各方代表谈判确定，主要依靠行业力量进行自我管理及服务购买者、使用者之间的制约。审视德国卫生技术评估及卫生技术评估决策转化机制的成长发展过程，政府支持和监督、法律保障，以及围绕国家层面卫生技术评估机构的各行业协会、相关院所、组织、患者群体等利益相关方多方参与的严谨决策转化流程缺一不可。从最开始的循证医学运动统一认识，到之后学术科研工作者在卫生技术评估方法、机制的探索，再到形成各司其职的三大卫生技术评估管理机构，并通过立法确定其基于卫生技术评估的决策转化成果的严格落实，最终形成了能适用于不同层级、不同组织、并针对各种不同技术类型的卫生技术评估方法及决策转化机制[7]。

因此，德国卫生技术评估发展的经验，首先就是借助观念的转变和法规制度的建设来推动卫生技术评估的实践应用。德国卫生技术评估发展起步于循证医学运动在观念上带来的冲击，伴随着卫生医疗费用不断增长形成的压力，国家层面如联邦卫生部与多方利益相关者达成通过基于卫生技术评估的循证决策控制费用增长并同时确保提供质优高效服务的广泛共识。经过各研究机构、学术团体等自下而上的探索，最终发展出写入社会法案的国家层面的 G-BA、IQWiG 及 DIMDI 三大卫生技术评估组织机构。并且，根据改革发展需求，德国也在国家层面快速回应并积极出台相应法案来进一步促进卫生技术评估在更广范围的决策转化。此外，为维持这些卫生技术评估组织机构的良性发展，联邦政府提供了较为稳定的资金支持，并且培养了多学科背景的专业人才，切实做到了采用科学的评估方法产出较高质量的卫生技术评估报告。

其次就是建立国家层面的独立卫生技术评估机构，构建卫生技术评估决策成果共享网络平台，也大大推进了德国卫生技术评估决策转化体系建设。基于国家层面的三大卫生技术评估机构各司其职，运行顺畅。并且，卫生技术评估机构之间也形成了有效的共享机制：卫生技术评估的方法及卫生技术评估报告成果等不仅在 G-BA、IQWiG 等的官方网站中被及时公示以供各方参考学习，而且在应用早期就形成了国家层面的卫生技术评估信息库。此外,《联邦公报》也公布相关成果以便进行更广范围的成果传播。信息共享和广泛的成果传播不仅有利于决策转化过程,更有利于决策转化后的政策落地。

再次,建立透明、多方参与的卫生技术评估决策转化方式有力地促进了德国循证决策的发展。德国卫生技术评估决策转化过程中,一方面,联邦卫生部会及时根据 G-BA 关于卫生技术评估的最新方法、研究前沿等成果向联邦议院和联邦参议院提出相关的立法倡议;另一方面,G-BA 也会基于自身和 IQWiG、DIMDI的评估报告来向医疗服务提供者、社会医疗保险基金及患者发布相关报销指令等。这两种面向不同决策需求而实施的分层式决策转化模式使卫生技术评估应用决策的形式更加具有针对性和科学性,也分别灵活地实现了决策制定的过程导向和效果导向。并且,不论是在评估过程中,还是在具体的决策转化中,都有各利益相关方的广泛参与。这种广泛参与也有效地促进了决策的转化。在这个过程中,卫生技术评估组织机构之间的互助也有利于促进决策参考报告的产出,进而加快了决策过程,尤其是 G-BA 和 IQWiG 之间的互助。G-BA 的很多决策都基于 IQWiG 提供的评估结果。虽然基于《法定医疗保险现代化法案》IQWiG 由 G-BA 建立,但是近些年来,IQWiG 在不断发展中形成了科学的自我评估方法体系及较为透明的评估流程等,已成长为与全球卫生技术评估金标准的英国 NICE 接近的独立专业机构。

第五节　中　　国

一、起步与发展

在我国,卫生技术评估工作起步较晚,属于新兴的领域,但发展比较迅速。1994 年在上海医科大学(今复旦大学上海医学院)成立了我国第一家卫生技术评估中心。随后,各种卫生技术评估和研究中心相继成立,我国学者也开始发表出来一系列的卫生技术评估研究成果。卫生部门逐步意识到卫生技术评估的重要性,积极参与到了卫生技术评估的工作中,加大对卫生技术评估研究的资助,促进卫生技术评估研究向政策转化。

到了 2003 年,我国的卫生技术评估中心就已经达到 15 个。2008 年,WHO在我国复旦大学建立了第一个卫生技术评估和管理合作中心。这也是亚太地区首家 WHO 卫生技术评估和管理合作中心。这一机构对我国卫生技术进行系统评估,为我国实现卫生资源的优化配置、医疗机构发展策略的制定提供了许多科学的依据和支持。

近年来,我国各地相继成立的卫生技术评估研究机构,既有依靠高校强大的科研实力和跨学科人才队伍打造的,也有依托政府或医疗机构成立的。依托高校的研究机构首推依托复旦大学公共卫生学院的卫生部卫生技术评估重点实验室。这是我国首家卫生技术评估机构。该实验室利用卫生技术评估为主要研究领域搭建了多学科研究平台，研究涵盖临床医学技术的有效性、安全性和经济性评估、重点疾病防治与重大公共卫生问题干预技术及政策效果评估、卫生技术的生物伦理学评估等，研究成果对我国卫生政策的制定发挥了积极作用。2002 年 6 月，复旦大学药物经济学研究与评估中心成立，该中心核心团队由校内外药学、临床、流行病学、统计学与管理学等学科的专家学者组成。其他的研究机构还有如 2006 年正式成立的中国医学科学院卫生政策与管理研究中心。该机构设有卫生经济研究室以整合社会医学与卫生管理学、医学信息学等学科和人才优势。

在依托医疗机构成立的研究机构中，值得一提的是建立在四川大学华西医院（原华西医科大学附属第一医院）的中国循证医学中心。1999 年 3 月，中国循证医学中心获国际 Cochrane 协作网批准成立中国 Cochrane 中心（Cochrane 协作网第 14 个中心，亚洲唯一国家中心）。2002 年，经教育部批准，成立循证医学教育部网上合作研究中心，并启动分中心建设。中国循证医学中心为世界各国提供中国的临床研究信息；开展系统评价，为临床医生、临床科研和教学、政府的卫生决策提供可靠依据；培训循证医学骨干，推动循证医学在中国的发展。

依托各级政府部门的研究机构近年来也出现了不少。例如，国家卫生健康委员会卫生发展研究中心是原卫生部的技术咨询和智囊机构，也是亚洲卫生技术评估网络的成员单位。其下设有卫生政策与卫生技术评估研究室。研究室共设 3 个学组，分别是卫生政策评价、卫生技术评估和卫生项目经济学评价。卫生政策与技术评估研究室开展卫生政策效果评价研究，为决策者提供相关政策效果的科学依据；开展卫生技术适宜性的评价研究，为适宜医药技术的决策提供指导意见；开展公共卫生项目效果评价，为利益相关者提供项目实施结果的有效证据。又如，国家卫生健康委员会医药卫生科技发展研究中心，下设咨询评估处，协助政府进行卫生技术准入工作，对现有及引进的卫生技术进行评估；对国际上卫生技术评估的成果进行传播；为政府、国内外机构和企业提供评估、咨询、培训、调查等服务。另外，各地区也相继成立了依托政府部门的研究机构。例如，上海市卫生技术评估研究中心是 2011 年 11 月上海市卫生局批准成立的专业性卫生技术评估及研究机构。上海市卫生技术评估研究中心的工作包括组织卫生技术评估研究、教育培训、开展交流合作活动及提供相关技术服务等[9]。

随着医药卫生体制改革不断深化，卫生技术评估从一项项的研究课题，进入主流政策的视野。2016 年 10 月，国家卫生和计划生育委员会联合科学技术部等五部委印发了《关于全面推进卫生与健康科技创新的指导意见》，提出建立卫生技术评估体系，制订卫生技术评估实施意见，发展循证医学，加强卫生与健康技术评估。同期，五部委印发了《关于加强卫生与健康科技成果转移转化工作的指导意见》，在建设卫生技术评估体系方面，提出建立若干国家级卫生技术评估中心，加强卫生技术评估机构和队伍建设，构建适应医疗、卫生、科研等各类机构需求和卫生与健康产品、高新与适宜技术等不同科技成果类型的评估方法。

2017 年被认为是我国卫生技术评估的暴发年。卫生技术评估这一评估工具先后在国家医保乙类药物目录调整、创新药物价格谈判、国家高值医用耗材谈判方面得以运用。在国家医保目录准入谈判中，首次引入了卫生技术评估、药物经济学理念，鼓励采用经济学评价方法，测算药品进入国家目录后的预期支付标准，并将销量增加状况做出定量预测，实现了从专家定性评价到证据为基础的定量评价的重要改变。

2017 年 3 月底，国家医保部门对选中的 45 个药品厂商发出了谈判邀请函，询问厂商是否愿意参与医保谈判，最终 44 个厂商同意参与。医保对相关产品发出了药品谈判相关资料报送函，其中临床价值和经济价值是报送清单中的重中之重。其中，临床价值评估药品是否具有临床创新性，是否能更好满足患者现未满足的临床需求；经济价值侧重评估该药品的性价比及医保基金纳入该药品后的承受能力。

二、不足与挑战

自 1994 年我国第一家卫生技术评估中心在原上海医科大学（今复旦大学）成立以来，卫生技术评估在我国获得了一定的发展，一些学者和研究机构已经开展了一些与卫生技术评估相关的科研活动，在应用卫生技术评估辅助决策者决策方面积累了一些局部的、宝贵的经验。例如，伽马刀技术和产前诊断技术的评估等都有力地促进了相关政策法规的制定，技术评估为行政部门的决策提供了许多有价值的信息。

然而，我国随着医药卫生体制改革的进一步深化和新的医疗产品、技术的层出不穷，对卫生技术的成本、效益、价值、伦理的评估需求更加迫切。卫生技术评估的应用将从对少数创新技术和产品的评估，扩展到对更多既有的药物和技术的评估。我国卫生技术评估工作的发展滞后会变得越来越凸显。这方面面临的主要不足和挑战有以下几点。

1. 尚未形成循证医学、循证决策的观念和工作氛围，学科建设发展缓慢　我国很多研究者、决策者、执行者等的头脑中甚至未完全形成关于卫生技术评估决策转化意义的认知，部分决策者仍采用经验主义决策的做法来进行相关决策。而现有的研究者也专注于特定领域的评估活动，学术成果无法形成有效的决策影响。

2. 政策制度支持不足，缺乏立法及机制建设　即使有些决策者在政策制定过程中已认识到卫生技术评估的重要性，或多或少已经开始利用卫生技术评估的理念和方法，但是我国目前尚未建立卫生技术评估的工作机制，卫生技术评估并没有制度化地融入决策程序，卫生技术评估的转化有限。由于我国在药品、医疗器械及医疗技术准入、保险目录制订及价格谈判等各方面缺乏对卫生技术评估立法支撑和证据提交的机制性建设，没有形成有评估证据的技术比没有评估证据的技术更易进入报销目录的纳入机制，政府卫生决策对现实疗效证据的需求动力相对不足，卫生技术评估决策转化的现实发展滞后。同时，当前我国卫生技术的行政管理涉及国家食品药品监督管理总局、国家卫生健康委员会、人力资源和社会保障部、国家发展和改革委员会、国家医疗保障局等多个部门。分治的格局看起来有相互牵制的作用，具有一定的合理性。但是，这种体制上的分布与卫生技术本身生命周期的广度和不同周期的评估重点不相适应，给不同部门间的分工、协调和无缝衔接带来比较大的难度。

3. 组织机构建设不完善，缺乏行业发展标准 尽管卫生技术评估在世界范围内医疗卫生政策的应用上越来越普遍，我国卫生和医保等部门也将在更多的决策中纳入卫生技术评估的研究结果，但目前来自行政主体或市场的推动仍然远远不足。我国卫生技术评估的发展尚不成体系，组织机构建设不成熟。尚无相关机构建立内部的评审委员会，形成议题设定程序及评估流程等规范化程序。虽然有公开出版的卫生技术评估方面的评估指南，但其在使用中的推广还不够。学术机构间的松散合作是当前发展的主要模式，缺乏有效的动力支撑[2]。

4. 我国卫生技术评估人员不足、机构缺乏 人员短缺、评估水平不高直接影响到我国卫生技术评估报告的数量和质量。对此，国家卫生健康委员会卫生发展研究中心发起了国家卫生技术评估网络，针对各地政府部门的研究人员，在全国开展巡回式、实操性培训。而卫生部卫生技术评估重点实验室（复旦大学）已经向参加中国卫生技术评估论坛的 28 个省市对卫生技术评估感兴趣的代表进行了卫生技术评估的培训或宣传，其中包括人力资源和社会保障局、大学、卫生技术评估机构等的代表。尽管如此，我国卫生技术评估研究团队、能力和整体质量仍有待进一步提高。

5. 我国卫生技术评估偏向学术研究，应用转化不足 我国目前的卫生技术评估大部分局限在课题研究层面，与卫生政策和卫生技术管理有一定的脱节。以往的卫生技术评估研究仍然偏向学术化，散存于各个相关的学科体系。评估结果直接转化为医保报销目录制订及定价方面鲜见，基本没有实现卫生技术评估的主要目标和功能。这可能与我国多部门管理体制、决策者对卫生技术评估认识不足及国内研究水平相对不高等有关。它与卫生技术政策、政策制定、政策实施和政策效果评估等宏观卫生技术管理还未形成有机整体。卫生技术评估的主管部门和国家医保目录调整的主管部门并未完全建立数据共享的体制机制。其对卫生政策的影响仍十分有限，本身潜在的巨大价值还没有体现出来。

此外，我国卫生技术评估在对卫生体系评价的运用中还存在如卫生资源配置及技术分布不合理、评估标准和程序不够明确、医学伦理机制不完善等问题。我国随着医药卫生体制改革的深入，对安全、有效新技术的期待，对有成本-效果技术的企盼，形成了卫生技术评估发展的良好外部环境。卫生技术评估的运用范围必将进一步拓展，发挥作用的程度还将大大增强。然而，以上提到的问题会严重影响我国卫生技术对医疗卫生体系的评估效率和质量，制约我国卫生技术评估方法学的发展。因此，有必要加大国家的支持力度，构建我国卫生技术评估体系，为深化医药卫生体制改革提供科学的决策和有力的技术支持，进一步推进我国医疗卫生事业的发展[1]。

第六节　小　　结

当今世界，各国政府卫生福利部门普遍面临着新的医疗卫生技术不断涌现所带来的费用快速增长及预算约束的双重压力。而卫生技术评估通过对各类卫生技术的疗效（安全性、有效性）、成本（经济性）、成本-效果（性价比）及预算影响（支付能力）等方面的分析，被广泛应用于药品、医疗设备、手术操作甚至是健康促进项目的遴选和推广，特别是在药物目录遴选、医保报销目录的纳入及大型医疗设备购置等方面发挥了广泛的作用。

从各国实践中可以发现，卫生技术评估的发展模式与各国的经济、政治、文化、法律和卫生体制等密切相关。例如，不同卫生系统体制下，卫生技术评估的需求和推动主体不同，主要为卫生及医保部门。当卫生部门为主要推动力时，卫生技术评估的应用侧重于新技术准入和管理。正如英国的 NICE 主要负责制定医疗服务和技术应用的指南，并依据指南构建了淘汰技术数据库。英国 NHS 对 NICE 指南的应用给予了立法保障，并采用诊治技术规范、实施监管、绩效考核和支付等综合手段，确保准入技术的有效使用。而在澳大利亚，医保部门为主要需求方，主要负责设定报销目录。医保部门迫于技术合理配置的压力，通过设立第三方评估机构如 PBAC 和 MSAC 来提供证据支撑，构建了基于效果或成本-效果的报销补贴机制。德国的卫生技术评估发展则代表了一种多部门联合推动的模式，有基于国家层面的三大卫生技术评估组织机构——G-BA、IQWiG 及 DIMDI。其各司其职，形成了有效的共享机制，从参保人角度评估药品和新技术效果及其成本-效益，为医保支付和补偿政策制定提供依据。信息共享和广泛的成果传播不仅有利于决策转化过程，更有利于决策转化后的政策落地。

各国卫生技术评估的发展既有模式上的不同，又有比较类似的经验。例如，国际上多通过立法，由政府给予财政支持或由政府购买评估服务等方式开展。而且，国际上卫生技术评估通常强调有各相关利益方的参与。参与方包括患者、生产企业、医疗机构、卫生决策者、医保支付者等。各方在议题设定、最终决策上通过谈判达到相对均衡。例如，巴西新成立的国家卫生技术评估中心的成员有 13 名，由卫生部、卫生监督及私立医疗机构监管部门、卫生协会、联邦医师委员会及医生等多个利益方代表组成。韩国立法规定卫生技术评估委员会成员有 20 名，涵盖了医生、消费者、律师、政府官员等。

从评估方法和流程上看，卫生技术评估的方法学和范围在不断拓展和完善，而评估流程在各国的实践操作中渐趋一致。一般来说，卫生技术评估的评估流程主要包括 3 个主要环节：议题设定、卫生技术评估小组专业评估和专家委员会审议及推荐。评估时间一般需要 1~2 年。例如，英国卫生技术评估包括多项卫生技术评估和单项卫生技术评估，流程分别需 14 个月和 7~9 个月。近年来，加拿大等国家和地区研发了快速评估模型以缩短评估时间。我国台湾地区卫生技术评估中心评估仅需要花费 42 天，韩国评估周期通常也不超过 1 年。评估流程也随评估时间的缩短而逐步标准化、明确清晰，评估时间不断缩短。

此外，卫生技术评估越来越多地关注对现实疗效结果的评估比较，更加关注通过支持开展现场研究来弥补评估证据不足，现场研究的方法学也得到了发展。常用的系统评价的范围也从随机对照研究拓展到横断面研究、病例对照及队列研究等流行病学观察研究，从直接比较方法发展到可以间接比较的网络 Meta 分析，经济学评估模型方法也逐步完善，非经典统计学方法如贝叶斯模型等也逐步应用到经济学评价中[2]。近些年来，人们不断提出促进登记注册和患者病例等真实世界数据在上市后有效性评价的应用，并且探讨从观察性研究中推导出数据及使用这些数据辅助决策的可能性。一些机构如欧盟药品管理局（EMA），还将真实世界证据与大数据的发展紧紧结合在一起，认为在目前卫生健康数据和生物研究数据快速膨胀及计算机技术飞速发展的背景下，大数据可贯穿药品的整个生命周期过程，尤其有助于加速药品开发。医药大数据的分析和利用对药械上市和上市后阶段尤为重要，如电子健康记录的可及性能够促进进一步了解药物在临床实践中的使用、有效性和安全性情况。基因组学数据、生物标志物、移动设备和社交媒体的广泛使用提供了前所未有的数据获取途径。EMA 和欧洲卫生技术评估机构正在开展广泛合作，致力于在卫生技术评估中建立真实世界研究框架。德国 IQWiG、英国 NICE 及法国的卫生技术评估机构等都逐渐开始探索评价新药有效性的新模式，并广泛使用真实世界证据作为卫生技术评估决策依据[10]。

不过，虽然评估框架及模型趋向统一，但各国用以决策的定量指标并不完全相同。在评估的范围和参考依据上，如临床效果、成本-效果、预算影响分析及社会伦理等内容上，不同国家的侧重点也不同。以英国 NICE 为代表的少数国家卫生技术评估机构采用成本-效果阈值作为评价依据向国家提供决策建议；而美国卫生保健研究和质量署等研究机构提供的医保决策信息则主要包括对卫生技术的有效性和安全性进行评估，较少使用成本-效果等指标。

我国自 2009 年医药卫生体制改革以来，已经先后提出"全面取消以药养医"等改革政策。如何避免取消药品加成之后，医疗机构靠引入高价检查项目、高值医疗设备进行创收？未来，将会有更多创新药物、器械批量上市，医疗机构如何鉴别其技术有效性和临床经济性？在一定成本内，实现医疗服务的最大效率和最高质量——基于价值的医药卫生技术评估需要被提上日程。

然而目前，卫生技术评估在我国并未被广泛应用，实践性不强，没有明确的标准和体系，缺乏可及性和可行性。我国药物目录和医疗技术评估主要以政府主导、多部门协作为主，并未设立专业、独立的遴选机构。卫生技术评估研究机构和组织分布不集中，开展的研究工作未形成协调一致的总体，零散的技术评估研究难以迅速推动卫生技术评估事业。在评估方法上，主要依靠专家，专家评估的依据主要来自临床经验，而在经济学评价和社会价值判断等方面，无论是研究还是教育培训都还相对落后。有限的卫生技术评估证据和卫生技术评估服务能力尚不能满足卫生决策的需求。卫生技术评估的开展和向政策转化明显滞后于医药卫生体制改革的进程及其对卫生技术评估活动的需要。

当前我国不断深化医药卫生体制改革，为卫生技术评估的研究提供了重要的机遇，我国应该积极推动卫生技术评估纳入即将出台的"卫生基本法"，进一步搭建我国卫生技术评估体系，通过立法授权形式，综合考虑临床需求、药品质量、经济支付能力、医学伦理符合度，对一项创新技术（医疗器械）、产品（药品）进行评估。我国应该建设专业人才队伍，为深化医药卫生体制改革和科学化决策提供技术支持，同时应借鉴国外先进经验，根据欧洲技术评估发展的经验，建议成立全国卫生技术评估委员会，协调卫生技术相关政府行政部门，确定全国的卫生技术评估的优先重点，形成相互分工、相互衔接、各有重点的卫生技术评估体系。这样，我国的卫生技术评估体系才能真正为我国卫生体系服务，为我国医药卫生体制改革提供科学合理的信息和决策提供必要的依据，推进我国医疗卫生事业的发展[1]。

本章参考文献

[1] 唐慧, 沈晖, 李雅妮. 国内外卫生技术评估发展现状研究. 中国卫生产业, 2015, (5): 196-198.

[2] 王海银, 何达, 王贤吉, 等. 国内外卫生技术评估应用进展及建议. 中国卫生政策研究, 2014, 7(8): 19-23.

[3] 隋宾艳, 齐雪然. 英国 NICE 卫生技术评估研究决策转化机制及对我国的启示. 中国卫生政策研究, 2015, 8(7): 74-78.

[4] 赵琨, 肖月, 池延花, 等. 英国 NICE 技术评估和临床指南的实施对我们的启示. 中国卫

生资源, 2011, 14(3): 193-195.

[5] 茅艺伟, 陈英耀, 唐檬, 等. 澳大利亚卫生技术评估的应用. 中国卫生资源, 2014, (6): 484-486.

[6] 宗欣, 吴晶. 卫生技术评估: 澳大利亚的反映. 中国药物经济学, 2010, (3): 65-82.

[7] 吕兰婷, 付荣华. 德国卫生技术评估决策转化路径及方法探析. 中国卫生政策研究, 2017, 10(4): 51-56.

[8] FRICKE F U, DAUBEN H P, 宗欣, 等. 卫生技术评估: 德国视角. 中国药物经济学, 2010, (1): 70-82.

[9] 耿劲松, 陈英耀, 刘文彬, 等. 发展我国卫生技术评估的构想: 基于评估能力视角. 中国卫生质量管理, 2015, 22(1): 65-67.

[10] 孙宇昕, 魏芬芳, 杨悦. 真实世界证据用于药械监管与卫生决策的机遇与挑战. 中国药物警戒, 2017, 14(6): 353-358.

第5章

卫生技术评估在口腔医学中的应用

第一节 概　　述

口腔疾病因其患病率和发病率高，已成为影响公众健康的主要公共卫生问题之一。特别在社会低收入人群中，口腔疾病已成为主要的疾病负担之一。

总体上，全球口腔疾病造成的伤残调整寿命年（disability adjusted life year, DALY）约达 1 500 万年，即平均每 100 000 人口损失 224 年的健康。1990～2010 年，口腔疾病的 DALY 增长了 20.8%。2015 年口腔疾病影响着全球 35 亿人，相比 2005 年增长了 14.5%；健康寿命损失年（years of life lost，YLD）约为 1 700 万寿命年，相比 2005 年增长了 22.4%。而 2015 年口腔疾病影响着我国 57 000 万居民，与我国 2005 年相比增长了 7.8%，YLD 为 276 万寿命年，增长了 21.7%[1]。

龋齿、牙周病和失牙是国内外研究口腔疾病负担的三大主要问题。在工业化国家，龋齿作为一个重要的健康问题，影响着 60%～90% 的学龄儿童和绝大部分成年人。据统计，在影响 DALY 的前 100 个原因中，龋齿排名第 80 位。2015 年全球疾病负担数据显示，恒牙龋是最普遍的口腔疾病，影响着全球 25 亿人，相比 2005 年增长了 14.5%，YLD 为 174.3 万寿命年，增长 13.5%。我国有 39 000 万居民也受到恒牙龋的影响，2015 年较 2005 年增加了 6.6%，YLD 为 23.4 万寿命年，增长了 6.4%。根据我国 2015 年开展的第四次全国口腔健康流行病学调查显示，我国 12 岁儿童恒牙患龋率为 34.5%，比 2005 年上升了 7.8%。类似地，乳牙龋影响着全球 55 000 万儿童，相比 2005 年增长了 4.5%，YLD 为 14.7 万寿命年，2015 年乳牙龋发病相比 2005 年增长了 4.1%。我国有 77 000 万儿童患有乳牙龋，相比 2005 年减少了 10.0%，YLD 为 1.8 万寿命年，减少了 10.0%[1]。根据我国第四次全国口腔健康流行病学调查显示，我国 5 岁儿童乳牙患龋率为 70.9%，比 2005 年上升了 5.8% 且农村高于城市。儿童患龋情况已呈现上升态势[1]。

此外，牙周病作为口腔第二大疾病，影响着 11% 的全球人口，5%～20% 的成年人患有重度牙周病。2015 年，牙周病影响着全球 53 000 万居民，YLD 为 352万寿命年，相比 2005 年均增长了 25.4%。在影响 DALY 的前 100 个原因中，牙周病排第 77 位[1]。

传统口腔疾病的治疗费用非常昂贵。在全球大多数工业化国家，口腔疾病的经济负担在所有疾病中排第 4 位。2010 年，龋齿、牙周病、失牙造成的全球口腔疾病经济负担高达 4 420 亿美元，其中 2 980 亿美元是治疗的直接费用，约占全球健康支出的 4.6%。2014 年，美国在口腔疾病治疗方面的花费已达 1 220 亿美元[1]。我国学者张慧等按照整群随机抽样的方法在北京、河北、上海、广西、辽宁、吉林纳入 7~9 岁学龄儿童共 4 883 名，对其进行口腔检查，对其家长进行问卷调查。结果 4 883 名受检儿童的恒牙龋均为 0.30±0.71，患龋率为 19.37%。筛选出过去一年有龋齿治疗费用的共 1 234 人，其平均龋齿经济负担为 595.46（中位数：225.72）元[2]。除了直接费用，口腔疾病也带来很多间接经济负担。2010 年，龋齿、牙周病及失牙造成的全球口腔疾病经济负担中 1 440 亿美元是由这些疾病造成的生产力损失导致的间接经济负担[1]。

以龋齿、牙周病、失牙为主的口腔疾病不仅在我国，在其他国家都有患病率高、经济负担重的特点。那么，应如何系统性地促进口腔诊疗干预技术的合理使用？

现代科技发展日新月异，许多新的治疗方案和预防策略已经或将要被用于治疗口腔疾病，但这些新科技、新手段通常与高成本有关。口腔卫生政策制定者、口腔健康规划者迫切需要关于干预技术成本-效果或效用的强有力的证据来做出明智的决定，以便为这些竞争技术、策略分配稀缺的资源。卫生技术评估是通过评估与不同卫生干预措施成本相关的健康效果找出重新分配稀缺资源以实现更大价值的方法，是提供这些证据的最有效工具。

然而，总体而言，卫生技术评估在口腔医学中的发展比在医药学中要缓慢一些，使用更少。比较早期的这一领域的卫生技术评估在 20 世纪 80 年代就已经出现，主要是使用相对简单的方法对一些预防性、大规模的龋齿干预手段进行成本-效果的比较。例如，针对地区饮用水加氟、氟化牙膏、口腔卫生宣教等的卫生技术评估，之后，随着口腔医学技术的进步和卫生技术评估应用的推广，针对口腔疾病治疗干预的卫生技术评估也越来越多。例如，针对固定义齿、活动义齿、种植牙比较的研究，不同正畸方法的比较研究，不同修复材料之间的比较研究甚至不同口腔癌症术式的比较研究等，也越来越多地采用了决策树模型、马尔可夫模型等方法。与国外相比，我国口腔医学领域的卫生技术评估研究起步更晚，数量更少，方法学上也更缺乏规范性和严谨性。

本章下面三节介绍了口腔医学领域卫生技术评估中经常用到的比较特殊的效果、效用计量单位，列举了几个国内外 2015 年以来发表的口腔疾病预防、治疗手段的卫生技术评估研究，讨论了这几个案例的特点、亮点与问题，探讨了该领域卫生技术评估研究与一般医药领域的卫生技术评估相比存在的明显不同之处，最后提出了促进口腔医学领域卫生技术评估研究质量提升的几点建议。

第二节　效果与效用的计量

口腔部位的解剖组织构成决定了口腔疾病干预的效果、效用计量具有自身的特点。恒牙龋失补指数（decay missing filling index，DMF index）（后文均用 DMF 指数）是检查龋齿时最常用的指数，用龋失补牙数（decay missing filling tooth，DMFT）或龋失补牙面数（decay missing filling surface，DMFS）表示。DMF 指数在口腔卫生干预技术的评价中也往往被用作效果的计量单位。"龋"即已龋坏尚未充填的牙；"失"指因龋丧失的牙；"补"为因龋已做填充的牙。在个别患者人群中统计，DMF 指数是指 DMFT 或 DMFS 之和，而在某人群中的 DMF 指数为这个人群的平均 DMFT 或 DMFS，通常可称为龋（牙）均（DMFT）或龋面均（DMFS）。大写的 DMFT/DMFS 用作计量恒牙的情况，而小写的 dmft/dmfs 则用于测量乳牙指标。表 5-1 列举了用 DMF 指数表达和记录患龋情况的方法。

表 5-1　DMFT 和 DMFS 计数方法

患龋情况	DMFT/dmft	DMFS/dmfs
一颗近中（殆）面患龋的牙	$D(d)=1$	$D(d)=2$
一个牙面有充填体另一个牙面有原发龋的牙	$D(d)=1$	$D(d)=1$ $F(f)=1$
一个牙面上既有原发龋又有充填体的牙	$D(d)=1$	$D(d)=1$
一颗牙上有两个牙面有充填	$F(f)=1$	$F(f)=2$
可疑龋	不记分	不记分
一颗龋失牙	$M(m)=1$	后牙龋失 $M(m)=5$ 前牙龋失 $M(m)=4$

注：D 为患龋的牙，F 为充填过的牙，M 为缺失的牙，d 为患龋的乳牙，f 为充填过的乳牙，m 为缺失的乳牙。

虽然以往多数口腔卫生技术评估研究均将龋齿数或龋齿牙面数或 DMFS 的增量作为窝沟封闭效果的衡量指标。然而，这些指标无法表明某一段时期内无龋齿持续时间的长短，因此，无法更为准确地反映口腔卫生技术干预的效果。显而易见的是，龋齿发生时间越晚，则说明结果或效果越好。因此，牙齿无龋齿期的长短是一个更为适宜的效果指标。

近年来，随着成本-效用分析在卫生技术评估中得到越来越广泛的应用，质量调整无龋齿期（quality-adjusted caries-free duration）开始逐渐被用作卫生技术评估中测量效果的一个指标。从概念上讲，每颗牙齿也具有一个完整的生命周期，质量调整无龋齿期类似一个牙齿效用指标。然而，与 QALY（一般成本-效用分析中，该指标普遍用于个体的健康状况或满意度评价）不同，质量调整牙齿年（quality-adjusted tooth year，QATY）作为效用指标被成本-效果分析的研究者普遍接受的难度水平仍较高，这很可能与人们普遍认为的"牙齿的健康仅占人体一般健康状况极小的组成部分"这一传统观念有关。

与无龋齿期等其他指标相比，采用质量调整无龋齿期进行分析具有下列优势：第一，质量调整无龋齿期可反映第一次发现龋齿时患龋程度，如采用其他指标，则无法被观察或记录到。例如，患者同一年发现两颗牙齿患龋，一颗损伤较小，仍具有咀嚼功能，但另外一颗损伤较重，可能需要拔出。很显然，这两颗牙齿的效用截然不同。第二，QATY 可更准确地反映龋齿发现和填补时间表及牙齿拔除时间表和研究终点。相反，如采用其他指标，如单纯的无龋齿期这一指标，将无法获得有关患龋程度和发现患龋至研究期结束期间牙齿状况的信息。与牙科服务低频使用者相比，牙科服务高频使用者的新患龋齿损可更早发现，这一点并不难以理解[3]。如仅将无龋齿期限作为唯一结局指标，则可能出现牙科服务高频使用者结局变差的情况。因此，有理由认为初期龋齿治疗后的结局与龋齿发现时的患龋程度密切相关。单纯的无龋齿期指标无法反映整个研究期的结局情况，尤其是研究期结束时。

生活质量在牙科医疗卫生服务领域的研究中尚无明确统一的定义。少数研究者曾试图建立牙齿健康效用指标[3-6]。例如，采用经牙齿质量调整的牙齿额外使用年数来测算牙科医疗卫生技术的效果：缺失或拔除的牙齿每年的 QATY 为 0，而健康牙齿的每年 QATY 为 1。Fyffe 和 Kay 与一组牙科医生和一组一般公众进行了访谈，应用标准对策方法（standard gamble technique）评估了后牙 4 种不同牙齿状态的平均效用值[4]，得到的 4 种不同牙齿状态的平均效用值见表 5-2。访谈结果表明，牙科医生所给出的效用值高于一般人群。数项口腔医疗护理结果研究或成本-效果研究将上述效用值改良后用于研究或直接用于关于牙齿效用的研究[3,5,6]。

表 5-2 对 4 种牙齿状态的平均效用值

牙齿状态	基于一般公众样本的平均效用值*	基于一般牙科医生样本的平均效用值*
后牙龋坏，疼痛	0.46	0.57
后牙龋坏，但不痛	0.51	0.81
后牙填补，填补物需更换	0.69	0.87
后牙填补	0.72	0.90

*来自 Fyfee 和 Kay 的研究，1992 年。

上述理念被 Bhuridej 所借用，在其研究中通过牙齿质量评价牙齿效用[3]。Bhuridej 采用术语效用，在 4 年观察期内以 4 个时间区间对牙齿效用进行了评估。

如果牙齿进入了 1 个时间区间，在未接受任何治疗的情况下存活直至该区间结束，则牙齿年（tooth year）=1。如果牙齿在该区间内拔除，则牙齿年（tooth year）=0。Bhuridej 认为，从社会学角度来看，每个时间区间的牙齿年应用 Fyffe 和 Kay 研究中牙科医生和一般公众的平均效用值加权。因此，任何接受修复、牙冠治疗或根管治疗的牙齿修复当年和拔除前一年的 QATY 值应为 0.81。

此外，与 QATY 类似的，质量调整修复年（quality-adjusted prosthesis year，QAPY）也源自 QALY，也像 QALY 一样，QAPY 的值可以为 0～1。0 指的是一个完全"缺失的牙齿"，而 1 指的是一个修复体在 1 年内保持完美状态。任何进行过修复治疗的假牙，其 QAPY 值都为 0～1。这一单位也曾被学者用于牙科修复干预手段的成本-效果分析，例如下一节的典型案例二。

第三节　案　例　研　究

本节选取了 3 个近年来在国内外口腔医学期刊上发表的关于口腔或牙科医疗卫生技术评估的研究作为典型案例。前面两篇为国外学者的研究[7,8]，后面一篇来自国内学者的研究[9]。其中既有牙科龋齿预防性技术的评估，也有针对缺失牙进行治疗修复的技术的评估。案例分别介绍了各个研究的背景目的、研究设计、指标方法、研究结果、研究结论，主要目的是提供给读者一个卫生技术评估方法在牙科医学上的应用现状的直观认识，并在案例介绍之后对其中需要关注的要点进行了简要的评析。

一、典型案例一——不同患龋风险患者接受预防性牙齿涂氟临床应用的成本-效果分析

（一）评估介绍

1. 研究的背景和目的　牙齿涂氟（fluoride varnish）已被证明在减少儿童和青少年龋齿发生方面有效且安全性高，不良事件风险低。然而，越来越多的证据也发现了涂氟效果的差异性。同时，牙齿涂氟的应用既会产生牙科专业人员成本，又会产生材料成本。虽然从每次应用上看这些成本都很低，而且常常分布在不同的牙齿上，但长期的重复使用还是会导致较高的的成本的。另外，牙齿涂氟的成本也与避免龋齿增加从而减少了龋齿修复的费用有关。以往大多数试验是在高患龋风险人群中进行的，最近对低患龋风险人群的试验发现其疗效较低。本研究旨在评估牙齿涂氟技术在不同患龋风险人群的临床应用的成本-效果。

2. 研究设计　本研究选取了德国医疗保健背景下较为常见的公私混合支付的视角。由于只考虑恒牙，所以选择 6 岁作为起始年龄，这一年龄正是第一颗恒

磨牙萌出的年龄。本研究主要比较两种策略：①不使用牙齿涂氟；②牙科医生（或牙科护士）在诊所环境中使用牙齿涂氟（即运营成本较高的环境）。本研究使用Treeage Pro 2013 构建决策树模型，将 6 岁作为起始年龄对不同风险人群进行了全生命周期的跟踪模拟。该模型考虑了不涂氟化物清漆时新出现的龋齿，以及牙齿涂氟对不同人群预防新的龋齿发生的效果。

3. 观察指标和分析方法 牙齿涂氟的效果测量所需数据（即龋齿增加的相对减少）来自最新的 Cochrane 系统综述。在所纳入的以往研究基础上，随机效应Meta 分析（random-effects Meta-analysis）和 Meta 回归分析（Meta-regression analysis）被运行以评估不同人群中龋齿增加的相对减少，并用优势比（odds ratios）描述这种减少。当所有研究合并时，总体综合效应显示龋齿增加显著减少（优势比 0.61，95% 可信区间：0.57～0.66），但 Meta 回归分析发现这一减少与年化龋齿增加显著相关。因此，研究假设新龋坏的风险与龋齿增加相关，每年的龋齿增加风险分为 3 组：低风险、中风险和高风险。

本研究还确定了牙齿涂氟在基本情况下每年使用两次。有效性在应用频率上没有差异，牙齿涂氟服务提供到 18 岁，此前一直由德国的公共健康保险偿还。有龋齿缺陷的牙齿将进行修复性治疗，并可能经历进一步的后续治疗。后续治疗费用从德国收费项目目录中扣除。

模型人群 6 岁开始模拟，假设第一个恒磨牙在 6 岁时已经萌出。中切牙被认为 8 岁时萌出，前磨牙和尖牙 10 岁时萌出，第二恒磨牙 12 岁时萌出。在 3 个患龋风险亚组中，模型将模拟每个牙齿出现龋齿病变的风险。

本研究的主要健康结果是 DMFT 的增加。第二个健康结果是牙齿保留年（tooth retention year），也就是说，牙齿在患者口腔中的平均保留时间。一颗牙齿从一种健康状态过渡到另一种健康状态在模型中由经验概率所决定。

本研究中牙科治疗的成本分别使用德国公共和私人牙科费用目录进行估算。由于缺乏一手数据，故不包括患者治疗时间的机会成本。

本研究主要采用蒙特卡洛微模拟法（Monte Carlo microsimulation）对 1 000 名独立个体在平均预期寿命周期内进行跟踪。使用成本（单位：欧元）和有效性（单位：DMFT 或年）的估计值计算增量成本-效益比。因为引入参数的不确定性，本研究进行了多个单变量的敏感性分析（univariate sensitivity analysis），并且从不确定性分布中随机抽取了若干变量样本。

4. 研究结果 在低风险组中，牙齿涂氟的成本几乎是不接受牙齿涂氟（163欧元，8.5DMFT）的 2 倍，且效果相差无几（293 欧元，8.1DMFT）。增量成本-效果比为避免每个 DMFT 需花费 343 欧元。在中等风险组中，两种不同干预的成本差异较低（419 欧元比 312 欧元），而效果差异较高（15.2 DMFT 比 16.3 DMFT），导致增量成本-效益比显著降低，即避免每个 DMFT 需花费 93 欧元。而高风险组的增量成本-效益比更低，即避免每个 DMFT 需花费 8 欧元（8 欧元/DMFT）。

5. 研究结论　牙齿涂氟在低风险人群中的临床应用不太可能具有成本-效益。政府公共卫生部门有必要对高风险人群以较低的成本提供牙齿涂氟。在进行预防性牙齿涂氟的评价过程中应当注意区分不同患龋风险人群，并且注意是否基于特定的环境，如牙科门诊、学校或社区。

（二）评估简析

本研究主要比较了两种牙科预防性服务：①不使用牙齿涂氟；②在牙科诊所环境中使用牙齿涂氟[7]。论文整体设计合理，对观察指标、数据来源、分析方法的介绍较为具体细致。这篇论文的亮点之一就是提示今后研究龋齿预防方案的有效性和成本-效益，应将患龋风险因素引入其评估中。通常在具有相当程度两极分化龋齿经验的国家，龋齿预防战略不太可能在所有人口中同样有效或具有成本-效益。本研究结论充分支持了龋齿预防服务的提供在不同患龋风险人群中有着不同的成本-效果。一方面，在未来研究中应该区分不同患龋风险亚组进行评估；另一方面，在国家或地区卫生部门开展龋齿预防时，应更加关注在高风险群体而不是所有人群中的应用，并应寻求为高风险人群开发或扩大更低成本（也可能是公平有益）的预防方案。这篇论文的另一个亮点是提示未来研究在成本测算时应当考虑到环境因素，不同环境产生的成本可能有较大的差异。

二、典型案例二——种植牙与传统固定义齿的成本-效果分析

（一）评估介绍

1. 研究的背景和目的　种植牙和传统固定义齿是当前最具代表性的修复缺失牙齿的治疗方法。患者和牙科医生倾向于选择种植牙而不是传统固定义齿，因为种植牙可以在不损害邻近牙齿的情况下修复无牙区。由于缺乏比较种植牙与传统固定义齿的长期的临床试验，目前尚不清楚种植牙是否比传统固定义齿更有效。然而，通常认为种植牙比传统固定义齿花费更高的成本，需要更长的时间。这种情况下，只有成本-效果研究才能为临床决策过程提供有用的信息。以往的研究并未考虑患者满意度或生活质量等复杂方面，或者种植牙和传统固定义齿没有作为单一治疗进行分析，因此从这些研究中获得的信息并不能直接促进无牙区修复治疗方法的选择。本研究利用的是韩国牙科医院和韩国统计局的数据，综合考虑了初始成本、并发症治疗成本、生存率、并发症发生率和患者满意度等因素。从单一治疗角度对种植牙和传统固定义齿进行成本-效果分析。

2. 研究设计　对于种植牙和传统固定义齿，本研究建立马尔可夫模型，综合考虑了长达 50 多年的初始成本、并发症治疗成本、生存率、并发症发生率和患者

满意度等因素，还调查了患者愿意为种植牙选项支付每个 QAPY 的费用，并与传统固定义齿做了对比。通过分析，计算出每种治疗方法的预期成本和质量调整后的修复预期（quality-adjusted prosthesis expectancy，QAPE），以比较两种治疗方法的成本-效果。本文介绍了一种基于调查方法的 QAPY 测量，并在此基础上得到了 QAPE。

3. 观察指标和分析方法　在本研究中，马尔可夫模型的起始点被指定为牙齿丢失的时刻。当种植牙和传统固定义齿的基牙缺失无法继续维持修复状态时，被指定为终点。在模型中，以植入体为初始状态，过渡到存活状态的概率为 0.994 4，在存活状态下过渡到无并发症的概率为 0.922 3。假设每种并发症都得到了治疗，支付了费用并获得了后续的疗效。每个选择的马尔可夫模型是独立运行的。

Meta 分析的结果被用来确定种植牙和传统固定义齿的存活率和并发症发生率。从韩国大学牙科医院和统计局收集了 2013 年各治疗方法的成本数据。利用患者满意度调查研究的结果，以年贴现率评估植入物的 QAPY 和 CFDP 策略。

马尔可夫模型的最大分析持续时间设定为 50 年。在成本-效果分析中，将年折现率设定为 0.03。当马尔可夫模型运行超过 50 个周期时，每种治疗方法的累积成本用折现率计算。

本研究的总成本包括直接成本和间接成本。直接成本包括初始治疗成本和并发症管理成本，间接成本包括运输成本和用于治疗或并发症管理的人工补偿成本。种植牙的初始治疗成本计算时考虑了与骨移植、一次/二次植入手术和植入物材料等不同治疗项目相关的成本差异。传统固定义齿的初始成本计算时考虑了与材料有关的成本差异，如金属冠或与金属冠熔接的瓷冠。由于治疗成本之间存在较大差异，研究者在计算时应当对所用材料的索赔频率、治疗方法和牙科医生类型进行加权。每个治疗的平均成本是根据这些权重计算的。对于间接成本，交通成本被设置为就医次数乘以往返的公共汽车票价格，劳动补偿成本被设置为治疗或并发症管理所需的时间乘以平均小时工资（按年龄）和就业率（按年龄）。不同年龄组的小时工资和就业率各不相同。计算的数据来自韩国统计局。

QAPY 源于 QALY，用于牙科医学研究的成本-效果分析。像 QALY 一样，QAPY 的值可以为 0～1。0 指的是一个完全缺失的牙齿，而 1 指的是一个修复体在一年内保持完美状态。任何进行过修复治疗的假牙，其 QAPY 值都为 0～1，这取决于假牙的质量。在这项研究中，QAPY 是根据功能、发音和美学新定义的。根据患者满意度调查对这 3 个项目进行评估。研究最后通过 10 000 次蒙特卡洛模拟进行了概率敏感性分析，并给出了成本-效益可接受性曲线（CEAC）。

4. 研究结果　种植牙和传统固定义齿之间的初始总成本之差大于初始直接成本之差。种植牙的累积直接成本和传统固定义齿的累积直接成本在第 10 年有一个交叉点。尽管种植牙的初始直接成本较高，但由于种植牙并发症的治疗成本较低，种植牙的累积直接成本较之修复术后第 10 年有所降低，且趋势不明显。随着时间的推移，种植牙的累积总成本（包括间接成本）与传统固定义齿的累积总成本越来越接近，但两条曲线在修复治疗后的 50 年内没有达到一致。尽管种植牙总共需要 10 次医院就诊，但在研究观察期（50 年内），平均每个传统固定义齿会出现 2 次就诊。为了计算种植牙和传统固定义齿的间接成本，计算考虑了运输成本、小时人工补偿成本、运输和治疗时间等因素。此外，种植牙在美学、功能和发声等各方面均表现出较高的满意度。

种植牙的 QAPY 值高于传统固定义齿，并且其 QAPE 值也高于传统固定义齿。仅考虑直接成本时，在修复术治疗 10 年后，与种植牙相比，传统固定义齿平均每个 QAPY 多需要 1 287 韩元。然而，当考虑间接成本和直接成本时，种植牙和传统固定义齿之间的差异增大。在修复治疗后 0 年，种植牙的成本平均每个 QAPY 多需要 746 665 韩元，高于传统固定义齿。50 年后，种植牙每个 QAPY 比传统固定义齿多需要 11 784 韩元。种植牙预期 10 年内有 4.23 QAPY、20 年内有 7.19 QAPY 和 50 年内有 12.63 QAPY 的增加。

5. 研究结论　当仅考虑直接成本时，治疗后第 10 年支付意愿超过 10 000 韩元时，种植牙更具成本-效果；若不考虑修复治疗后第 20 年的支付意愿，种植牙更具成本-效果。当间接成本加上直接成本时，种植牙只有在修复治疗后第 10 年的支付意愿超过 75 000 韩元，修复治疗后第 20 年的支付意愿超过 35 000 韩元时才更具成本-效果。

传统固定义齿更具成本-效果，除非在修复术后第 10 年的支付意愿超过 75 000 韩元以上。但随着时间的推移，其成本-效果逐渐由传统固定义齿向种植牙转变。

（二）评估简析

种植牙与传统固定义齿的成本-效果比较不仅对专业牙科医生有临床指导意义，也同样是很多患者和消费者感兴趣的问题。类似比较二者的研究并不算太少，本研究的亮点在于对总成本的计算及对于效果测量所采用的单位和方法（具体见上页方法部分）。

三、典型案例三——牙体大面积缺损患牙 5 种临床处理决策的卫生经济学分析

（一）评估介绍

1. 研究的背景和目的　牙体大面积缺损患牙的处理是牙科医师经常面临的问题。其处理措施包括传统核桩冠修复、种植牙修复、传统固定桥修复、活动义齿修复和拔牙后不修复。本研究的目的是借助卫生经济学的手段，进行成本-效用分析和成本-效益分析，从而在以上措施中选择出投入最小而产出（生命/生存质量的提高）最大或投入最小而效用最高的治疗方案。

2. 研究设计 2012 年 12 月～2013 年 5 月对秦皇岛市妇幼保健院口腔科就诊的 153 例患者进行了问卷调查。调查让其对牙体大面积缺损患牙的 5 种治疗方法进行健康状态效应评价，得出效用值。进行决策树模型分析后，算出期望效用值。

3. 观察指标和分析方法 本研究主要采用了成本-效用分析和成本-效益分析方法，通过决策树模型分析算出期望效用值。

成本-效用分析是通过计算每一治疗的成本-效用比，比较各种治疗获得每单位效用所消耗的成本，进而对不同治疗的效率做出评价。本研究将患者用以支付某一治疗的实际费用定为成本，将决策树模型分析中标准博弈法（SG）所得期望效用值通过公式转化为临时构建的 QATY，并得到成本-效用比。

本研究将调查所在地每种治疗所需的实际费用作为该治疗措施的治疗费用。成本-效益分析是将某一治疗措施的实际花费和其结局所带来的效益进行比较。效益是通过决策树模型分析中意愿支付法所得期望效用值以货币形式来体现。每一治疗方式的成本-效益比是通过实际花费除以其期望效用值来计算的。

4. 研究结果 5 年期的成本-效用分析比较表明，活动义齿修复是成本-效用分析最高的牙科服务，其在前牙和磨牙牙齿保存效应均为每年 0.37，即每年获得每单位的效用仅仅需花费 0.37 元。排在第二位的是传统核桩冠修复，切牙成本-效用比为 1.32，磨牙成本-效用比为 1.72。种植牙修复是成本-效用最差的牙科服务，其前牙和磨牙的成本-效用比分别为 13.80 和 14.46，亦即要得到 1 个 QATY 的效用，需要 14 元左右的成本投入。

5 年期的成本-效益分析表明，活动义齿修复为成本-效益比最高的牙科服务，其前牙及磨牙的成本-效益比分别为 0.89 和 0.85，即获得 1 元的收益，仅需支出 0.89/0.85 元成本；活动义齿修复是唯一投入 1 元的成本而得到大于 1 元收益的处理措施。

其他 3 种选择（传统核桩冠修复、种植牙修复、传统固定桥修复）要获得 1 元的收益，则需要付出高于 1 元的成本；其中以种植牙修复最差，获得 1 元的收益所需支出前牙为 2.98 元，后牙为 3.77 元。

5. 研究结论 通过卫生经济学分析，在修复体 5 年保存期的评价下，活动义齿修复具有最佳的成本-效益比和成本-效用比，是最经济的治疗选择。

（二）评估简析

本研究来自我国学者在 2015 年发表的一篇期刊论文，其运用卫生技术评估的方法对牙体大面积缺损患牙的 5 种临床治疗决策进行了比较[9]。该文不仅采用了决策树模型的方法，还采用了成本-效用分析和成本-效益分析两种成本-效果分析方法，表面上看比较规范，但其实际存在以下问题。

（1）方法描述过于简单，决策树模型既没有附图也没有文字。

（2）5 种临床治疗手段放在一起比较并不非常适宜，因为在临床操作中实际上不同手段的选择受到口腔、患者条件的制约很大。

（3）经济分析中考虑的影响因素较少。例如，虽然活动义齿修复起始费用最低，但将来给口腔内邻牙带来的风险比固定修复体更大。与其他修复方法比较，将来用于义齿修理、维护甚至替换的费用，以及治疗邻牙的费用会大大降低活动义齿修复的经济效用值。

（4）评价对修复体的观察期或研究期为 5 年，时间跨度并不长，而有研究资料显示，在 10～20 年的长期评价中，具有更好的成本-效用比和成本-效益比的不一定总是活动义齿修复。

第四节　相关问题与建议

与一般医药领域的卫生技术评估的应用相比，卫生技术评估在口腔医学领域应用的发展还略显缓慢，不仅总体研究数量偏少，研究质量或方法学也有一些需要完善的地方。这与该领域能够从事跨学科研究的学者整体数量偏少有很大关系。与国外研究相比，国内口腔医学领域的研究数量更是少得多，研究质量上差距更大。口腔疾病由于本身固有的一些特点，其卫生技术评估研究与一般医药领域的卫生技术评估相比，存在一些明显的不同之处：

（1）大部分针对口腔医学技术或服务的卫生技术评估研究都将 DMFT 或 DMFS 作为首要的结果指标，并比较观察期开始和结束期间 DMFS 的不同。但是这种测量方式并未考虑龋齿出现的时间。也就是说，如果干预组在观察期之始出现龋齿和干预组在观察期中间出现龋齿，计量的 DMFS 是一致的。但对于患者而言，患龋齿时间越晚，生活质量则越高。因此能同时考虑龋齿数量和患病时间的测量工具是比较理想的。

（2）预防性口腔医学技术的卫生技术评估分析需与患龋风险水平评估相结合。患者患龋风险程度和龋齿进展程度会影响口腔疾病预防的卫生技术评估研究结论。区分更容易患龋齿的人群和牙齿类型能帮助利用最少的成本提高龋齿预防项目中的资源配置，从而提高成本-效果。根据某些纳入了患龋风险评估的研究或以患龋风险预设为模型的研究，对低患龋风险人群应用防龋技术或服务，其成本-效果分析的结果是不确定的。

（3）一些卫生技术评估研究实际上比较的是不同的技术或服务组合。例如，有研究使用的干预措施是将窝沟封闭、使用含氟化物口腔清洁剂和每年进行的口腔卫生教育结合到一起，对照组则只有口腔卫生教育一项。还有研究将选择性窝沟封闭结合局部氟化物使用（对照组）与专业洁牙结合口腔教育项目（测试组）相比较。还有的研究直接比较的是玻璃离子和树脂两种不同材料进行的窝沟封闭。

这种卫生技术评估的不同组合既要考虑到其临床适用条件和合理性，也要注意在研究报告中给出具体、详细的特点描述。

（4）这一领域的基于试验设计或者决策树模型的卫生技术评估研究较多，基于观察数据的回顾性卫生技术评估研究很少，尚未见到关注并处理由于未被观测因素导致的选择性问题的回顾性卫生技术评估研究。二手数据的回顾性研究通常会出现信息缺漏的情况，并同时影响调查结果和干预选择，这样就会造成选择性问题，因为人们对某种干预的偏好会对干预的结果造成影响。非随机选择的前瞻性研究也会造成类似的问题。选择性问题的存在会导致干预效果预测产生偏差，基本上目前绝大多数回顾性卫生技术评估研究都会忽略这个问题。此外，也很少有研究能有效控制混淆因素（confounding factors）变量，这些因素包括人口学因素、口腔医疗卫生提供者因素和一些临床因素。

口腔医学技术或服务的应用往往关乎大规模公共卫生预防措施，如氟化水源、窝沟封闭等。这些涉及较多卫生资源配置的干预如果缺乏可靠且充分的科学信息，就会导致该预防措施普及率不高，且相关公共卫生资源配置效率低下。然而，当前我国的一些卫生决策依然是通过一些零星、仅仅基于临床疗效方面的研究结论做出的，并非借助于来自可信的成本-效果分析的系统化、科学化的结论。

考虑到口腔疾病的特点不同和影响口腔医学技术或服务干预成本-效果的因素不同，并结合以往研究中存在的缺陷和不足，下文对提高未来口腔医学领域卫生技术评估研究质量提出几条主要建议：

（1）应使用一项合适的结果测量指标，以反映干预组和对照组之间的差异。这一指标既需要纳入龋齿数量的多少，又应反映出现龋齿的时间长度。换句话说，研究时应将龋齿出现的时间特征纳入考虑范围。

（2）好的卫生技术评估研究应对口腔疾病干预的潜在成本和益处进行相对长期（如5～10年）的跟踪或推断。例如，对于窝沟封闭预防龋齿的评估，窝沟封闭的功效取决于封闭剂保存的完整程度，因此在测定窝沟封闭真正成本和效益前需有一段较长的观察期，这样才能得出较为确切的结论。

（3）需进行适当的成本估算，来自实际操作和现实环境中的总成本可以更好地反映不同诊疗场所、治疗过程的混合情况，也能更好反映不同服务提供者的综合情况。例如，在一些临床实践中，某种干预的实施可能是由洁牙师而不是由牙科医生完成，虽然相应的临床检查和临床决策工作都是由牙科医生进行的。这种现象的发生也许是源自牙科临床辅助人员的工资水平较低，因此整体成本也会较低。

（4）一个高质量的口腔疾病干预的成本-效果研究应尽量采用较大的研究样本，以便能有效控制多种混杂因素，包括人口学因素、医疗保健行为及其他影响口腔环境的牙科健康因素等。

（5）一个高质量的口腔疾病干预的成本-效果研究应考虑人群患龋风险程度。风险评估应既考虑风险相关因素，又考虑预防相关因素。研究也需针对不同年龄段人群和患龋齿特征不同的人群甚至对有加氟饮水供应和无加氟饮水供应的社区进行区别研究。

（6）将研究设计从标准的实验设计或建立决策树模型扩展到结合真实世界数据，用以反映口腔疾病干预在实践中应用的成本-效果，并重视对自选择问题和所有混杂因素的控制，计算可靠的无偏差成本-效果比值。

本章参考文献

[1] 孟圆, 刘雪楠, 郑树国. 国内外口腔疾病负担的现况和分析. 中华口腔医学杂志, 2017, 52(06): 386-389.

[2] 张慧, 郭岩, 杨莉, 等. 学龄儿童龋齿经济负担及其影响因素分析. 现代口腔医学杂志, 2017, (05): 31-34.

[3] BHURIDE J P. Treatment outcomes of sealants on first permanent molars:Natural history, survivorship and cost-utility analysis. Iowa City: The University of Iowa, 2003.

[4] FYFFE H E, KAY E J. Assessment of dental health state utilities. Community Dent Oral Epidemiol, 1992, 20: 269-273.

[5] DOWNER M C, O'BRIEN G J. Evaluating health gains from restorative dental treatment. Community Dent Oral Epidemiol, 1994, 22(4): 209-213.

[6] DONALDSON C. Economic evaluation in dentistry:An ethical imperative? Dent Update, 1998, 25(6): 260-264.

[7] SCHWENDICKE F, SPLIETH C H, THOMSON W M, et al. Cost-effectiveness of caries-preventive fluoride varnish applications in clinic settings among patients of low, moderate, and high risk. Community Dentistry And Oral Epidemiology, 2017, 46(Suppl 2): 8-16.

[8] SANG C J, ALIX H, HYUN-PIL L, et al. The analysis of cost-effectiveness of implant and conventional fixed dental prosthesis. The Journal of Advanced Prosthodontics, 2016, 8(1): 53-61.

[9] 刘海波, 王静婷, 鲁丽珍. 牙体大面积缺损患牙五种临床处理决策的卫生经济学分析. 中国医院统计, 2015, 22(4): 286-287.

应用篇

窝沟封闭的评估

第6章
龋齿与儿童龋齿

第一节　龋　　齿

龋齿俗称虫牙、蛀牙，是一种由多种因素导致的传染性疾病。变形链球菌造成初步口腔感染，进而破坏牙齿结构，龋齿在初期阶段可能是无痛感的，但若不及时进行治疗，就可能引起牙疼并形成可见牙齿腔隙或牙齿空洞。当龋齿病变发展到牙本质或更深的部位时，牙齿就会对冷热产生过敏现象。龋齿不断恶化会破坏牙体硬组织，并损坏牙齿里面的神经和血管。食物渗进龋齿洞内时患者常会感觉疼痛不堪。龋齿最终可以引起牙髓炎和根尖周炎，导致牙齿发炎、化脓和掉落，有时甚至能继发牙槽骨和颌骨炎症。龋齿特点是发病率高，分布广，是口腔常见疾病之一，需要引起人们足够的重视。

一、发病原因

龋齿的发病原因目前虽尚未完全明确，但初步确定龋齿的发生与 4 个因素有关，也就是龋齿病因的四联因素学说，主要包括细菌、口腔环境、宿主和时间。

1. 细菌　是龋齿发生的必要条件，一般认为致龋菌有两种类型，一种是产酸菌属，主要有变形链球菌、放线菌属和乳酸杆菌，可使碳水化合物分解产酸，导致牙齿无机质脱矿；另一种是革兰氏阳性球菌，可破坏有机质，经过长期作用可使牙齿形成龋洞。公认的主要致龋菌是变形链球菌，其他还包括放线菌属、乳酸杆菌等。细菌主要是借助菌斑黏附于牙面。口腔滞留食物中的碳水化合物被降解后，一方面聚合产生高黏性葡聚糖，形成菌斑基质。菌斑的组成比较复杂，除大量细菌外，还有碳水化合物、蛋白质、酶等物质；另一方面产酸使牙齿脱矿，由于牙齿的表面也就是牙釉质主要是由含钙和磷的矿物质组成的，而这些物质遇到酸会发生反应，从而造成牙齿硬组织的腐蚀。

2. 口腔环境 口腔是牙齿的外环境,与龋齿的发生密切相关,其中起主导作用的主要是食物和唾液。食物主要是碳水化合物,其既与菌斑基质的形成有关,又是菌斑中细菌的主要能源,细菌能利用碳水化合物(尤其是蔗糖)代谢产生酸,并合成细胞外多糖和细胞内多糖,所产的酸有利于产酸菌和耐酸菌的生长,也有利于牙体硬组织的脱矿,多糖能促进细菌在牙面的黏附和积聚,并在外源性糖缺乏时,提供能量来源。因此,碳水化合物是龋齿发生的物质基础。过细、过黏食物易黏附在牙面上。食物中糖含量过高,则容易导致细菌大量繁殖。唾液在正常情况下有以下几种作用:①机械清洗作用以减少细菌的积聚;②直接抑菌或抑制菌斑在牙面的附着;③含重碳酸盐等的物质起中和作用或抗酸作用;④所含的钙、磷、氟等物质可增强牙齿抗酸能力,从而起到抗溶作用。唾液的量和质发生变化时,均可影响患龋率,临床可见,口干症或有涎液分泌的患者患龋率明显增加。颌面部放射治疗患者可因涎腺被破坏而有多个龋齿;另外,当涎液中乳酸增多或重碳酸盐含量减少时,也有利于龋齿的发生。

3. 宿主 主要是指牙齿的条件。牙齿是龋齿过程中的靶器官,牙齿的形态、矿化程度和组织结构与龋齿的发生有直接关系。有明显解剖缺陷(如深窝沟)或排列不整齐的牙齿容易导致食物积聚,从而利于细菌繁殖产酸。发育或矿化不良的牙齿也较易形成龋齿。而矿化程度较好、组织内含氟量适当的牙齿抗龋力较强。另外,牙齿的结构与机体有密切关系,尤其是在发育中,个体健康状态不仅影响到牙齿的发育和结构,还对涎液的流量、流速及其组成有很大影响,因而也是龋齿发生中的重要环节。

4. 时间 龋齿的发生是一个较长的过程,从初期龋到临床形成龋洞一般需1.5~2 年,因此即使致龋细菌、适宜的环境和易感宿主同时存在,龋齿也不会立即发生,只有上述 3 个因素同时存在,且存在时间较长,才可能产生龋齿。上述 3 个因素时间越长,患龋率越高。所以,时间因素在龋齿发生中具有重要意义。

二、治疗

龋齿早期通常可通过日常体检检测出来,通过适当的治疗就能及时治愈,治疗方法包括简单的填充、修复残冠、根管治疗和拔牙。这些治疗方法能保留牙齿组织、恢复其日常使用功能和牙齿美观,同时能有效防止并发症的发生。相较于较严重和传染范围较广的龋齿,早期龋齿的治疗疼痛感较轻且费用较低。提前接受常规的、专业的口腔预防措施能有效预防龋齿,如饮水氟化、进行窝沟封闭、保持日常口腔卫生和调整饮食习惯都是预防龋齿的有效措施。

第二节　儿童龋齿及其影响因素

一、儿童龋齿

处于任何年龄阶段的人群都可能发生龋齿，但儿童的患病风险最高，龋齿也是导致儿童牙齿脱落的主要原因。牙齿和牙齿表面的龋齿分布情况是不均匀的。患龋风险最高的是第一磨牙和第二磨牙。约90%的学龄儿童都是在磨牙的𬌗面发生龋齿。牙齿𬌗面仅占牙齿总表面积的12%，但比牙齿的平滑面更加容易患龋。自20世纪70年代起，学龄儿童恒牙发生龋齿的比例在美国等西方发达国家不断下降。这主要因为人们采取了多种预防性措施，如饮水加氟和推广含氟牙膏。尽管如此，龋齿依然是美国儿童中最常见的慢性疾病，比第二大儿童慢性疾病——哮喘的病发率要高5~8倍[1]。

我国的儿童龋齿发病情况与西方发达国家有所不同，呈现逐步上升趋势。根据有关资料，不同年龄儿童患龋现状及其危险因素有以下特点：3岁儿童患龋率为40.9%，龋均为1.62，龋失补填充比为1.2%。6岁儿童患龋率为71.2%，龋均为3.85，龋失补填充比为6.1%。不同地区、不同经济状况、不同进食甜食习惯、不同口腔清洁习惯儿童患龋率差别显著，西部地区儿童、农村儿童、家庭经济状况差的儿童、每天进食甜食次数较多（2次以上）的儿童、经常在漱口后或睡前进食甜食的儿童患龋率较高，从不刷牙的儿童患龋率较高；12岁儿童患龋率为40.8%，龋均为0.95，龋失补填充比为13.6%，其中第一恒磨牙（FPM）患龋率为36.1%，第二恒磨牙患龋率为9.5%。第四次全国口腔健康流行病学调查结果显示，我国儿童龋齿流行处于低水平，儿童家长对口腔卫生服务的利用水平有所提升，此外，12岁儿童恒牙患龋率为34.5%，比10年前上升了7.8%。5岁儿童乳牙患龋率为70.9%，比10年前上升了5.8%，且农村高于城市。儿童患龋齿情况已呈现上升趋势[2]。

口腔健康是个人生活品质的重要组成部分，遭受着口腔疾病或颌面疾病的人无法真正地享受健康生活。口腔健康意识薄弱、无法及时治疗口腔疾病不仅会导致进食困难和营养问题，还会影响个人的尊严、工作效率和心理健康。龋齿给儿童带来的健康方面的危害一般可以分为对全身健康的危害和对局部健康的危害两个方面。

（1）对全身健康的危害

1）影响生长发育：龋齿疼痛及乳牙龋坏早失，患儿咀嚼功能降低，胃肠消化吸收减弱，造成偏食和食欲缺乏等，从而导致机体营养不良，使生长发育受到影响。

2）引起感染性疾病：儿童龋齿引起牙根尖周围感染时，通常可形成感染病灶，从而造成全身性感染。与此有关的疾病有视力降低、关节炎、肾炎、心肌炎、长期低热等。

3）龋齿引起的根端肉芽肿、囊肿、牙髓感染等可成为感染病灶，在过度疲劳、感冒等身体抵抗力降低时诱发肾炎、风湿热、扁桃体炎、脓疱疮、猩红热、败血症等。研究表明有深度龋齿、残根、牙槽脓肿的儿童，81%会出现局部淋巴结肿大，尤其是颌下淋巴结。在龋齿治疗后，70%患者的肿大淋巴结可以消退。

4）患龋齿儿童的口腔温度较正常儿童高，血中白细胞总数升高，红细胞沉降率加快，红细胞减少，血色素低下。龋齿治疗后则恢复至正常。

5）造成心理障碍：婴幼儿期是儿童学习语言的时期，完整的乳牙有助于孩子掌握正确的发音。乳牙龋坏和早失会使孩子发音不清。乳前牙区严重的龋蚀会使有些患儿羞于开口，对患儿的心理发育很不利。

（2）对局部健康的危害

1）患儿面部发育不对称：龋齿疼痛容易造成患儿出现偏侧咀嚼习惯，久之便造成面部发育不对称。

2）恒牙错𬌗和发育不良：龋齿引起乳牙早失，致使相邻牙向缺隙处移位，造成咬合关系紊乱，形成恒牙错𬌗；乳牙龋齿如不及时治疗，还可引起恒牙发育不良。

3）颌面部畸形：乳牙列是儿童时期的咀嚼器官，咀嚼功能的刺激能促进颌骨的正常发育，失去了这种正常生理刺激，颌骨的正常发育受到影响，可造成患儿颌面部轻重不等的畸形。

4）继发其他牙病：龋齿可发展为牙髓炎、根尖周围炎、牙源性囊肿或间隙感染等。乳牙的尖周炎还可波及恒牙，导致恒牙硬组织发育不全，形成所谓的特纳牙。

儿童龋齿的预防要从生活习惯上着手，也可利用以下临床手段：

（1）刷牙：幼儿在两岁半到三岁时应开始学习刷牙。刷牙可以清除黏附在牙齿表面的牙菌斑。由于刷毛不能进入咬颌面窝沟和牙间隙，因此刷牙不能预防牙齿窝沟和𬌗面龋发生。

（2）使用含氟牙膏：氟可以改变牙齿的结构，提高牙齿的抗酸能力，具有抑制细菌的作用。最常见的含氟物品有氟化水源、氟滴剂、氟片、含氟牙膏、含氟凝胶、含氟漱口液等。

（3）窝沟封闭：牙齿咀嚼面有许多细微的窝沟，牙齿的龋坏易从这些地方开始。窝沟封闭可防止食物残渣和细菌在窝沟堆积。一般 6 岁儿童在第一恒磨牙萌出后建议接受窝沟封闭。

（4）养成良好的饮食习惯：五谷杂粮、豆类；鲜奶及奶制品；鱼、肉、蛋类；蔬菜和水果类对牙齿有益。软而黏的糖果、甜饮料对牙齿有害，应从小养成少吃零食和甜食，尤其是睡前不吃东西的好习惯。

（5）定期进行口腔检查：每半年或一年到正规口腔医院进行一次常规检查，做到有病早治，无病早防。

二、儿童龋齿的影响因素

儿童龋齿的影响因素或者风险因素可以划分为几种不同的类型，如生物和物理因素、人口和社会经济因素、认知和行为因素等。其中生物和物理因素包括牙釉质的变异、较深的牙齿窝沟和缝隙、解剖学上的易感区域、胃反流情况和变形链球菌的数量。个体总体健康情况或其他与治疗相关的因素可能弱化宿主防御系统，使细菌或反应底物数量增加。这些因素包括饮食中含有特定的碳水化合物、特殊的健康需求、频繁摄入含糖药物、药物治疗导致唾液减少或牙齿矫正装置的刺激。社会经济因素包括父母的教育水平、职业、房产情况和收入水平。在生物变量中加入社会经济因素能更好地预测龋齿发生情况。例如，社会地位较高的儿童发生龋齿的比例普遍较低。社会等级会影响人们的行为方式，如采用更多预防性措施、提高刷牙频率和效果、有效控制糖分摄入量等，因此可能对患龋风险产生间接影响。口腔健康认知和行为因素包括对健康护理的态度、口腔卫生保护和饮食习惯等[3]。认知和行为的改变能直接影响变形链球菌含量，进而影响龋齿发生情况。其他重要的龋齿风险因素包括年龄、性别、社会环境因素和健康卫生体制的完善度。社会环境因素包括饮水氟化、家庭口腔卫生状况、父母或兄弟姐妹的患龋齿史，父母的口腔细菌含量（变形链球菌）等。健康卫生体制因素通过投保率、预防护理普及度、社区教育项目等影响患龋风险。

（一）患龋齿史

口腔流行病研究早就证明，过往患龋史和未来患龋率之间呈正相关[4~6]。例如，有一份研究证明，根据儿童的过往患龋史对儿童进行患龋风险高低划分，正确率高达 69%[7]。在多种变量模型包括生物变量和社会经济变量中，过往患龋史是预测患龋风险的最佳指标[8]。有研究者发现，利用过往患龋史预测儿童患龋风险的准确率要高于成人[9]。乳牙的患龋程度同样能准确预测未来恒牙的患龋风险[10]。过往患龋史能部分反映个人的口腔链球菌含量、口腔卫生状况和口腔健康行为，而这些行为本身就可以反映出社会经济因素的影响。人们普遍认为多维度模式分析能更好地预测患龋情况，并为减少龋齿病发率提供多种公共健康干预的可能途径。

（二）生物因素

儿童和成人牙齿龋坏病损的严重程度与唾液中变形链球菌的含量有着明显的关联性。链球菌存在的数量是预测龋齿的一个重要指标，而链球菌的数量可以通过糖分摄入量较为准确地预测出来。一些研究者认为，通过分析早期的龋齿患病情况和变形链球菌量能提高预测患龋风险的准确度[3,11]。仅这两个变量就能解释15%的龋齿变化现象。其他细菌如乳酸杆菌可能也会影响龋齿的形成，但预测龋齿的准确度不如链球菌，尤其是变形链球菌。唾液可以帮助清理牙齿上的食物残渣。唾液能与牙菌斑微生物产生的酸发生缓冲效应，从而起到保护牙齿的作用。唾液的缓冲能力与唾液的流动率有关。唾液分泌功能较差的人患龋齿的概率更大。有些患儿的唾液分泌率较低的其中一个原因是服用某些药物的副作用。

一些对双胞胎的研究结果显示，遗传因素也会影响龋齿的发病情况。有研究发现，分开抚养的同卵双胞胎两人患龋齿的一致性要高于异卵双胞胎或无血缘关系的人[12]。能影响龋齿发病的遗传因素有：①牙齿萌出的时间和顺序；②牙齿形态；③唾液因素和口腔菌群；④牙弓和牙列空间；⑤宿主免疫反应；⑥饮食习惯和糖分代谢状况。尽管如此，针对基因遗传对龋齿产生特定影响的研究仍非常有限，无法对龋齿发病预测提供足够的数据基础[13]。

（三）年龄

易感儿童会在牙齿萌出后不久出现龋齿，并随着年龄的增长龋齿数量相应增加。龋齿发病高峰期在 7 岁左右，尤其是在乳牙列发生的牙冠龋坏。14 岁左右是儿童恒牙列的牙冠龋坏的高峰期[14]。磨牙一般在长出的前 3 年内更容易发生龋坏，窝沟和缝隙尤为多发[4]。牙釉质成熟后牙齿便不易发生龋齿。当牙齿长到一定阶段后，能与对应的牙齿进行咬合时，牙齿清洁能力便会提高，龋齿的情况也会有所减缓。

（四）性别

Beltrán-Aguilar 等发现，6～19 岁的儿童中，女性恒牙发生龋齿的概率（44.5%）要比男性高（39.5%）[15]。类似地，另外一份研究发现，儿童时期和成人时期的女性 DMFS 值要高于男性[4]。但本研究同时还发现女性的口腔卫生状况比男性好，牙齿缺失的情况也较少。因此，研究者认为女性可能接受口腔治疗服务更多一些，从女性平均拥有更多的龋齿充填治疗数量这一点上，也可以得出这一结论[4]。

（五）种族

龋齿的发生与种族有关。例如，在美国，黑人儿童和西班牙裔、拉丁裔儿童的患龋率通常比白人儿童要高。Beltrán-Aguilar 等的报告显示，与非拉丁裔的白人（39.9%）或黑人儿童和青少年的患龋率相比（38.8%）[15]，墨西哥裔美国儿童和青少年患龋率较高（48.8%）。墨西哥裔美国儿童（33.6%）和非拉丁裔的黑人儿童和青少年（35.9%）的 DS/DMFS 指数比非拉丁裔白人儿童和青少年（19.3%）更高[15]。

这种不同种族龋齿易感程度的差别可能是由不同种族对牙科治疗服务的利用度不同决定的。例如，约 36% 的 6～8 岁非洲裔美国儿童和 43% 拉丁裔儿童牙齿上发现有未经治疗的龋齿，其患病率比白人儿童（26%）的数据高出许多[16]。1999～2002 年，非拉丁裔黑人儿童和青少年的未经治疗恒牙龋齿比例为 18.1%，墨西哥裔 6～19 岁的美国儿童和青少年未经治疗的恒牙龋齿比例为 21.8%，高于非拉丁裔白人儿童（10.7%）[15]。

不同种族的龋齿易感程度和牙科服务利用的差异与社会经济地位和文化有关[17]。例如，每年接受牙科医生诊治的次数与不同人群的年龄、种族、牙齿健康状况、教育程度和家庭收入都有非常明显的联系[16]。Jones 等发现，与非拉丁裔白人受访者相比，非拉丁裔黑人和墨西哥裔受访者的患龋率更高，龋齿的严重程度更高，有未经治疗龋齿的情况更普遍。通常此类非拉丁裔黑人和墨西哥裔儿童和成人的收入较低、教育程度不高、患龋齿程度较高[18]。本研究结果与另外两份研究报告的结论一致。后者都是来自英国国家卫生统计中心 National Center for Health Statistics 的数据分析[19,20]，结果显示，当社会经济因素得到控制后，未经治疗的龋齿风险在不同种族间的差异就能基本消除[20]。

（六）社会经济因素

社会经济地位（教育程度和收入水平）与龋齿发病率有很高的关联性[21,22]。社会地位较高的人群患龋率普遍较低。这不仅是因为牙科较高的就医成本，更是因为不同社会阶级的人对健康的重视程度不同。

教育程度是一项非常重要的社会因素。由于儿童和青少年的医疗卫生决策大多由父母做出，因此父母的教育程度相关度更高。实验证明，龋齿的发病率和父母的教育程度呈负相关[23,24]。即使排除可及性这一影响因素，这种关系依然存在[25]。教育程度通常会影响接受口腔卫生服务的利用，特别是口腔预防保健，继而影响口腔健康。一份研究报告显示，美国接受过高等教育的人群每年至少去看一次牙医的比例（55%）高于高中以下学历的人群（24%）[16]。

收入是另一个影响龋齿发病率的社会因素。Edelstein 发现，患龋齿情况和接受口腔卫生服务的差距在低收入学前儿童中表现较明显，他们患龋的概率是高收入家庭儿童的 2 倍[17]。类似结论在其他研究中也被发现[15,18]。低收入家庭儿童口腔健康状况不佳往往与口腔卫生服务欠缺相关。相较于 23% 的美国国家平均窝沟封闭接受比例[16]，低收入家庭儿童接受窝沟封闭的比例较低（3%）。而来自美国 1999～2002 年的数据显示，高收入家庭的儿童和青少年存在未经治疗龋齿的人数比例较低（8.1%），而家庭收入水平低于国家贫困水平 2 倍的儿童和青少年存在未经治疗龋齿的人数比例则高达 19.5%[15]。

（七）态度和意见

人们对口腔健康的态度和意见会对龋齿易感程度产生直接和间接的影响。对口腔健康持积极态度的人会更主动地接受预防性口腔卫生服务和治疗。口腔预防保健能帮助减少龋齿感染，而及时治疗能减轻龋齿的严重程度。Broadbent 等发现，对一些口腔保健如饮水加氟、维持口腔卫生、避免摄入过多糖分较高食物、使用牙线和加氟牙膏等效果一贯秉持积极看法的个体一般会有更好的口腔卫生状况，由于龋齿导致牙齿脱落的情况更少，并且患龋齿后及时进行牙齿治疗充填（治疗龋齿的主要方法）的比例更高[26]。

父母对口腔卫生和饮食习惯的态度、对子女的放纵程度及与龋齿有关的行为特征也会影响其子女的龋齿患病情况和患病率[27,28]。父母若缺乏口腔卫生知识，或其文化信仰不支持保留乳牙列，会导致子女患龋率较高。此外，对口腔卫生工作者的信任度和对口腔治疗结果的满意度也与其子女的患龋率有一定关系[29]。

（八）个人卫生行为

这里主要谈谈两种个人口腔卫生行为，即糖分摄入和刷牙对儿童龋齿的影响。饮食在龋齿形成过程中发挥的作用往往是局部的，而非系统性的，饮食在龋齿形成过程中发挥的作用取决于食物的成分。一方面，糖分摄入的量对龋齿有较大的影响，进食高糖分、黏稠状的食物与患龋风险之间有强烈的正相关关系，而减少糖分摄入会影响链球菌的数量进而影响龋齿的形成；另一方面，糖分摄入的频率同样在龋齿形成过程中发挥重要作用。

一般认为刷牙，特别是使用加氟牙膏刷牙，能有效减少龋齿发生。因此，不管饮食习惯如何，刷牙较规范的儿童患龋率较低。只有在口腔卫生状况较差的情况下才会发现龋齿高发的现象。研究表明，无规律刷牙或刷牙较低频率都会与龋齿高发联系在一起[22,30,31]。

（九）地理位置

农村和城市地区成年人的口腔卫生状况存在差异，农村地区的成年人患龋齿情况往往更为严重[32,33]。农村儿童无论是在口腔卫生服务的可及性还是利用的机会方面都比城市儿童少[33]，但有关龋齿总数、龋及已填充乳牙数及龋坏、缺失和已填充的恒牙数方面的研究报告在结果上并不一致。其中一项研究认为这种地域产生的差异并不大[34]。而 Wang 等和 Irigoyen 等对不同国家的学龄儿童进行了研究，报告显示城市儿童的患龋率要高许多[35,36]。另一份研究则有完全不同的发现，相较于城市儿童，农村学龄儿童的患龋比例和平均 DMFT 值要高很多[37]。农村儿童和城市儿童患龋情况的差异可以从不同地区的饮食习惯、营养摄入、牙科医生数量、文化背景和行为模式的角度解释。其他影响因素还可能有交通状况、社区饮水加氟和牙科保险政策等。

（十）保险覆盖率

口腔服务的保险覆盖率会影响人们寻求口腔卫生服务的行为，从而影响口腔健康状况。例如，对 20 岁及以上的人群进行的调查发现，拥有牙科保险的人群一般口内未经治疗的龋齿和牙齿缺失的数量也较少[38]。有研究发现，加入了牙科保险后，接受过口腔预防保健就诊的低收入家庭儿童人数比例上升了 50%，而口腔卫生服务需求未能满足的儿童比例从 43% 下降到 10%[39]。类似地，有研究对比了参加美国国家医疗补助计划（Medicaid）和没有参加 Medicaid 的 5～18 岁儿童的患龋齿情况和治疗需求，发现两者的患龋情况并没有很大的差异，但在那些参加了 Medicaid 的儿童中，有相当大比例的龋齿充填治疗需求得到了满足[40]。

不过，提供综合性口腔医疗保障并不一定能完全消除口腔服务利用上的差异。举例来说，虽然美国多数 Medicaid 或各州儿童健康保险计划（State Children's Health Insurance Program，SCHIP）能够提供口腔卫生保障，但低收入家庭儿童在加入这些计划后依然无法获得足够的口腔卫生服务[41]。另外一个由 Edelstein 所做的研究也获得了相似的结论：贫穷或接近贫穷且有参加 Medicaid 或 SCHIP 等涵盖牙科保险计划的儿童患龋齿的概率要比高收入家庭儿童高 1 倍[17]；而且与高收入家庭儿童相比，他们就诊的总次数不多，但找牙医缓解牙疼的次数却比高收入儿童多 1 倍[17]。对低收入家庭儿童而言，进行口腔预防性检查和窝沟封闭等措施的应用的次数较少也是导致其龋齿病发率较高的原因之一[17]。

（十一）预防性口腔卫生服务

口腔卫生服务中主要的预防保健措施包括饮水加氟、窝沟封闭、菌斑控制和控制碳水化合物的摄入。为社区所有居民提供加氟饮用水被认为是最具性价比的预防龋齿方法。它可以帮助维持最佳的口腔组织发育并在牙齿整个生命周期中提高牙釉质的抗酸能力。饮水加氟法减少龋齿发生的功效已经被人们广泛研究和证实。早在 20 世纪 80 年代就有研究证明，生活社区中有提供加氟饮用水的儿童的恒牙平均 DMFS 比没有加氟饮用水提供的社区儿童低 18%[42]。饮水加氟可有效缩小口腔健康的差异，因为该方法适用于社区内的所有居民，且不会受个人行为或社会经济地位影响。

局部氟化措施如使用加氟牙膏或漱口水也是保护牙齿及预防蛀牙的理想措施。氟化物对牙齿表面产生局部作用至少和在牙齿形成时对牙齿硬组织中加入氟化物一样重要。由于氟化物的作用取决于其在口腔的浓度，让牙齿经常接触氟化物对预防龋齿非常有益。

氟化物对减少牙齿光滑表面的龋损非常有效，但殆面的窝沟和缝隙深处很难通过刷牙或氟化物质进行保护。此外，额外摄入氟化物也会产生副作用。牙齿窝沟封闭通常用于儿童牙齿防护，其主要通过把菌斑和食物残渣封挡在外的方式保护牙齿较为脆弱的部位，如咬合处的窝沟和缝隙[43]。第七章将会更详尽地讨论窝沟封闭的效果和应用。

第三节　龋齿风险及评估

对容易患龋齿的儿童进行划分，明确哪些儿童更需要接受较强的预防护理，不仅有助于临床实践和牙科保险政策的制定，还有助于政府机构或社区管理部门在制定预防项目时更好地区分易感人群。过去一二十年，预防龋齿的方法越来越注重风险评估的理念。虽然专门针对婴幼儿、儿童、青少年和成人的实用的龋齿风险评估工具（CAT）还很少，但已有专业机构和保险公司设计并实施了一些评估人群患龋风险的标准。例如，美国儿童牙科医学会（American Academy of Pediatric Dentistry，AAPD）创立了一套针对婴幼儿、儿童和青年人的龋齿 CAT，以帮助牙科和其他专科医务工作者评估婴幼儿、儿童和青年人患龋齿的风险。CAT 侧重 3 种重要的龋齿风险指标：临床状况、环境特点和总体健康状况，而较少使用先进技术如放射成像评估和微生物测试。作为一个只能在某个时间点上评估患龋风险的技术，CAT 应当被周期性地使用以测评个体患龋风险的变化。而作为一种以日积月累的科学证据为基础的动态工具，CAT 应该根据新出现的研究证据不断进行重新审核和修正。

此类标准的第二个例子是美国明尼苏达州大型"健康伙伴"健康维护组织（"Health Partners" Health Maintenance Organization，HP-HMO）下属牙科医生组织（Health Partners Dental Group，HPDG）使用的《龋齿风险评估指南》。该指南自 1996 年被临床采用，主要用于换牙期人群（主要指儿童）。该指南由两部分组成：一是 0～5 岁儿童使用的指标；二是 6 岁及以上的儿童和青少年使用的指标。主要指标包括患龋齿病史、饮食习惯、氟化物使用情况、母亲的患龋情况、接受的药物或相关治疗。例如，若被测试者出现下列一项或多项情况时，其风险指数就会被评为高风险：

（1）过去 3 年齿龋数量超过 3 颗。

（2）使用的氟化物未达标。

（3）患有干燥综合征。

（4）头部或颈部进行放射性治疗。

（5）药物治疗/口干症。

该指南还包括风险评估方面的相关建议和降低龋齿风险的一些措施。例如，是否需要对某些牙齿的窝沟或缝隙实施窝沟封闭。在该组织就诊的儿童中，超过

95%的儿童能够获得一份整体患龋风险评估报告。整体患龋风险较低的儿童只有在牙齿窝沟或缝隙的结构被认定为患龋风险较高时才会建议接受窝沟封闭。这一决定最终由该儿童的牙科医生和儿童父母共同做出。

本章参考文献

[1] NEWACHECK P, HUGHES D, HUNG Y, et al. The unmet health needs of America's children. Pediatrics, 2000, 105(4 Pt 2): 989-997.

[2] 时影影. 2010-2012 年中国儿童龋齿监测及其危险因素分析. 上海: 复旦大学, 2014.

[3] LITT M D, REISINE S, TINANOFF N. Multidimensional causal model of dental caries development in low-income preschool children. Public Health Reports, 1995, 110(5): 607-617.

[4] REICH E, LUSSI A, NEWBRUN E. Caries-risk assessment. International Dental Journal, 1999, 49: 15-26.

[5] DEMERS M, BRODEUR J M, SIMARD P L, et al. Caries predictors suitable for mass-screenings in children: A literature review. Community Dent Health, 1990, 7(1): 11-21.

[6] STEINER M, HELFENSTEIN U, MARTHALER T M. Dental predictors of high caries increment in children. Journal of Dental Research, 1992, 71(12): 1926-1933.

[7] SEPPA L, HAUSEN H. Frequency of initial caries lesions as predictor of future caries increment in children. Scand J Dent Res, 1988, 96: 9-13.

[8] BECK J D, WEINTRAUB J A, DISNEY J A, et al. University of North Carolina caries risk assessment study: Comparisons ofhigh risk prediction, and any risk etiologic models. Community Dent Oral Epidemiol, 1992, 20: 313-321.

[9] HELM S, HELM T. Correlation between caries experience in primary and permanent dentition in birth-cohorts 1950-70. Scandinavian Journal of Dental Research, 1990, 98(3): 225-227.

[10] HELFENSTEIN U, STEINER M, MARTHALER T M. Caries prediction on the basis of past caries including precavity lesions. Caries Research, 1991, 25(5): 372-376.

[11] REISINE S, LITT M, TINANOFF N. A biopsychosocial model of caries risk in preschool children. Pediat Dent, 1994, 6: 413-418.

[12] CONRY J P, MESSER L B, BORAAS J C, et al. Dental caries and treatment characteristics in human twins reared apart. Arch Oral Biol, 1993, 38: 937-943.

[13] SHULER C F. Inherited risks for susceptibility to dental caries. Journal of Dental Education, 2001, 65(10): 1038-1045.

[14] LEWIS D W, ISMAIL A I. Prevention of dental caries//Canadian task force on the periodic health examination. Canadian Guide to Clinical Preventive Health Care. Ottawa: Health Canada, 1994: 408-417.

[15] BELTRÁN-AGUILAR E D, BARKER L K, CANTO M T, et al. Surveillance for dental caries, dental sealants, tooth retention, edentulism, and enamel fluorosis——United States, 1988-1994 and 1999-2002. Surveillance Summaries, 2005, 54(3): 1-44.

[16] UNITED STATES DEPARTMENT OF HEALTH AND HUMAN SERVICES. Healthy

people 2010: Understanding and improving health. http://www. healthypeople. gov/2010/ Document/pdf/uih/2010uih. [2006-12-10].

[17] EDELSTEIN B L. Disparities in oral health and access to care: findings of national surveys. Ambul Pediatr, 2002, 2(2 Suppl): 141-147.

[18] JONES K. Reducing dental sealant disparities in school-aged children through better targeting of informational campaigns and public provision of sealants [Response to Letter]. Preventing Chronic Disease, 2005, 2(4): A18.

[19] VARGAS C M, CRALL J J, SCHNEIDER D A. Sociodemographic distribution of pediatric dental caries: NHANES III, 1988–1994. Journal of the American Dental Association, 1998, 129: 1229-1238.

[20] REID B C, HYMAN J J, MACEK M D. Race/ethnicity and untreated dental caries: The impact of material and behavioral factors. Community Dent Oral Epidemiol, 2004, 32(5): 329-336.

[21] REISINE S T, PSOTER W. Socioeconomic status and selected behavioral determinants as risk factors for dental caries. J Dent Educ, 2001, 65(10): 1009-1016.

[22] de MOURA F R, ROMANO A R, DEMARCO F F, et al. Demographic, socio-economic, behavioural and clinical variables associated with caries activity. Oral Health Prev Dent, 2006, 4(2): 129-135.

[23] STADTLER P, BODENWINKLER A, SAX G. Prevalence of caries in 6-year-old Austrian children. Oral Health Prev Dent, 2003, 1(3): 179-183.

[24] PSOTER W J, PENDRYS D G, MORSE D E, et al. Associations of ethnicity/race and socioeconomic status with early childhood caries patterns. J Public Health Dent, 2006, 66(1): 23-29.

[25] ISMAIL A I, SOHN W. The impact of universal access to dental care on disparities in caries experience in children. J Am Dent Assoc, 2001, 132(3): 295-303.

[26] BROADBENT J M, THOMSON W M, POULTON R. Oral Health Beliefs in Adolescence and Oral Health in Young Adulthood. J Dent Res, 2006, 85(4): 339-343.

[27] HE Y, FENG X P. Relationship between parents' attitude and children's oral health behavior. Shanghai Kou Qiang Yi Xue, 2005, 14(5): 473-475.

[28] SKEIE M S, RIORDAN P J, KLOCK K S, et al. Parental risk attitudes and caries-related behaviours among immigrant and western native children in Oslo. Community Dent Oral Epidemiol, 2006, 34(2): 103-113.

[29] WONG D, PEREZ-SPIESS S, JULLIARD K. Attitudes of Chinese parents toward the oral health of their children with caries: a qualitative study. Pediatr Dent, 2005, 27(6): 505-512.

[30] TOPPING G, ASSAF A. Strong evidence that daily use of fluoride toothpaste prevents caries. Evid Based Dent, 2005, 6(2): 32.

[31] JULIHN A, BARR A M, GRINDEFJORD M, et al. Risk factors and risk indicators associated with high caries experience in Swedish 19-year-olds. Acta Odontol Scand, 2006, 64(5): 267-273.

[32] VARGAS C M, DYE B A, HAYES K L. Oral health status of rural adults in the United States.

J Am Dent Assoc, 2002, 133(12): 1672-1681.

[33] VARGAS C M, YELLOWITZ J A, HAYES K L. Oral health status of older rural adults in the United States. J Am Dent Assoc, 2003, 134(4): 479-486.

[34] VARGAS C M, RONZIO C R, HAYES K L. Oral health status of children and adolescents by rural residence, United States. J Rural Health, 2003, 19(3): 260-268.

[35] IRIGOYEN M E, LUENGAS I F, YASHINE A, et al. Dental caries experience in Mexican schoolchildren from rural and urban communities. Int Dent J, 2000, 50(1): 41-45.

[36] WANG H Y, PETERSEN P E, BIAN J Y, et al. The second national survey of oral health status of children and adults in China. Int Dent J, 2002, 52(4): 283-290.

[37] PERINETTI G, VARVARA G, ESPOSITO P. Prevalence of dental caries in schoolchildren living in rural and urban areas: results from the first region-wide Italian survey. Oral Health Prev Dent, 2006, 4(3): 199-207.

[38] STANCIL T R, LI C H, HYMAN J J, et al. Dental insurance and clinical dental outcomes in NHANES III. J Public Health Dent, 2005, 65(4): 189-195.

[39] LAVE J R, KEANE C R, LIN C J, et al. The impact of dental benefits on the utilization of dental services by low-income children in western Pennsylvania. Pediatr Dent, 2002, 24(3): 234-240.

[40] ROBISON V A, ROZIER R G, WEINTRAUB J A. Dental caries and treatment need in schoolchildren related to Medicaid enrollment. J Public Health Dent, 1997, 57(3): 163-170.

[41] NAGY E. Dental Care for Medicaid-Enrolled Children. APHSA Report, 2000.

[42] Brunelle J A, Carlos J P. Recent trends in dental caries in US children and the effect of water fluoridation. J Dent Res, 1990, 69: 723-727.

[43] HARRIS N, GODOY-GARCIA F. Primary preventive dentistry. 5th ed. Stanford: Appleton and Lange, 1999.

第 7 章
窝沟封闭及其应用

第一节　窝沟封闭

窝沟封闭是指不损伤牙体组织，将窝沟封闭材料涂布于牙冠𬌗面、颊舌面的窝沟点隙，当它流入并渗透窝沟后固化变硬，形成一层保护性的屏障，覆盖在窝沟上，能够阻止致龋菌及酸性代谢产物对牙体的侵蚀，以达到预防窝沟龋的方法。窝沟封闭是一种无痛、无创伤的方法，该技术在国际上已有 50 多年的使用历史。

窝沟封闭所采用的窝沟封闭材料也称窝沟封闭剂，是一种聚合树脂，是由从 20 世纪 70 年代中期便开始使用的牙釉质黏合技术演变而来。填好的树脂能通过去除变形链球菌的营养源以达到保护早期龋坏的目的，故而也能够使一个活性高的龋坏转变为一个活性低的龋坏。

窝沟封闭是针对儿童牙齿𬌗面龋齿的理想的预防措施。窝沟封闭无须进行麻醉或破坏牙齿结构，不会让接受治疗者产生痛感。任何含有薄弱解剖结构（如较深的窝沟或缝隙）的牙齿都应当进行窝沟封闭。目前，后牙（包括前磨牙和后磨牙）尤其是后磨牙是最常采取窝沟封闭的地方。窝沟封闭剂能抵抗一定程度的咀嚼力，可以在下一次进行窝沟封闭前的几年内一直起到保护作用。

窝沟封闭剂需要在原位完整保留时才能有效保护牙齿。若窝沟封闭剂出现部分或完全缺失，则牙齿的患龋风险与未做封闭的牙齿相似。一般正常的窝沟封闭应当至少可以维持 3～5 年，某些情况下其有效期会长达 10 年。最可能影响窝沟封闭有效期的就是封闭剂是否适当地留置在牙体上。进行窝沟封闭最关键的一步就是将牙齿完全与唾液隔离。当然，在窝沟封闭前将牙齿窝沟和缝隙中的菌斑和残渣去除干净也是非常关键的。封闭剂在处理后短时间便发生脱落的原因包括操作者操作不正确或年幼儿童在操作时不配合。此外，窝沟封闭剂是否能够持久保留还取决于牙齿的萌出情况。如果牙齿尚未完全长出，封闭剂的保留率会比较低。这可能是因为在封闭处理过程中或放置封闭剂时比较难保持牙齿表面干爽。最后，由于封闭剂很容易被牙齿𬌗面磨损，因此对封闭后牙齿进行持续评估非常重要。只有对窝沟封闭剂脱落的牙齿进行重新封闭，才能继续维持其防龋功能。

第二节　窝沟封闭的应用及其影响因素

窝沟封闭是 WHO 重点推广的预防儿童牙齿窝沟龋的适宜技术。随着人们对窝沟封闭这一技术认识的深入及相关研究证据的积累，窝沟封闭的应用率一直在不断上升。以美国为例，1988～1994 年和 1999～2002 年，美国 6～19 岁儿童窝沟封闭普及率上升超过 12%（从 19.6% 上升到 32.2%）[1]。这种上升在各种种族和各收入群体中都可被观察到。虽然窝沟封闭的应用率在不同人群中仍存在差异，但这种差异在不断缩小。这部分得益于对私人或公共保险项目中窝沟封闭相应保障政策的改变及窝沟封闭服务的提供在不断增加[1]。尽管窝沟封闭的应用率不断提高，但仍远远不足。为此，美国牙医协会（ADA）和其他口腔医疗卫生部门一直以来都提倡使用窝沟封闭技术。美国公共卫生署（U.S. Public Health Service）还在其 “健康 2010”（Healthy People 2010）项目中列出，2010 年的口腔卫生目标是让 50% 的 8～14 岁儿童至少有 1 颗或 1 颗以上恒磨牙接受窝沟封闭[2]。而最新的 “健康 2020” 项目更明确了，到 2020 年，在不同美国儿童和青少年年龄组的磨牙上使用窝沟封闭的具体比例：1.5% 的 3～5 岁儿童 1 颗或多颗乳磨牙接受了窝沟封闭；28.1% 的 6～9 岁儿童的第一恒磨牙接受了窝沟封闭；21.9% 的 13～15 岁青少年的第一恒磨牙和第二恒磨牙接受了窝沟封闭。

我国儿童后牙窝沟龋占龋齿的 80%～90%，小学生正处于换牙期，新生的恒牙如果能有效地预防和控制窝沟龋的发生，既能极大降低儿童龋齿患病水平，又能降低个人经济负担和社会医疗资源消耗。卫生部于 2004 年发布的《中国口腔卫生保健工作规划（2004-2010 年）》确定的目标——到 2010 年人人享有口腔初级卫生保健。2007 年底，卫生部再次发出通知要求加强口腔卫生工作，明确指出要加强学校开展窝沟封闭的工作，将窝沟封闭作为一项公共卫生服务项目，列入市、县（市）区两级政府免费提供的儿童保健范畴，让更多的儿童受益。为此，中国口腔学会建议 7～9 岁的儿童应进行第一恒磨牙窝沟封闭。做窝沟封闭可让儿童终身受益。

我国一些城市近来多年都有财政全额支出确保本市适龄儿童的口腔保健工作，如北京市、杭州市、青岛市、广州市、深圳市等开始将全市适龄儿童窝沟封闭项目列为市政府年度民生实事，由财政承担恒牙窝沟封闭的成本和劳务费用，免费开展恒牙窝沟封闭。截至 2017 年，我国已累计为 516.8 万儿童免费进行了窝沟封闭，为 222.1 万儿童免费进行了局部涂氟。

窝沟封闭在我国不同地区和不同年龄阶段的应用呈现不同的状况，根据北京市 6～18 岁学生第一恒磨牙龋齿及窝沟封闭现况分析，北京市 6～18 岁学生第一恒磨牙人均窝沟封闭牙数在 6～9 岁年龄段随年龄增长逐渐增多，9 岁之后随年龄增长逐渐减少。7～18 岁学生第一恒磨牙人均窝沟封闭牙数城市高于农村，此差异有高度统计学意义；6 岁学生城、乡之间差异无统计学意义。除 7 岁组和 18 岁组外，其他年龄组学生人均窝沟封闭牙数男女之间差异无统计学意义。第一恒磨牙窝沟封闭率在 6～10 岁年龄段随年龄增长逐渐增加，10 岁之后随年龄增长逐渐降低。8～18 岁学生第一恒磨牙窝沟封闭率城市高于农村，此差异有高度统计学意义；6 岁和 7 岁学生城、乡之间差异无统计学意义。除 7 岁及 9 岁组外，其他年龄段学生窝沟封闭率男女之间差异无统计学意义。各年龄组中，下颌第一恒磨牙的窝沟封闭率高于上颌第一恒磨牙，此差异有高度统计学意义[3]。而根据对河南省学龄儿童第一恒磨牙患龋及窝沟封闭现况的调查显示，在 67 402 名受检者中，有 55 308 名儿童接受了窝沟封闭，人均窝沟封闭数为 3.3 颗。男生窝沟封闭率低于女生，农村高于城市。有窝沟封闭适应证的儿童中，男生窝沟封闭率低于女生，原因可能是男生天生性格好动，其配合程度不如女生。另外，农村儿童窝沟封闭率高于城市儿童，原因有以下方面：①伴随卫生知识的普及，农村中小学生口腔卫生保健水平提高速度大于城市；②城市儿童家长顾虑较多，对窝沟封闭技术不信任，配合度较低[3,4]。

窝沟封闭应用比例存在差异的影响因素其实与导致口腔健康和患龋情况差异的影响因素很相似。例如，有美国学者研究发现，至少有 1 颗牙齿已接受窝沟封闭的非拉丁裔白人儿童和青少年人数比例要高于非拉丁裔黑人儿童和墨西哥裔美国儿童和青少年，而后者恒牙出现未治疗龋齿的情况比非拉丁裔白人儿童和青少年多 1 倍[1]。美国家庭收入高于国家贫困水平（FPL）1 倍以上的儿童和青少年接受窝沟封闭的人数比例高于家庭收入较低的儿童[1,5]。一份以美国国家统计数据为基础的报告显示，低收入家庭儿童采取预防性措施，如进行窝沟封闭的次数较少，这也会导致这些儿童的患龋率上升[6]。

有研究认为，窝沟封闭应用不足源于人们对窝沟封闭的好处了解不足。相应的顾虑包括现有龋坏的牙齿如何进行封闭、封闭剂是否容易脱落、患者更倾向使用其他治疗方式、患者不想增加开销等。父母的教育程度也和其子女接受窝沟封闭的概率呈正相关。Jones 等研究发现父母的窝沟封闭知识取决于他们的种族/民族、年龄、性别、婚姻状况、教育程度和收入水平[5]。他们发现非拉丁裔白人父母的知识水平最高（78%），接受窝沟封闭率也最高（49%），而非拉丁裔黑人的知识水平则最低（41%），接受窝沟封闭率也最低（22%）。约 71%的高收入家庭的父母都具备窝沟封闭知识，而低收入家庭的父母具备窝沟封闭知识人数比例只有 47%。此外，一个地方的牙科医生人数和医疗保障计划的支付/赔偿率也可能是预测窝沟封闭使用情况的指标[7]。

本书第 1~10 章的应用案例中的样本来自美国明尼苏达州的儿童。虽然本节没有就明尼苏达州儿童窝沟封闭的使用情况和相关影响因素进行相应研究，但关于牙科就诊情况的报告也能提供比较有价值的信息，并能够解释与窝沟封闭应用情况相关的因素。该州卫生部门的一份报告显示，有 87.3% 的明尼苏达州儿童至少有一次向牙科医生就诊经历[8]。同一份报告显示，与有参与私人或公共牙科保险的儿童相比，没有参加牙科保险的儿童牙医就诊的概率要低许多。家庭收入低于 2.5 万美元的儿童使用口腔医疗服务的频率要低于家庭收入高于 2.5 万美元的儿童。若父母在过去一年有过牙医就诊经历，那么孩子接受口腔医疗服务的比例会高些。总的来说，口腔医疗服务的使用是由儿童牙科保险覆盖率、家庭收入和父母健康行为等因素影响的。

第三节　患龋风险评估与窝沟封闭应用

推荐或实施任何预防性干预都应考虑以特定的高风险患者或人群为目标，这样才能实现最佳的成本-效益。有研究发现，当患龋风险较低的人群接受窝沟封闭时，需要对约 15 颗第一恒磨牙和 10 颗第二恒磨牙进行封闭才有可能预防一颗牙齿殆面上发生的龋坏[9]。虽然为患龋风险较高的患者进行窝沟封闭成本-效益会更好，但由于龋齿多发病因素的特点，目前还没有广泛认同的龋齿诊断预测指标。如果一定要做风险评估分类的话，窝沟封闭的应用可以根据 3 个层面的患龋风险评估进行：社区层面、个人层面、牙齿和牙齿表面状况[10,11]。

一、社区层面

由于处于低社会经济状况的儿童更容易患龋齿且获得口腔医疗服务的机会较低，因此建议将处于低社会经济状况的儿童列为需要进行窝沟封闭的龋齿高风险儿童。其他影响是否应用窝沟封闭的重要因素包括既往患龋史、家庭患龋史、是否使用加氟饮用水、牙齿中存在较深或有黑斑的窝沟和缝隙情况、牙齿表面菌斑积聚程度等。如果患龋风险因素能有一套普遍公认的指标，就能对患者的整体患龋风险进行指标测评并将其作为进行窝沟封闭的主要标准[11]。此外，牙科医生通常会根据自己的经验和判断来决定哪些牙齿最急需采取窝沟封闭的措施进行保护。

基于学校或学校参与组织的窝沟封闭项目往往有助于那些无法通过其他渠道获得窝沟封闭或口腔预防保健的弱势群体。一份基于 10 例美国以校园为中心组织的窝沟封闭项目研究的系统分析报告总结出这些项目能帮助减轻患龋率高达

60%[12]。早在 2002 年，美国部分地区就开始鼓励以学校为中心或推出与学校相关的窝沟封闭项目以预防龋齿。据美国疾病控制预防中心（Centers for Disease Control and Prevention, CDC）报告显示，2005 年美国 29 个州共有约 19.3 万儿童参加了以学校为中心的窝沟封闭项目，虽然这只代表了大概 3%的需要接受窝沟封闭的贫困儿童。

二、个人层面

年龄在进行窝沟封闭时也是一个需要考虑的因素，但两者相关证据不完整也不大一致。有人认为牙齿萌出后的 2~4 年更容易发生龋齿，牙齿若能在萌出后 4 年或更长时间内维持无龋齿状态则不需要进行窝沟封闭[11]。因此第一恒磨牙的窝沟封闭应该在 6~8 岁时进行，而第二恒磨牙的窝沟封闭则应在 12~14 岁进行。然而事实上，青年期或青年期过后，第一恒磨牙的窝沟和缝隙仍有可能形成龋齿。这意味着年龄不应是决定是否接受窝沟封闭的决定性因素。除了年龄之外，个人层面因素还包括基因、饮食习惯、个人卫生习惯如刷牙频率和方式、对窝沟封闭的认知和态度、用药等。

三、牙齿和牙齿表面状况

在应用窝沟封闭时也需考虑牙齿种类和牙齿表面类型。一般患龋风险最高的牙齿种类是恒牙。最初人们认为第一恒磨牙患龋风险最高，但研究者慢慢发现第一和第二恒磨牙的患龋风险其实可能是一致的。这两颗牙齿相比其他牙齿的患龋率更高，因此应该重点对这两颗牙齿实施窝沟封闭。𬌗面也是进行窝沟封闭的目标位置，因为牙齿的窝沟和缝隙主要集中在恒磨牙的𬌗面上。

第四节　窝沟封闭的成本与效果

一、窝沟封闭的成本与医保

窝沟封闭的成本一般都会参考其定价，不同国家或地区有所不同，多在每颗牙百元以内。例如，在美国，每颗牙齿一般为$20~$45。在我国，每颗牙齿几十元到一百多元都有。窝沟封闭剂有可能破损或脱落，若出现该情况通常需要重新进行封闭，从而产生额外费用。

由于窝沟封闭在预防龋齿中的疗效比较受到公众认可，许多牙科保险都会提供窝沟封闭项目，但仅仅是几年进行一次或者每颗牙只进行一次。有些包含窝沟封闭服务的保险政策仅适用于特定几颗牙齿或特定年龄内的人群，例如，8 岁前儿童的第一恒磨牙或 15 岁前儿童的第二恒磨牙。窝沟封闭服务的保险政策中可包括或不包括封闭剂修复或更新。Medicaid 项目自 20 世纪 80 年代中期就开始加入了窝沟封闭。如今，美国各州的 Medicaid 项目都在其覆盖的牙科保险项目中纳入了窝沟封闭。我国政府也设立了一些口腔预防保健专项，如对儿童采用窝沟封闭、涂氟治疗等措施，到 2017 年已累计为 516.8 万儿童免费进行了窝沟封闭，为 222.1 万儿童免费提供了局部涂氟。北京、上海、浙江、青岛、深圳很多省市已经把免费窝沟封闭项目覆盖到了所有的适龄儿童。

二、窝沟封闭的效果

窝沟封闭的疗效自 20 世纪 70 年代起就被人们广泛研究。无论是随机临床试验还是回顾性调查研究都显示，只要窝沟封闭剂保持完整，就能有效预防牙齿窝沟和缝隙处龋患的发生[11,13-18]。例如，20 世纪 90 年代早期发表的一份基于 24 例研究的系统综述发现，接受过一次窝沟封闭的儿童的牙齿预防指数（preventive fraction，PF），即𬌗面龋齿得到预防的比例为 71.36%[13]。另外一份 2004 年的回顾研究对比了 8 例随机或近似随机分组对照试验。结果显示，对 5～10 岁的儿童而言，树脂型封闭剂能在 12 个月内有效减少 86% 的龋齿，在 48～54 个月减少 57% 的龋齿[19]。有研究认为，窝沟封闭对患龋风险较高的儿童效果更显著[18]，所以在进行牙齿窝沟封闭的时候，个人或人群的龋齿流行程度或患龋历史应在考虑之中[19]。

三、窝沟封闭的成本-效果分析综述

以往一些研究也曾针对窝沟封闭的成本-效果进行了分析，特别是英文文献较多。表 7-1 整理了一些有代表性的研究，对各个研究的时间、设计、样本量、结果、是否考虑了患龋风险等加以比较，并对各研究结果进行了总结。

表 7-1 对窝沟封闭的成本-效果分析文献进行了回顾，这些研究按干预比较的类型大致可以分为以下几类：①与空白对照进行比较的窝沟封闭干预；②与其他防龋形式相比的窝沟封闭干预；③与玻璃离子封闭与树脂封闭比较的窝沟封闭干预；④基于不同患龋风险人群的亚组分析。

与单纯针对窝沟封闭临床效果研究得到的高度一致的结果不同，成本-效果分析的结果因研究设计、假设、成本计算方式、不同龋齿风险人群和研究持续时间等的不同而不同。在学校环境和在诊所等环境中完成的窝沟封闭在成本上有着不同的结果；与非基于患龋风险的窝沟封闭相比，基于患龋风险的窝沟封闭更具成本-效果。

然而，总体上看，大部分研究都有其局限性，因此在一定程度上减弱了其结果和结论的可信度和代表性。典型问题包括以下几个。

表 7-1 窝沟封闭的成本-效果研究列表

研究著者与发表年份（年）	研究设计	分组	样本数量（个）	年龄（岁）	跟踪年数（年）	是否考患患龋风险	牙齿种类	效果	成本	结论
Leake and Martinello, 1976[20]	半口牙，成本-效益分析	窝沟封闭和对照组	417	6~7	4	否	第一恒磨牙	DMFS差异	牙科诊疗费和人员费用	①项目成本/已避免疾病费用 4 446/1 136=4 ②每年效应值：0.09 个填闭面的DMFS
Burt, 1977[21]	临床试验，半口牙设计	窝沟封闭和对照组	118	5~12	2	否	未指明	DMFS差异	操作时间消耗和工资成本	对人群进行封闭消耗的时间比治疗对照组龋坏多 24.9%~33.8%
Leverett et al., 1983[22]	半口牙，随机试验，成本-效益分析	口腔一侧进行窝沟封闭，另一侧充填治疗	292	6~9	4	龋齿活跃（在患龋牙齿表面进行窝沟封闭）；龋齿非活跃（在完好的牙齿表面进行窝沟封闭）	第一恒磨牙	封闭的表面比未封闭的表面减少了 74%的龋齿增加风险	操作时间消耗和费用中位数	根据时间和成本做出的成本-效益比更倾向于龋齿活跃情况。除非过往或现在患有龋齿，否则不应使用窝沟封闭
Simonsen, 1987[23]	回顾性队列研究	进行窝沟封闭和未进行窝沟封闭	28	5~15	10	否	第一恒磨牙	DMFS差异	单次充填成本假设为单颗牙齿封闭成本的2倍	未接受封闭组的成本是接受封闭组成本的1.3倍
Weintraub et al., 1993[24]	回顾性队列研究，寿命表分析	未接受封闭组；至少一个封闭组；接受过4颗第一恒磨牙都封闭组	275	7.4平均值（最高11年）	5.8至平均值	在对其他磨牙进行窝沟封闭前已发现有第一磨牙的充填修复	第一恒磨牙	8年生存率：接受过充填的儿童为85%，没有接受过充填进行窝沟封闭的儿童为85%，接受过充填进行窝沟封闭的儿童为94%；接受过充填未封闭第一磨牙的儿童为23%，未接受过充填未封闭牙齿的儿童为46%	ADA收取的充填和封闭费用	对接受过充填的儿童而言，封闭后4~6年即可有成本节约（cost saving），若未接受过充填则封闭后8年内才可产生成本节约

续表

研究者与发表年份（年）	研究设计	分组	样本数量（个）	年龄（岁）	跟踪年数（年）	是否考患龋风险	牙齿种类	效果	成本	结论
Morgan et al., 1998[25]	非随机前瞻性研究，学校研究项目	干预措施：窝沟封闭、氟化物漱口、口腔卫生教育；对照组：口腔卫生教育	干预组人数：256 对照组人数：266	12~13	3	所有被试者均来自学校且患龋概率较高	所有第二恒磨牙和适合的第一恒磨牙	DMFS 增加的平均差异	使用平均费用值和费用假设	相比对照组，封闭组中每个被避免的 DMFS 的增量成本-效果比净节约$7 至净成本$35.6
Kervanto-Seppala et al., 2000[26]	观察研究	玻璃离子和树脂封闭剂	140 颗牙齿	14.1		否	第二恒磨牙	无	进行窝沟封闭的时间	玻璃离子材料不如树脂封闭材料性价比高
Arrow, 2000[27]	决策树模型分析	试验组：选择性缝隙封闭和氟化物局部应用；对照组：专业清洁和口腔卫生教育（测试）	200	无	2	否	第一恒磨牙	现场测试出的龋齿增加	人力成本和材料成本	对照的测试项目成本-效果不高，增量成本-效果比=40 美元/年
Weintraub et al., 2001[28]	回顾性队列研究，医疗补助计划索赔记录，离散时间风险模型	补助计划索封闭和未封闭牙齿	15 438	4~7	8	根据以往涉及咬合面的龋齿相关服务分为低、中、高三档	第一恒磨牙	未封闭的恒牙产生咬合面龋的概率是封闭组的 3 倍 ①低风险：窝沟封闭能维持4年有效 ②中风险：在6年内有效降低患龋风险 ③高风险：在高达7年内减少患龋风险	医疗补助计划的总支出	能在两年内为医疗补助计划内的高危险人群节约费用，但无法为低风险人群节约费用

续表

研究者与发表年份（年）	研究设计	分组	样本数量（个）	年龄（岁）	跟踪年数（年）	是否考虑患龋风险	牙齿种类	效果	成本	结论
Griffin et al., 2002[29]	建模	对所有人应用窝沟封闭，对风险较高的儿童采用窝沟封闭（有针对性），不对任何人进行窝沟封闭	无	6~7	9	基于假设	第一恒磨牙	龋齿增加	基于1999年牙科费用调查数据	根据假设变化，有针对性组价比高于对所有人采用窝沟封闭组或者相反
Zabos et al., 2002[30]	前瞻性非随机研究，学校项目	窝沟封闭组和对照组	60	平均10.2	5	社会经济状况较低的在校儿童	未特指	DMFS差异	所有牙科诊疗服务费用	对社会经济状况较低在校儿童进行窝沟封闭能节约更多成本
Quinonez et al., 2005[31]	决策树模型，马尔可夫模型	对所有人采用窝沟封闭，按风险程度采用窝沟封闭，不对任何人进行封闭	无	无	10	基于假设	第一恒磨牙	无龋状态的月份数	根据ADA的20世纪90年代早期的牙科费用调查及索赔数据	根据风险程度进行窝沟封闭组的成本-效果比要低于对所有人进行封闭组。对所有人进行封闭能进一步改善结果，但相较于封闭组根据风险程度进行窝沟封闭组增加了少量的额外成本
Bhuride et al., 2007[32]	回顾性队列研究，医疗补助计划索赔数据	医疗封闭和未封闭的牙齿	2 132	6	4	根据《口腔预防保健》就诊的频率	第一恒磨牙	4年存活功效	医疗补助计划的总支出	每0.19 QATY的增量成本为$36.7~$83.5；相较于封闭上颌恒牙，封闭下颌牙齿的该指数值较低

续表

研究者与发表年份（年）	研究设计	分组	样本数量（个）	年龄（岁）	跟踪年数（年）	是否考虑患龋风险	牙齿种类	效果	成本	结论
任飞, 2011[33]	干预试验方法, 成本-效益分析	光固化树脂封闭和玻璃离子封闭	100	3	0.5~1.5	是	左或右侧半口所有符合封闭条件的乳磨牙	两种方案对乳磨牙实施窝沟封闭防龋的成本较低，效益较好，在经济上都是可行的。但两者相较以玻璃离子封闭成本更低、效益更好	非创伤性充填玻璃离子封闭和树脂封闭的效益成本比为6.64：1和4.09：1	非创伤性充填玻璃离子窝沟封闭在乳牙的脱落率低，操作方法简单、防龋效果好，在经济上可行性优于树脂防龋，值得在幼儿乳牙防龋中推广
庞鸣, 2015[34]	第一恒磨牙, 成本-效益分析	窝沟封闭试验组和对照组	1 480	10~13	3	所有被试者均来自学校且患龋概率较高	第一恒磨牙	窝沟封闭试验组患龋率、龋均、新增龋率与对照组相比均有降低	牙科诊疗费和人员费用	①广西壮族自治区南宁市口腔卫生项目窝沟封闭剂3年的完全保留率为8.73%，部分保留率为58.87%，窝沟封闭剂保留率越高于牙殆面、防龋效果越好，保留率与保留率直接相关；试验组龋降低实际有效率为23.52%，越高则实际效果越好；该项目有效地预防了儿童窝沟龋 ②该项目窝沟封闭操作简单、成本低、效益高，可有效降低政府及个人的医疗支出，具有很强的推广应用前景
李瑛, 2016[35]	统计分析	封闭组和未封闭组	160	7~15	3	是	第一恒磨牙	封闭组患儿第一恒磨牙在随访1、2、3年时龋齿发病率明显低于未封闭组龋发病率	2011年和2012年项目的成本-效益比分别为1：3.79、1：3.13	已封闭组学生与未封闭组相比，第一恒磨牙患龋率及龋均环比分别下降40.9%、46.5%

续表

研究者与发表年份（年）	研究设计	分组	样本数量（个）	年龄（岁）	跟踪年数（年）	是否考虑患龋风险	牙齿种类	效果	成本	结论
Neidell et al., 2016[36]	临床随机分组对照试验	窝沟封闭组和牙齿涂氟组	不明	6~8	4	否	不特定	龋齿减少数目	成本包括人力、材料、设备、培训等	牙齿涂氟相较于窝沟封闭更具成本-效果，但取决于特定场合。如果牙科医生使用封闭剂，则窝沟封闭同样具有成本-效果，而当在传统牙科诊所之外进行比较时，牙齿涂氟变得越来越具有成本-效果
Khouja and Smith, 2018[37]	马尔可夫模型	窝沟封闭组和牙齿涂氟组	假想队列	6~8	9	是	第一恒磨牙	ADA对2011年普通牙医的牙科费用和索赔的调查数据。衡量成本是每种策略的初始成本和增量成本	被避免的龋损的龋损面数	窝沟封闭是预防第一恒磨牙咬合面龋损的首选方法，特别是对于高危儿童和有牙科服务障碍的儿童

注：D为龋失补牙面数，ADA为美国牙医协会。

（1）大部分研究的后续观察期都少于 5 年[21,22,25,27,30,32]。由于窝沟封闭剂在牙齿的整个生命周期中往往不能始终保持完整，而且往往需要更换，因此对其进行长期的成本-效果分析是非常必要的。此外，只有经过长时间的观测才能衡量由于封闭剂移位导致龋齿病发率上升从而导致的成本增加及由于修复封闭剂磨损导致的成本增加。

（2）多项研究都仅关注第一恒磨牙。这些报告的结论也许不适用于第二恒磨牙或前磨牙[23,24,27-29,31]。

（3）对于使用每颗牙齿接受窝沟封闭的时间来衡量窝沟封闭应用成本的研究，成本的预测都是有偏差的[21,26]。实际操作中，由于程序上的原因，对 4 颗牙齿进行窝沟封闭的患者每颗牙齿的平均封闭时间会少于对 2 颗牙齿进行封闭的患者的平均时间。

（4）有不少研究尚未纳入患龋风险评估[20,21,23,26,27]。患龋风险程度和龋齿进展程度会影响口腔疾病预防的最佳成本-效果形式。区分更容易患龋齿的人群和牙齿类型能帮助利用最少的成本提高窝沟封闭项目中的资源配置[32]，从而改进窝沟封闭的成本-效果。根据某些纳入了患龋风险评估的研究或以患龋风险预设为模型的研究，对低患龋风险人群实施普遍的窝沟封闭，其成本-效果分析的结果是不确定的[24]。这种研究结果的不确定性更说明了针对不同患龋风险水平进行分析的必要性。此外，即使那些包含了风险评估的研究通常也仅是采用低收入和曾经的患龋经历作为风险的指标，因为这些数据很容易就能从数据库中获取。但该标准仍是不完整的，因为还有其他风险因素。例如，家庭患龋史和生理缺陷因素尚未纳入考虑范围，预防性因素如饮用水氟化也未纳入考虑范围。使用恰当的风险评估能让研究做出更好的预防和治疗建议，减少儿童患龋风险，改善整体口腔健康。风险评估还能去除非必要的干预措施，有利于提高口腔医疗服务效率。

（5）某些研究提出的假设的可能性非常低。例如，其中一份研究假设了窝沟封闭和修复治疗都是 100%有效的[21]。另一份研究则将单次牙齿修复的成本假设为牙齿封闭成本的 2 倍[23]。

（6）有些研究的样本数量非常小[21-24,26,27,30]，还有的效果测定是根据以前的牙科文献或其他临床试验、流行病研究和国家统计数据推算得出的[38,39]，上述研究设计不能完全说是有缺陷的，但这些研究的结论可能只适应于某些特定的项目对比、资料或人群。

综上所述，尽管窝沟封闭是一种适应人群很庞大的针对常见疾病的预防措施，对其进行的成本-效果分析的研究质量却并不高。可靠的成本-效果分析数量更是少之又少。造成这一现象的原因也许是口腔服务或政策方面的研究人员缺乏足够的研究培训，且获取长期研究数据较为困难。由此看来，公共卫生机构提倡窝沟封闭的使用及保险公司为投保者提供窝沟封闭服务，这些决策都是通过一些零星的临床疗效方面的研究结论做出的，并非借助于可信的成本-效果分析的系统化、科学化的结论。

本章参考文献

[1] BELTRÁN-AGUILAR E D, BARKER L K, CANTO M T, et al. Surveillance for dental caries, dental sealants, tooth retention, edentulism, and enamel fluorosis——United States, 1988-1994 and 1999-2002. Surveillance Summaries, 2005, 54(3): 1-44.

[2] UNITED STATES DEPARTMENT OF HEALTH AND HUMAN SERVICES. Healthy people 2010: Understanding and improving health. http://www.healthypeople.gov/2010/Document/pdf/uih/2010uih.pdf[2006-12-10].

[3] 张辉，王鹏，黄碧蓉，等. 北京市6~18岁学生第一恒磨牙龋齿及窝沟封闭现况分析. 调查研究, 2013, 10(17): 134-138.

[4] 李凤娟，何健，杨汴生，等. 河南省学龄儿童第一恒磨牙患龋及窝沟封闭现况. 中国学校卫生, 2017, 38(4): 586-588.

[5] JONES K. Reducing dental sealant disparities in school-aged children through better targeting of informational campaigns and public provision of sealants [Response to Letter]. Preventing Chronic Disease, 2005, 2(4): A18.

[6] EDELSTEIN B L. Disparities in oral health and access to care: Findings of national surveys. Ambul Pediatr, 2002, 2(2 Suppl): 141-147.

[7] DASANAYAKE A P, LI Y, PHILIP S, et al. Utilization of dental sealants by Alabama Medicaid children: Barriers in meeting the year 2010 objectives. Pediatr Dent, 2001, 23(5): 401-406.

[8] MINNESOTA DEPARTMENT OF HEALTH. Children and adolescents dental health for children and adolescents. Minnesota Department of Health Fact Sheet, 2004: 1.

[9] DENNISON J B, STRAFFON L H, SMITH R C. Effectiveness of sealant treatment over five years in an insured population. J Am Dent Assoc, 2000, 131(5): 597-605.

[10] RETHMAN J. Trends in preventive care: caries risk assessment and indications for sealants. J Am Dent Assoc, 2000, 131(suppl): 8s-12s.

[11] LOCKER D, JOKOVIC A, KAY E J. Prevention. Part 8: The use of pit and fissure sealants in preventing caries in the permanent dentition of children. Br Dent J, 2003, 195(7): 375-378.

[12] TRUMAN B I, GOOCH B F, SULEMANA I, et al. Reviews of evidence on interventions to prevent dental caries, oral and pharyngeal cancers, and sports-related craniofacial injuries. Am J Prev Med, 2002, 23(1s): 21-54.

[13] LLODRA J C, BRAVO M, DELGADO-RODRIGUEZ M, et al. Factors influencing the effectiveness of sealants—a meta analysis. Community Dent Oral Epidemiol, 1993, 21: 261-268.

[14] ISMAIL A I, GAGNON P. A longitudinal evaluation of fissure sealants applied in dental practices. J Dent Res, 1995, 74(9): 1583-1590.

[15] SIMONSEN R J. Pit and fissure sealant. J Pract Hyg, 1996, 1: 37-38.

[16] SIEGAL M D, FARQUHAR C L, BOUCHARD J M. Dental sealants. Who needs them? Public Health Rep, 1997, 112(2): 98-106, discussion 07.

[17] FEIGAL R J. Sealants and preventive restorations: Review of effectiveness and clinical changes for improvement. Pediatr Dent, 1998, 20(2): 85-92.

[18] WEINTRAUB J A. Pit and fissure sealants in high-caries-risk individuals. J Dent Educ, 2001, 65(10): 1084-1090.

[19] AHOVUO-SALORANTA A, HIIRI A, NORDBLAD A, et al. Pit and fissure sealants for preventing dental decay in the permanent teeth of children and adolescents (Review). Cochrane Database of Systematic Reviews, 2004, (3): CD001830.

[20] LEAKE J L, MARTINELLO B P. A four year evaluation of a fissure sealant in a public health setting. Dent J, 1976, 42(8): 409-415.

[21] BURT B A. Tentative analysis of the efficiency of fissure sealant in a public program in London. Community Dent Oral Epidemiol, 1977, 5(2): 73-77.

[22] LEVERETT D H, HANDELMAN S L, BRENNER C M, et al. Use of sealants in the prevention and early treatment of carious lesions: Cost analysis. J Am Dent Assoc, 1983, 106(1): 39-42.

[23] SIMONSEN R J. Retention and effectiveness of a single application of white sealant after 10 years. J Am Dent Assoc, 1987, 115(1): 31-36.

[24] WEINTRAUB J A, STEARNS S C, BURT B A, et al. A retrospective analysis of the cost-effectiveness of dental sealants in a children's health center. Soc Sci Med, 1993, 36(11): 1483-1493.

[25] MORGAN M V, CROWLEY S J, WRIGHT C. Economic evaluation of a pit and fissure dental sealant and fluoride mouthrinsing program in two nonfluoridated regions of Victoria, Australia. J Public Health Dent, 1998, 58(1): 19-27.

[26] KERVANTO-SEPPALA S, LAVONIUS E, KEROSUO E, et al. Can Glass ionomer sealants be cost-effective? J Clin Dent, 2000, 11(1): 1-3.

[27] ARROW P. Cost minimisation analysis of two occlusal caries preventive programmes. Community Dent Health, 2000, 17(2): 85-91.

[28] WEINTRAUB J A, STEARNS S C, ROZIER R G, et al. Treatment outcomes and costs of dental sealants among children enrolled in Medicaid. Am J Public Health, 2001, 91(11): 1877-1881.

[29] GRIFFIN S O, GRIFFIN P M, GOOCH B F, et al. Comparing the costs of three sealant delivery strategies. J Dent Res, 2002, 81(9): 641-645.

[30] ZABOS G P, GLIED S A, TOBIN J N, et al. Cost-effectiveness analysis of a school-based dental sealant program for low-socioeconomic-status children: A practice-based report. Journal of health care for the poor and underserved, 2002, 13(1): 38-48.

[31] QUINONEZ R B, DOWNS S M, SHUGARS D, et al. Assessing cost-effectiveness of sealant placement in children. J Public Health Dent, 2005, 65(2): 82-89.

[32] BHURIDE J P, KUTHY R A, FLACH S D, et al. Four-Year Cost-Utility Analyses of sealed and nonsealed first permanent molars in iowa medicaid-enrolled children. The Journal of Public Health Dentistry, 2007, 67(4): 191-198.

[33] 任飞, 刘建平, 黄少宏, 等. 玻璃离子与光固化树脂封闭剂封闭乳牙窝沟. 中国组织工程研究, 2011, 15(38): 7165-7169.

[34] 庞鸣. 广西南宁市口腔卫生项目窝沟封闭 3 年效果评价及经济效益分析. 南宁: 广西医科大学. 2015.

[35] 李瑛, 郑志通, 杨亮. 窝沟封闭项目对预防儿童六龄齿龋齿效果分析. 贵州医药, 2016, 40(6): 633-635.

[36] NEIDELL M, SHEARER B, LAMSTER I B . Cost-effectiveness analysis of dental sealants versus fluoride varnish in a school-based setting. Caries Research, 2016, 50(1): 78-82.

[37] KHOUJA T, SMITH K J. Cost-effectiveness analysis of two caries prevention methods in the first permanent molar in children: CEA of pit and fissure sealants. Journal of Public Health Dentistry, 2018, 78(2): 118-126.

[38] GARCIA A I. Caries incidence and costs of prevention programs. J Public Health Dent, 1989, 49(5 Spec No): 259-271.

[39] WERNER C W, PEREIRA A C, EKLUND S A. Cost-effectiveness study of a school-based sealant program. ASDC J Dent Child, 2000, 67(2): 82, 93-97.

第 8 章
窝沟封闭经济学评价的研究设计与方法

第一节　概　念　模　型

　　龋齿、口腔窝沟封闭应用及龋齿风险因素相关模型必须为多维度模型，不仅应反映被研究的医疗干预本身的相关信息，还应反映患者或人群的人口统计学因素、人口经济社会学因素、认知和行为因素、经济因素及医疗服务提供系统。然而，多维度模型，尤其是那些同时引入经济社会学和生物学变量的模型，在口腔疾病研究中尚未得到广泛使用。在以往的窝沟封闭成本-效果分析中尚未有研究在探讨变量间的预期相关关系之前就建立上述模型的。即使个别基于患龋风险的研究也仅仅将既往龋齿史作为风险的唯一标准。概念模型的应用将帮助研究者定义需要控制的变量，并基于风险因素了解分析过程。还能帮助研究者验证是否存在受试者选择问题，改善效果指标的估计结果。而正是由于理论或概念框架的缺乏，导致了以往研究的质量偏低。

　　本研究应用的概念模型是改良版安德森卫生服务利用行为模型[1]及其口腔卫生服务效果国际合作研究的扩展模型。这一框架模型是基于一个系统视角去理解口腔健康的决定因素，即认为个体特征、外部环境和口腔医疗卫生服务提供系统共同对口腔卫生行为和健康状况产生影响。

　　本模型引入的概念及其关系见图 8-1。图 8-1 描述了牙齿健康结果与窝沟封闭预防（包括某些外部因素）两者之间关系的概念模型。例如，个体社会结构等主要决定因素可直接影响口腔健康结果，也可能通过口腔卫生行为间接影响健康结果或健康状况。各模型概念下详细列举了相关可测定变量，这些变量应被引入数学模型（后期模型降阶中可删除某些变量）。具体的模型概念包括：

　　（1）口腔健康结果：可包括由医生评估的健康状态、患者健康状况自评和患者满意度等方面。

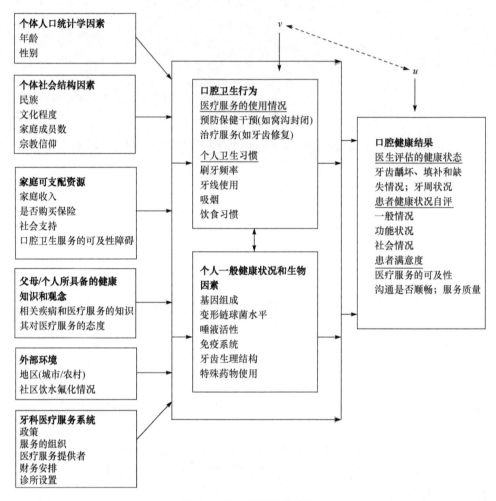

图 8-1　概念模型及其关系

大方块表示模型引入的概念；概念旁边的箭头表示这些概念的相互影响作用及其结果；字母 v 和 u 代表可能影响口腔预防保健干预和（或）牙科卫生服务选择的一系列未知因素；这些未知因素之间可能具有一定相关性，如字母 v 和 u 之间的虚线箭头所示；这些未知因素和相关性可能导致选择偏倚

（2）口腔卫生行为：包括预防保健干预（如窝沟封闭）和治疗服务（如牙齿修复）等医疗服务的使用情况及个人卫生习惯，如刷牙频率、牙线使用、吸烟及饮食习惯。

（3）个人一般健康状况和生物因素：包括基因组成、变形链球菌水平、唾液活性、免疫系统、牙齿生理结构及特殊药物使用等。

（4）个体人口统计学因素：包括年龄和性别。

（5）个体社会结构因素：包括民族、文化程度、家庭成员数、宗教信仰等。

（6）家庭可支配资源：包括家庭收入、是否购买保险、社会支持及口腔卫生服务的可及性障碍等。

（7）父母/个人所具备的健康知识和观念：包括相关疾病和医疗服务的知识，及其对医疗服务的态度。

（8）外部环境：包括地区（城市/农村）和社区饮水氟化情况。

（9）牙科医疗服务系统：包括政策、服务的组织、医疗服务提供者、财务安排和诊所设置等。

上述概念中的大多数都能够在本研究的数据集中找到至少一个相关变量。父母/个人所具备的健康知识和观念是唯一一个本研究数据中未能体现的概念。能直接引入数学函数并直接影响窝沟封闭使用成本-效果的候选变量分别作为因变量和自变量列举在本章第三节"数据分析方法选择"的变量描述部分。

尽管图 8-1 所示的概念模型主要用于研究口腔预防保健干预方法的效果（结果），医疗成本与所有干预方法、治疗和结果均具有相关性。因此，本模型还可用于验证医疗成本与上述概念之间的关系。更确切地讲，龋齿形成前，常规检查和预防保健服务往往会产生医疗成本。作为一种龋齿预防措施，窝沟封闭也会产生医疗成本。一旦发现患龋，龋齿治疗也会产生成本。龋齿预防与治疗相关支出是本书成本-效果分析的主要成本。在牙科服务中，治疗成本主要取决于临床操作，而临床操作主要取决于龋坏部位和严重程度。本模型的所有概念均与龋齿预防、治疗和结果相关，且医疗成本与上述概念之间具有极强相关性，这也可能支持了成本函数与效用函数具有相同解释变量这一假设。

一、口腔健康结果

安德森卫生服务利用行为模型[1]中，健康结果包括基于口腔医疗专业工作者判断的健康状况评估、基于患者个人判断的健康状况自评及患者对被提供的医疗服务的满意度。医疗工作者通过牙齿的龋坏、填补和缺失个数及牙周状况对患者的健康状况进行评估。患者健康状况自评指患者对自身健康水平的总体评估，反映在社会中生存个体的功能、舒适度和遭受痛苦的程度。患者满意度描述了患者对医疗服务可及性、与医疗服务提供者沟通的顺畅性、所接受服务的技术层面及其他方面的评估。本研究采用无龋持续时间作为指标测定牙齿健康状况和加权牙齿健康状况或质量调整牙齿健康状况，分别代表经医生判断的健康状况和患者自评的健康状况指标。

二、口腔卫生行为

本研究模型将口腔卫生行为（如窝沟封闭的使用、其他牙科服务的使用及口腔卫生习惯）作为直接概念，这些行为反过来又会影响口腔卫生结果。模型中，医疗服务的使用情况也被视作一种口腔卫生行为，与个人卫生行为同时作为直接概念。本研究的主要目的为评估一般人群中窝沟封闭的成本-效果，并与不同患龋风险下的儿童人群接受窝沟封闭的成本-效果进行比较分析。

口腔医疗服务的使用可显著影响窝沟封闭的成本-效果。研究显示，下颌牙窝沟封闭的成本-效果，尤其对于口腔服务低频使用人群，好于口腔服务高频使用人群的上颌牙窝沟封闭[2-4]。许多因素均可影响口腔医疗服务的使用情况，如个人文化程度、个人对医疗服务持有的态度、居住地点或住所周围是否存在口腔医疗服务提供者。当评估患龋风险和确定窝沟封闭优先人群时，所有社区均应考虑牙科服务的使用情况和可及性。

个人卫生习惯也可影响个人的口腔健康状况。这些行为变量包括糖分摄入、刷牙频率、牙线使用等。这些变量在龋齿发生过程中主要发挥局部作用，而非全身作用，即相关变量直接改变人体的变形链球菌和底物水平，引起变形链球菌对底物作用的改变，进而影响龋齿的发病风险。高糖分黏性食物的摄入频率与龋齿风险之间呈显著正相关。经常、正确的刷牙方法能够通过机械手段降低牙齿表面附着的斑块。而当口腔卫生较差时，糖分摄入与龋齿风险之间的相关性就更为明显。总而言之，个人卫生习惯可能对龋齿风险具有叠加影响。窝沟封闭如用于高风险儿童，即糖分摄入频率较高、刷牙频率较低儿童，其成本-效果可能较佳。不过，本研究数据中无法观察到个人口腔卫生习惯对口腔健康状况的影响。

三、个人一般健康状况和生物因素

安德森卫生服务利用行为模型中未引入生物因素和个人一般健康状况概念，这可能与本模型主要用于考察个人健康行为对健康结果的影响有关。变形链球菌水平等生物因素是龋齿风险的重要预测指标，因此，上述因素可被引入安德森卫生服务利用行为模型。

某些免疫系统疾病可影响唾液分泌，进而增加龋齿风险。例如，对于原发性干燥综合征（PSS）患者，即使其口腔健康保健习惯优于一般人群，但其患龋风险、接受拔牙和其他根治性牙科治疗的频率、口腔保健支出仍高于一般人群[5]。

一般医疗因素，如儿童长期使用含糖药物会增加龋齿的活性，这与糖分摄入可增加体内变形链球菌水平相关。许多其他药物，尤其是抗精神病药物能够减少唾液分泌，进而可能增加龋齿风险。头部或颈部放疗也会影响机体的唾液分泌。细胞毒素化疗可干扰牙齿的矿化作用，进而增加龋齿的发病率[6]。

牙齿的生理学和形态学结构是龋齿风险的另外一个关键风险因素。一项研究表明第二恒磨牙的保护效果优于第一恒磨牙，在未接受窝沟封闭治疗的情况下，5年后，40.1%的儿童因龋齿接受了至少一颗第一恒磨牙的修复治疗，而60.2%的儿童接受了至少一颗第二恒磨牙的修复治疗[7]。Carlos和Gittelsohn的研究报告称，学龄儿童中，上颌第一恒磨牙的患龋率高于下颌第一恒磨牙。而先前研究结果表明，口腔左右两侧同一类型牙齿的患龋率相似[4]。

一般而言，生物因素相关信息并不存在于保险理赔数据中，同样也不存在于本研究的数据里。但可以明确的是，在分析中纳入尽可能多的各种影响因素有利于更好地预测口腔健康结果。对于具有高患龋风险的生物因素的儿童，窝沟封闭的成本-效果可能较好。

四、个体人口统计学因素

个体人口统计学因素如年龄和性别，可通过影响牙齿发育直接影响龋齿的发病风险，并通过这些因素对口腔卫生行为和态度的作用而间接影响龋齿风险。安德森卫生服务利用行为模型中，衰老会引起个人身体、社会和心理状态的改变[1]。但考虑到本研究主要针对儿童群体开展窝沟封闭，年龄与牙齿的萌出时间及窝沟封闭期间儿童与窝沟封闭提供者之间的配合程度更为相关。流行病学调查结果显示，新萌出的牙齿，尤其是窝沟部位，对龋齿的易感性较高，这可能与新萌出牙齿长至牙𬌗面水平前牙齿无法进行有效的自我清洁有关。磨牙𬌗面通常在牙齿萌出 3～4 年发生龋齿，如能顺利度过这一时期，则日后发生龋齿的可能降低。换言之，6～9 岁儿童的第一恒磨牙和 12～15 岁儿童的第二恒磨牙均被视作高风险年龄人群和高风险牙齿。对于 6～8 岁儿童，第一恒磨牙进行窝沟封闭的成本-效果可能较好。

五、个体社会结构因素

本研究模型引入的个体社会结构因素包括民族、文化程度、家庭成员数、宗教信仰等。这些因素主要影响口腔健康行为，口腔健康行为又反过来影响健康状况和患者满意度。

民族主要通过其与文化、价值观、对待口腔保健的态度、生活方式、文化程度、收入水平、民族的宗教信仰等因素密切关系影响牙科保健的使用情况和结果。例如，美国墨西哥裔家庭和非西班牙裔家庭的文化程度和家庭收入通常较低。这些家庭儿童发生龋齿但不进行治疗的比例高于美国白人儿童。美国墨西哥裔（33.6%）和非西班牙裔黑人儿童和青少年的龋齿牙面数与 DMFS 的比值（DS/DMFS）（35.9%）也高于非西班牙裔白人儿童和青少年（19.3%）[8]。

患者所具备的疾病和健康知识往往与文化程度相关，进而影响其治疗行为。儿童患者的医疗服务方面的决策主要是由父母制订的。其父母的文化程度与医疗决策的相关性较高。如果父母所接受的教育体系提倡早期口腔预防干预的保健，这种家庭儿童接受预防性干预的频率则会增加[9]。如果父母充分了解窝沟封闭的保健作用或接受的教育程度较高，那么这种家庭儿童进行窝沟封闭的可能性就越大。因此，父母的文化程度是儿童龋齿的一个风险因素。

家庭成员数和宗教信仰是社会结构的组成部分，可能与牙科卫生行为和龋齿风险相关。家庭人数较多可能导致每个儿童的平均可支配资源减少。宗教信仰与价值观、对待口腔保健的态度、生活方式、文化程度等因素相关，因此，可影响个人的医疗行为和口腔卫生经验。

鉴于此，窝沟封闭的成本-效果受上述因素影响，因人而异。即使窝沟封闭的应用不一定适合依照上述因素排列优先级，但这些因素仍可作为某些公共政策制定的核心依据。也基于以上思考，民族和文化程度可作为成本-效果分析的控制变量。本部分研究案例的数据集未包括家庭成员数和宗教信仰相关信息。

六、家庭可支配资源

家庭可支配资源可能通过是否接受口腔保健、饮食结构和个人卫生习惯等影响儿童的龋齿风险。无论儿童是否购买了医疗保险，这种影响都会发挥作用，仅影响的程度不同。贫穷家庭的微薄收入和其他有限的资源必须首先用于满足必要需求而非进行预防性干预，而这常常会导致儿童的健康状况恶化。根据一项美国CDC 的报告，与高收入家庭儿童相比，贫穷家庭儿童牙科疾病引起的活动受限天数约高 12 倍。在美国低收入医疗保障方案 Medicaid 的参保儿童中，过去一年中至少接受一项预防性牙科治疗的儿童比例不足 20%。另外一项在 Medicaid 参保儿童中开展的研究表明高风险龋齿群体中，低收入家庭儿童窝沟封闭的使用率极低[4]。

在美国明尼苏达州，尽管相关部门已面向 Medicaid 目标人群启动了儿童和青少年检查（C&TC）项目[明尼苏达州早期定期筛查、诊断和治疗（EPSDT）项目]，该项目由口腔保健教育、外展活动及预防性保健访视 3 部分组成，旨在解决口腔保健的可及性，但仍有许多 Medicaid 方案[医疗援助项目和明尼苏达保健项目（Medical Assistance and Minnesota Care）]的参保儿童没有机会接受预防性牙科干预。牙科保健使用频率过低导致贫穷家庭儿童的口腔疾病风险增加。因此，家庭收入是儿童龋齿的一个风险因素，针对低收入家庭儿童开展窝沟封闭治疗的成本-效果可能较好。

牙科服务纳入医疗保险支付范围不仅会影响被保险者的个人卫生行为，促使其选择合适的牙科服务（需求），而且还会影响牙科医生提供何种牙科服务的决定（供应）。共同支付比例过高将导致患者对高昂的牙科治疗账单望而却步。报销额度过低将导致牙科医生不愿意接诊患者。在本研究分析中，数据来源于总部位于美国明尼苏达州的"健康伙伴"（Health Partners）保险公司，其参保儿童可获得较为全面的牙科保障。窝沟封闭的全部费用由该保险支付。

七、父母/个人所具备的健康知识/观念

一般对于成人来说，个人所具备的健康知识/观念对其健康结果有显著影响。而对于本研究中的儿童样本而言，其父母的健康知识/观念则起着更加重要的作用。父母所具备的健康知识/观念通常受文化价值观的影响[1]，这种影响可通过饮食习惯、使用氟化牙膏进行日常口腔卫生保健这一行为体现出来，进而改变患龋率。父母所具备的健康知识/观念还会影响儿童接受牙科服务的行为，这反过来可能直接影响龋齿的发病风险。如果父母了解窝沟封闭的保健好处，那么儿童接受窝沟封闭的可能性往往较高。

计划行为理论（theory of planned behavior）为上述论断提供了理论支持：态度形成意图，意图指导健康行为。父母所具备的健康知识/观念并非儿童接受窝沟封闭的决定因素，因此，本研究中未将父母所具备的健康知识/观念作为关注变量。父母所具备的健康知识/观念可作为控制变量。本书案例分析数据集中未包括其所具备的健康知识/观念的直接测定结果。儿童父母的预防性干预服务的应用应可以作为其所具备的健康知识/观念的替代指标。

八、外部环境

外部环境会影响社区居民的口腔健康状况，因此，在美国经常被视作地区和州公共卫生机构的首要关注问题和职责[1]。

研究证明，社区饮水氟化是防止口腔龋齿的有效手段，适用于具有不同种族/民族、年龄、文化程度或社会经济状况背景的各类人群。社区饮水氟化的普及程度与社区龋齿的发病率之间存在一定的相关性。在研究涉及的明尼苏达州中，州居民约有 75% 的饮用水由公共供水系统提供，其中，超过 98% 的居民接受氟化饮水，其余 25% 的居民从私人水井中取水。这部分人群是否能通过饮水获得充足的天然氟化物预防龋齿则取决于井水实际所含的氟化物水平。社区饮水氟化不足会增加龋齿风险。因此，对于居住在饮水氟化不足的社区的儿童，窝沟封闭的成本-效果可能较好。本书案例研究所纳入的大多数儿童均生活于城市，主要为大城市，日常均饮用氟化水。

此外，居民在接受牙科服务的过程中还存在某些地理阻碍。农村地区存在诸多特定的困难，限制了当地居民接受牙科服务的日常需求。这些困难包括地理和交通阻碍、饮水氟化社区较少、牙科服务提供者短缺和牙科医保报销比例低。因此，与城市儿童相比，农村儿童的牙科保健资源少、使用率低[10]。

九、牙科医疗服务系统

牙科医疗服务系统包括医疗政策、组织、提供者诊所设置和财务安排等。这一供应系统通过影响牙科保健服务的可及性、可得性和便捷性，从而影响患者的

龋齿治疗体验[1]。

牙科医生的学历教育和在职教育、专业学科、工作经历、预防性保健措施方面的相关知识及现代技术的使用均可影响牙科预防和治疗的策略选择。在牙科服务提供者的建议下，父母往往会更愿意让孩子接受窝沟封闭。牙科诊所采用的流程指南也可能影响牙科医生的治疗决定。患者可能去多个诊所就诊，接受不同服务提供者提供的牙科治疗，因此，无法通过单个牙科医生或诊所评估牙科服务供给系统的运行效果。然而，本书案例研究中提供了关于窝沟封闭这一特定牙科预防干预的提供者和诊所信息。诊所和服务提供者仅通过患者接受的预防保健或治疗服务影响患者的健康结果，因此诊所和提供者在特征理论上可作为数据分析的备选工具变量。这一内容将在本书第九章第二节"窝沟封闭的应用与工具变量分析"中具体阐述。

总体来说，与一般感染性疾病不同，龋齿并非由单次事件引发，而是较长一段时间内一系列致病过程积累作用的结果。这些致病过程涉及多种与口腔健康结果相关的已知和未知因素。

通常在一个新的治疗方法刚刚出现的时候，针对其疗效的临床试验比较缺乏，因此，在成本-效果分析的概念模型中所需的参数通常无法准确设定。尽管目前研究者已开展了大量口腔卫生方面研究来确定龋齿的风险因素及其影响（如前所述），但相关证据仍较为有限或难以达成一致。这种知识缺乏的情况有时需要借助分析模型和计量学方法来尝试解决。本书案例研究所用模型允许未知因素和关系的存在。例如，个体的人口学和经济社会学特征可影响卫生行为，进而影响健康结果。但上述特征还可能通过某些未知途径（如上述因素与健康结果直接相连的箭头所示）影响健康结果。本部分将在本章第三节"数据分析法选择"中详细阐述如何解决这一问题。

第二节　数据来源与筛选

一、牙科电子数据

本书案例研究数据来自 1997～2001 年年龄为 6～17 岁且 1997 年 1 月～2006 年 12 月参保美国明尼苏达州 HP-HMO 的儿童和青少年样本。HP 以一种所谓"员工模式牙科团队"（a staff model dental group）的形式提供牙科服务，所有牙科服务相关数据均存储于其牙科电子数据系统中。该系统存储了 1994 年至今的所有牙科数据。在该系统中，每位成员无论是儿童还是成人，均分配有一个唯一的保单号码。参保期间，同一患者接受的所有牙科服务均与其保单号码相关联。HP 的牙科团队不仅为该组织参保的患者提供服务，而且还为参保其他医保计划的患者提供牙科治疗。HP 的牙科团队与明尼苏达州卫生部签订了合作协议，并在该协议框架下为州 Medicaid 参保患者提供牙科服务。一般情况下，无论是 HP 的牙科保险还是州 Medicaid 的牙科保险，参保儿童接受窝沟封闭都是完全免费的，但每颗牙齿终生只能享受一次免费的该项服务。本部分研究使用的数据包括下列 3 部分：①1997 年 1 月～2006 年 12 月 HP 的参保患者数据；②1994～2006年 HP 的牙科就诊（访视）数据；③HP 的诊所和服务提供者的相关信息。本研究经 HP 的研究基金会（HPRF）伦理审查委员会批准通过。

（一）参保者数据

通过检索参保文件确定 1997～2001 年年龄为 6～17 岁的儿童和青少年受试者。按 HP 保单编号将参保记录与被研究时段内所收集的就诊数据相关联。为了确保数据的机密性，所有保单编号均被转化为新的受试者身份编号（SID）。数据分析中仅采用了受试者身份编号。参保文件所纳入的变量包括受试者身份编号、出生日期、性别、民族、地址（包括邮编）及受试者参加 HP 的时间。通过唯一保单编号将儿童参保文件与他们父母的参保文件（如果仅涉及儿童父亲，那么无须录入其母亲的相关信息）相关联。

（二）牙科就诊数据

尽管 HP 数据系统同时也存储了保险理赔数据，但考虑到理赔数据经常出现牙齿编号缺失或牙齿编号与治疗编码不匹配的情况，本部分研究未使用理赔数据。相反，本部分研究应用了牙科就诊数据（dental encounter data），包括保单编号、病例编号、就诊日期、牙齿编号、牙齿表面、牙齿治疗编码（CPT）、诊断编号等。病例编号已被转换成受试者身份编号，将保险理赔数据和参保数据相关联。HP 理赔系统采用的牙齿治疗编码均按照《1999 美国牙科学会牙科治疗和名称编码规范》（the 1999 American Dental Association Codes on Dental Procedures and Nomenclature）的要求统一转化为标准治疗编码。本研究仅纳入了 1994～2006 年的就诊记录。数据分析仅纳入了包含恒磨牙具体牙齿编号和相应治疗编码的就诊记录。而仅进行了乳牙治疗或非龋齿治疗，如牙周治疗（编码为 7970 和 7971）的就诊均被排除。

值得一提的是，HP 的牙科龋齿风险评估记录是其牙科就诊数据的一个特别组成部分。自 1996 年起，该龋齿风险评估系统一直被应用于 HP 牙科团队的风险评估工作。混合牙列年龄患者群体（即儿童）所采用的标准包括一些经证实或公认的能够预测龋齿发生的项目。例如，这些项目中，"过去 3 年内 0 颗牙齿发生龋齿"代表"低风险"；"过去 3 年内 1～2 颗牙齿发生龋齿""易致龋饮食习惯""频繁接受正畸疗法"代表"中风险"；"过去 3 年内 3 颗牙齿发生龋齿""氟化物摄入量不足""药物性/物理性牙齿损伤"代表"高风险"等。

龋齿风险评估系统也会提供降低风险的推荐,如是否应对某些牙齿进行窝沟封闭等。低风险儿童仅当牙齿窝沟解剖结构的患龋易感性高时才会被建议接受窝沟封闭。但最终的临床决定仍需由牙科医生和儿童父母共同做出。在 HP 系统的临床中,超过 95%经牙科医生诊疗的儿童接受了龋齿风险评估评分。

本部分研究包括的 1997~2001 年样本中所有儿童均保留了龋齿风险评估记录。以往的观察性研究未对受试者进行随机分组,也未提供牙科医生采用的临床窝沟封闭标准或儿童的健康状况相关信息,因此,以下两个方向的估计偏倚都有出现的可能:如果低患龋风险儿童接受窝沟封闭的比例过高,那么成本-效果则会被低估,如果高患龋风险儿童入选窝沟封闭的比例过高,那么成本-效果则会被高估。但与其他研究不同的是,本研究不仅牙科医生建议儿童是否应接受窝沟封闭治疗时已知晓该儿童的临床口腔健康状况,而且临床口腔健康状况还被部分记录为患龋风险水平。

(三)诊所和服务提供者信息

HP 掌握所有旗下牙科诊所和牙科服务提供者的具体情况。诊所信息包括诊所地点及牙科医生、洁牙师和牙科医生助理的人数。牙科医生的性别、年龄、专科及工作经验等相关信息都有备案。每个牙科医生分配一个身份编码,所有就诊记录均应记录该身份编码。通过这一编码,牙科小组可统计汇总牙科医生亲自完成或授权洁牙师或牙科医生助理完成的某一类临床操作,如窝沟封闭的总次数。

(四)HP 牙科数据集的优势

以往有一些研究基于医疗保险数据回顾性分析了现实生活中窝沟封闭的结果[2,4,7,11]。例如,有的研究使用了美国 Medicaid 的数据[2,4,7],有的研究使用了美国私营医疗保险数据[11]。所有上述研究的口腔健康结果和成本信息均来自保险理赔数据。相比之下,本研究使用的美国 HP 牙科数据集具有以下优势。

(1)样本量较大,观察期长。

(2)与普通理赔数据不同的是,该数据包含了牙科诊所就诊数据,因此,能够提供更为完整的信息记录,包括被治疗的牙齿、治疗方法和成本信息。

(3)HP 的牙科服务保障的参保者会定期接受常规的龋齿风险评估,该信息保存在数据库中可供利用,并与就诊数据相关联。评估数据的同时记录患者是否应采取窝沟封闭的推荐意见。

(4)数据库还包括了未提交保险理赔申请的牙科治疗服务信息,尤其是那些不在理赔范围内的操作(如牙齿重新封闭)。

(5)数据库还包括了有关牙科服务提供者和诊所的某些信息,这样有助于提供更多可测变量从而控制混杂效应，或建立更多候选工具变量。

二、临床背景和入选/排除标准

本研究旨在评价第一恒磨牙窝沟封闭的成本-效果。6周岁左右是第一恒磨牙萌出的时间。第一恒磨牙一经萌出，便暴露于龋齿风险。一项研究显示，女孩第一恒磨牙的平均萌出时间为6.1岁，男孩为6.3岁。女孩的平均萌出过程为15.4个月，男孩为15个月[12]。将6岁作为观察起点能够于所有第一恒磨牙萌出年龄前至少观察到68%牙齿的萌出情况。因此，可将6岁作为最早的时间观察点。

窝沟封闭是牙科的一种预防性干预项目，通常对完全萌出的牙齿进行封闭。大多数情况下，窝沟封闭用于健康牙齿的龋齿预防。少数情况下，窝沟封闭还可用于早期龋齿的治疗。当窝沟封闭用于早期龋齿治疗时，HP数据系统所使用的治疗编码通常与健康牙齿的不同。因此，本研究中，可以认为受试者接受第一次窝沟封闭前，均未患有龋齿。

样本选取标准制定前，还有下列因素需要考虑：①尽管普遍认为6～8周岁是进行窝沟封闭的适宜年龄，但窝沟封闭常见于各年龄段儿童；②每位受试者均有4颗第一恒磨牙萌出，因此，对于每个被观测儿童，牙科医生可对0～4颗第一恒磨牙进行窝沟封闭；③口腔窝沟封闭并不一定总是在同一位置、同一天或同一年进行；④牙科就诊数据应相对完整，包括研究期内牙科服务使用和费用支出等必要信息；⑤HP数据系统无法获得参保儿童在加入HP牙科保障之前在非HP签约诊所是否接受过恒磨牙窝沟封闭的相关信息。本研究的观察期至少为5年。考虑到上述因素，本研究仅纳入了1997～2001年年龄在6～17岁且参保HP全面牙科保障计划的儿童。

在5年观察期的初期，所有儿童均应至少建立一份患龋风险评估记录。HP的数据显示，90%以上参保儿童每两年会去牙科就诊至少1次，接受预防保健方面的服务。因此，该标准不会导致过多排除符合其他条件的样本儿童的情况。表8-1列出了用于选取或排除样本的变量。

表8-1　用于选取或排除样本的变量

变量	描述	来源	变量编码	数值范围
生日日期	生日日期	参保数据	BIRTH	日期
参保第一天	研究样本参保HP牙科保障的第一天	参保数据	ENRF	日期
参保期限	观察期内研究样本参保HP牙科保障的总月数	参保数据	ENRL	>0
参保连续性	6周岁后，退出HP牙科保障的总次数	参保数据	ENRL	>0

续表

变量	描述	来源	变量编码	数值范围
是否全面赔付	观察期内，研究样本的牙科服务费用赔付是否为"全面赔付"类别	参保数据	COVER	是或否
牙齿类别编号	牙齿类别编号	就诊数据	TID	整数（3、14、19 和 30）
封闭日期	窝沟封闭日期	就诊数据	DATESEA	日期

三、样本队列

本研究原始数据集纳入了 44 250 名年龄范围为 6～18 岁的 HP 参保儿童。如每个日历年（指从日历上的 1 月 1 号到 12 月 31 号）中儿童的参保时间大于 10 个月，则该儿童可被视作全年连续参保。考虑到仅 1997～2006 年数据包含了参保的月数信息，故观察期必须为 1997～2006 年的任意 5 年时间。因为样本参保时间为 1997～2001 年，那么观察期的起始时间也应当为 1997～2001 年的任何时间，结束时间则应为 2002～2006 年的任何时间。研究无法获知样本在 HP 以外诊所接受的窝沟封闭或修复治疗信息。然而，考虑到在参保 HP 期间，样本如在外面诊所接受治疗，则报销比例较低，而牙科修复治疗通常并非紧急治疗且花费不菲，因此，基本可以认为样本的所有龋齿修复治疗均在 HP 下属诊所进行。本研究的最终样本组成为每组 5 个队列（Cohorts），如表 8-2 所示。每个队列儿童的年龄范围为 6～17 岁。例如，1998 年，一名 7 岁儿童进行了窝沟封闭，那么观察期于 2003 年结束，归类为窝沟封闭实施组队列 2。同样，如果样本的某颗牙齿无任何修复记录，如果该牙齿的最早评估时间处于 1997～2005 年，即 1998 年，那么该患者则归类为非窝沟封闭组队列 2，观察期于 2003 年结束。表格中的 "A" 代表由牙科医生所做的患龋风险评估，"S" 代表的是窝沟封闭。由于 HP 参保儿童在接受窝沟封闭之前都会由牙科医生进行患龋风险评估，所以每一个 "S" 前面都会有一个 "A"。由于两者发生时间可能不一样，所以在表格中有的 "A" 与 "S" 在同一年，有的放在不同年份，仅作为示意。

表 8-2 样本队列

		1997	1998	1999	2000	2001	2002	2003	2004	2005	2006
窝沟封闭组队列	1	AS									
	2	A	S								
	3		A	S							
	4				AS						
	5			A	S						

		1997	1998	1999	2000	2001	2002	2003	2004	2005	2006
非窝沟封闭组队列	1	A									
	2		A								
	3			A							
	4				A						
	5					A					

本研究中，窝沟封闭和非窝沟封闭组均将窝沟封闭日期或风险评估日期对应的生日日期作为观察期的起始日期或起始时间点。以往某些研究或设计中也应用了 6 岁生日日期作为观察期的起始日期或起始时间点。但在本研究中，除了 6 岁生日日期以外，还将其他生日日期作为起始时间点。例如，窝沟封闭组队列 2 中，1 名患者于 1998 年进行了窝沟封闭治疗，9 岁时进入观察期，那么该患者的起始时间点则为 9 岁生日日期。同样，非窝沟封闭组队列 2 中，一名患者于 1998 年接受了早期评估，9 岁时进入观察期，那么该患者的起始时间点也为 9 岁生日日期。如果窝沟封闭组和非窝沟封闭组儿童的队列编号和年龄相同，那么其起始日期为同一生日日期。最终样本纳入受试者的年龄范围为 6～17 岁。基于一个以上年龄段数据，本研究不仅能够评价同一年龄段儿童中第一恒磨牙接受窝沟封闭和未接受窝沟封闭的成本-效果差异，还能评价不同年龄段儿童间的上述差异。

第三节　数据分析方法选择

本研究的分析单位为样本儿童个体，更准确地说，为样本儿童或青少年口内的恒磨牙。所有入选患者均长有 4 颗第一恒磨牙，但按照入选标准，并非每个患者的所有 4 颗第一恒磨牙均入选研究。换言之，对于某些儿童，仅入选了 1 颗、2 颗或 3 颗第一恒磨牙。因此，本研究中，窝沟封闭效果和成本均为基于磨牙个体的平均指标结果。本节介绍了分析所用的因变量和自变量，并给出了相关计算公式。这里成本和效果的评估分析模型的建立应用了选择修正（selection-correction）的思路和方法。增量成本-效果比和置信区间的计算方法也在本部分进行了描述。

一、变量描述

（一）结果指标（因变量）

1. 无龋齿期　窝沟封闭的第一个效果指标为 5 年观察期内第一恒磨牙保持健康的时间长度，即无龋齿状态的持续时间。明确龋齿发生的具体时间是一件困难的事。龋齿从牙齿硬组织脱矿开始，初期牙釉质病损逐渐发展成为牙本质病损，最终导致牙髓暴露。整个发生发展过程一般会经历较漫长的时间而不易被察觉。目前尚无统一的龋齿诊断标准。事实上，目前仍无法明确龋齿发生的具体时间。与其他以往研究相同，本研究通过保险理赔数据的修复操作编码确定龋齿出现的时间。因此，最终结果指标其实为牙齿的无修复时间（restoration-free duration）。当然，龋齿的早期诊断可能与牙科服务的使用水平有关。牙科服务的使用水平又受患者的诊疗行为影响。在本研究中，预防保健服务的使用水平（定义见自变量描述部分）作为分析模型的控制变量。被用来明确龋齿的治疗操作包括修复性治疗（所有单面汞合金和复合材料修复治疗，治疗编码 2140 和 2385；所有双面汞合金和复合材料修复治疗，治疗编码 2150 和 2386；所有三面汞合金和复合材料修复治疗，治疗编码 2160 和 2387），牙冠（治疗编码 2931 和 2932），牙髓或根管治疗（治疗编码 3220 和 3330）和拔牙治疗（治疗编码 7110、7120 和 7130）[4]。

本研究的最大观察期为 5 年，因此，一颗磨牙的最大无龋齿期为 60 个月或 5 年。不难推测，当整个研究观察期结束时，仍会有相当一部分牙齿仍保持健康状态，这种情况被称为右删失（right-censoring）病例，数据分析中需要进行特殊方法学处理。

2. 质量调整无龋齿期 本研究中另一效果测量单位为质量调整无龋齿期。假设健康牙齿、拔除牙齿和修复牙齿的质量指数分别为 1、0 和 0.81。如果牙齿的健康状况在一年内出现变化，那么更精确的做法是，这一年的 QATY 值应为两个 QATY 值（变化前和变化后）分别乘以相应的时间比例尺度，即当年某种健康状况持续的月数除以 12 个月，再将求出来的两个积相加求和。本研究观察期为 5 年，因此，每颗牙齿的 QATY 最大值为 5。研究期结束时，某些第一恒磨牙仍保持健康，因此，数据分析中应对上述右删失病例进行特别方法学处理。

3. 成本 成本分析的总成本定义为 5 年观察期内，每名样本儿童接受窝沟封闭、牙体修复操作及各项龋齿相关治疗产生的各项费用总和。

尽管医疗服务提供者设定的牙科服务价格或收费标准有时可能与实际花费不相符，但仍将前者作为牙科服务的成本标准。使用费用记录的优势在于各项费用列表清晰，可从保险公司系统数据集中直接导入。依据经济理论，如果下列假设成立：①各种产品和服务的市场均为完全竞争市场；②市场上不存在外部经济效果和公共产品；③不存在保险或补贴等特殊刺激。那么"市场价格则完全反映生产最后一个单位产品边际成本的机会成本"。虽然上述假设不适用于医疗领域，但从社会学角度来看，目前市场上医疗产品和服务的价格或收费标准也可被视作医疗产品和服务真实边际成本的最"贴近"标准。同一干预项目或患者中同一疾病的收费标准可因地、因时变化。此外，成本-效果分析是否纳入收费标准数据或支付数据还可影响结果的准确性。可通过敏感性分析验证不同成本水平下的成本-

效果变化，并检测所得结论是否与成本数据变化相关。

4. 折算　在 5 年的研究期内牙科服务成本产生的时间点不同，因此，应进行相应折算。一般而言，考虑到推迟拥有可能产生风险，人们更倾向于在当下、而非数年后拥有牙科诊疗产品和服务。成本-效果分析通过折算法对未来产生的费用或收益进行调整，使其与基准年的费用或收益情况相当。经济理论中，资本的机会成本是成本-效果分析折算的理论依据。仅极少数研究对不同时间点的牙科干预成本和后果进行了调整。本研究中，观察期第一年被定义为基准年。主要比较分析和增量成本-效果比计算采用了 3% 的折现率，敏感性分析中分别采用了 5% 和 0 的折算率。

与成本折现相比，医疗效果折现更具争议性。就普通人的感知来说，当下的 QALY 通常更为宝贵，因此，一般建议应基于当前 QALY 对未来 QALY 进行折现。此外，如果基于当年价值对未来成本进行折算，那么也应进行效果的折算。效果和成本可采用相同或不同的折算率。本研究中，效果和成本均采用了相同基准年和 3% 折算率。敏感性分析中分别采用了 5% 和 0 的折算率。

假设 FE 代表某一年份的未来效果，BE 代表基准年效果。假设 FC 代表某一年份的未来总成本，BC 代表基准年的成本。如果基准年为第 1 年，BE 或 BC 为第 N 年的效果或成本，应用下列公式求得未来某一年份的折现效果和成本：

$$BE = FE \times \frac{1}{(1+R)^{N-1}} \qquad 并且 \qquad BC = FC \times \frac{1}{(1+R)^{N-1}}$$

式中，R 为每年的折现率。

将各时间区间或年的所有折现效果或成本累加得出整个研究期的总折现效果或成本。表 8-3 归纳总结了因变量的定义和来源。

表 8-3　因变量的定义和来源

因变量	定义(和)或指标	来源	变量名	数值范围（月）
质量无龋齿期	5 年观察期内每个患者每颗第一恒磨牙的平均折算质量无龋齿期	就诊数据	Monsum	0 <时间<60
QATY	5 年观察期内每个患者每颗第一恒磨牙的平均折算 QATY	就诊数据	QATY	0 <QATY<60
成本	5 年观察期内每个患者每颗第一恒磨牙窝沟封闭涂抹/更换和龋齿相关治疗产生的平均折算成本	就诊数据	COST	≥0

（二）自变量和控制变量

表 8-4 归纳总结了识别变量与自变量的定义和来源。为了更容易地将这些自变量和相应方法学模型关联，表 8-4 分别总结了窝沟封闭选择模型所包含的自变

量和牙齿健康结果模型所包含的自变量。

表 8-4　识别变量与自变量的定义和来源

自变量	定义或指标	来源	变量名	数值范围
识别变量				
个人身份编号	个人身份编号	入组数据	StudyID	字符串
牙齿身份编号	牙齿身份编号	就诊数据	TID	字符串
牙科医生身份编号	窝沟封闭操作的牙科医生的身份编号	服务提供者级数据	DID	字符串
诊所编号	患者接受窝沟封闭诊所的身份编号	诊所级数据	CID	字符串
窝沟封闭选择模型所包含的自变量				
年龄	研究期开始时入组儿童的年龄	入组数据	Agestart	6～18 岁
性别	儿童受试者的性别	入组数据	Gender	男或女
种族	种族	入组数据	Race_7	1 表示白人，2 表示非白人，0 表示不详
居住地区	基于儿童受试者的居住地址	入组数据和 Census 2000 数据	Geo_area	高城市化，低城市化
收入水平	将地形编码与 Census 2000 数据汇总得出家庭收入中位数	入组数据和 Census 2000 数据	Income	≥0 元
贫困状态	贫困水平以下家庭（联邦贫困线%）	入组数据和 Census 2000 数据	Bpoverty1	0～100%
文化程度	年龄≥25，且最低为高中文化程度（%）	入组数据和 Census 2000 数据	Sch12y1	0～100%
是否正在参加任何公共项目	每年儿童通过公共项目获得牙科保险的月数	入组数据	Pubindex	0～10 个月
龋齿史	过去 3 年发生的龋齿数	龋齿风险评估	History	0～5 个
龋齿风险水平	最接近研究期开始时间点的龋齿风险水平	龋齿风险评估	Risk	低=R80.1中=R80.2高=R80.3
氟化物的临床应用	5 年观察期内临床氟化物应用次数	就诊数据	Fluo	1～15 次
预防性医疗服务的使用	儿童受试者每年接受预防性牙科服务的频率	就诊数据	Uti	1～15 次

续表

自变量	定义或指标	来源	变量名	数值范围
间隙治疗	受试者是否正在接受任何间隙保持治疗或其他正畸治疗	就诊数据	Space	1 表示有, 0 表示无
队列	受试者所入组的样本队列	入组数据	Cohort	97、98、99、00 和 01
窝沟封闭的可能工具变量				
牙科医生性别	进行风险评估牙科医生的性别	服务提供者级数据	Provider_gendrisk	女或男
牙科医生年龄	研究期开始时进行风险评估牙科医生的年龄	服务提供者级数据	Provider_agerisk1	> 0 岁
牙科医生工作年限	研究期开始时进行风险评估牙科医生的总执业年限	服务提供者级数据	Working_exprisk1	≥0 年
在健康伙伴计划的工作年限	研究期开始时进行风险评估牙科医生在健康伙伴计划的工作年限	服务提供者级数据	HP_exprisk1	≥0 年
牙科医生推荐窝沟封闭的倾向	进行风险评估的牙科医生推荐窝沟封闭的次数占其所有推荐预防方法之比	服务提供者级数据	Provider_prrisk1	0 <PRPST <1
患者住所和诊所之间的距离	患者住所和接受风险评估的诊所之间的估计距离	入选数据和临床级数据	DIST1	≥0 英里
进行风险评估的月份	进行风险评估的月份	就诊数据	Monriskgp	1 表示 4、5、6、11、12 和 1 月, 0 表示其他月份
结果模型中可能包含的自变量				
窝沟封闭	患者是否接受过窝沟封闭	就诊数据	Intervention	0 表示未接受过窝沟封闭, 1 表示接受过窝沟封闭
性别	儿童受试者的性别	入组数据	Gender	男或女
种族	种族	入组数据	Race_7	1 表示白人, 2 表示非白人, 0 表示不详
居住地区	基于儿童受试者的居住地址	入组数据和 Census 2000 数据	Geo_area	高城市化, 低城市化
收入水平	将地形编码与 Census 2000 数据汇总得出家庭收入中位数	入组数据和 Census 2000 数据	Income	≥0 元

续表

自变量	定义或指标	来源	变量名	数值范围
贫困状态	贫困水平以下家庭（联邦贫困线 %）	入组数据和Census 2000数据	Bpoverty1	0～100%
文化程度	年龄≥25，且最低为高中文化程度（%）	入组数据和Census 2000数据	Sch12y1	0～100%
是否正在参加任何公共项目	每年儿童通过公共项目获得牙科保险的月数	入组数据	Pubindex	0～10
龋齿史	过去3年发生的龋齿数	龋齿风险评估	History	0～5
龋齿风险水平	最接近研究期开始时间点的龋齿风险水平	龋齿风险评估	Risk	低=R80.1，中=R80.2，高=R80.3
氟化物的临床应用	5年观察期内临床氟化物应用次数	就诊数据	Fluo	1～15
预防性医疗服务的使用	儿童受试者每年接受预防性牙科服务的频率	就诊数据	Uti	1～15
间隙治疗	受试者是否正在接受任何间隙保持治疗或其他正畸治疗	就诊数据	Space	1表示有，0表示无
队列	受试者所入组的样本队列	入组数据	Cohort	97、98、99、00和01

1. 年龄　儿童每年的年龄以其生日日期为准。例如，如果儿童出生于 2000 年 8 月 1 日，那么，数据分析中，2006 年 8 月 1 日当天即视作该儿童 6 岁。通过新增变量 AGEG 表示两个年龄组。一个年龄组纳入了牙齿萌出年龄及其后两年的儿童受试者，这段时间被视作窝沟封闭的目标年龄；另外一个年龄组纳入了年龄较大，但不满 18 岁的青少年受试者。本研究通过纳入两个年龄组（6～8 岁年龄组和 9～17 岁年龄组）对目标磨牙，即第一恒磨牙进行评估。本研究的结果部分将阐述年龄亚组的进一步分析和相应的增量成本-效果比。

2. 居住地区、收入水平、文化程度和地理编码　所有儿童受试者的住址均被转化为一个地理编码，用于表示本研究的对应地理实体，即街区组（block group）。通过与美国 Census 2000 数据汇总，地理编码用于确定居住地点类别，如城市居民比例。应用相同方法确定每个地理实体的平均家庭收入和平均文化程度。所有受试者的贫困状态通过求算该受试者所在街区组中处于美国联邦贫困线（FPL）以下居民的百分比确定。联邦贫困线每年由美国人口普查局发布并经家庭组成和家庭参考人年龄调整。

3. 预防医疗服务的使用　用于评估患者的诊疗行为，并将入选儿童分为牙科服务高频使用组和低频使用组。研究期内每年进行 1 次以上牙科预防访视的儿童受试者视作高频使用者。每年进行 1 次或以下牙科预防访视的儿童受试者视作低频使用者。本研究中，预防性访视定义为周期性口腔评估（编码为 D0120）或牙病预防访视（编码为 D1110 或 D1120）。以往一些研究应用了全面口腔评估（编码为 D0150），但这一评估方法主要用于最近前往 HP 牙科诊所就诊的新患者。而美国牙科协会 ADA 牙科操作与术语代码（Code on Dental Procedures and Namenclature）CDT 2007-2008 文件列举的其他预防性治疗，如局部氟化物治疗、窝沟封闭和间隙保持治疗等，在本研究模型中用不同于预防保健服务的变量分别表示，参见上表。

4. 地理编码和住所与诊所之间距离　本研究的数据分析中，所有诊所地点均有相应的地理编码。通过样本儿童住所和每个诊所的地理经纬度可以估算出样本儿童住所与早期龋齿风险评估诊所之间的真实距离。一般来说，传统的采用工具变量的计量模型往往用的是受试者住所到最近诊所或接受医疗干预的地点的距离作为工具变量。但在本研究中，由于观察和数据结果均表明，90%以上的情况下，样本儿童接受早期龋齿风险评估的诊所和接受窝沟封闭的诊所均为同一家诊所，所以与传统习惯不同，这里采用了儿童接受龋齿风险评估的诊所进行住所到诊所的距离测算。而该距离在后文中与本研究的计量模型相关联。测算公式如下：

$$Dist=1.15×arccos[sin（lat1）×sin（lat2）+cos（lat1）×cos（lat2）×cos（long2–long1）]$$

式中，"Dist" 为距离（单位：米）。"lat1""lat2""long1""long2" 为弧度。角度转化为弧度的方法：角度×cos（–1）/180。这一公式仅对两点之间的距离进行了估计，且假设两点位于同一维度水平。而实际道路或旅行距离通常大于上述估值。

5. 牙科医生对窝沟封闭的偏好　牙科医生推荐窝沟封闭的倾向可能影响患者接受封闭的可能性。考虑到美国的牙科临床中某些窝沟封闭是由洁牙师或牙科助理医生操作完成，本研究将牙科医生偏好计算为窝沟封闭占所有推荐的防龋预防手段总数的百分比。本研究对所有为研究入组儿童进行早期龋齿风险评估的牙科医生计算了这一变量。

二、描述性分析和单变量分析

本研究针对样本儿童的特征、窝沟封闭等牙科服务的使用模式及样本人群的龋齿风险分布特征开展了描述性分析和单变量分析。为了探求窝沟封闭的非随机试验设计引起的潜在自选择问题，应用 t 检验和卡方检验，在 0.05 显著性水平下对窝沟封闭和非窝沟封闭儿童的特征，包括性别、种族、居住地区、收入水平和预防性医疗服务的使用等进行了比较分析。并对窝沟封闭组和非窝沟封闭组的整组平均成本和效果及其差异进行了检验。

三、成本-效果分析

成本-效果分析主要针对干预方法或项目中间结局的单位成本进行比较分析。为此，增量成本-效果比广泛应用于大多数成本-效果分析，这些成本-效果分析也报告了增量成本-效果比结果。增量成本-效果比实际指与替代方案相比，某一健康干预方法获得单位健康效果所产生的增量成本（如增量成本-效果如果是每生命年花费\$1，这里就是将生命年作为效果单位）。增量成本-效果比（ICER）的计算公式如下：

$$ICER = \frac{C_1 - C_0}{E_1 - E_0}$$

式中，C_1 和 C_0 为两种不同卫生技术在干预过程中产生的成本，E_1 和 E_0 分别为与成本对应的卫生技术实施产生的效果。如所得比值低于社会支付额外单位效果的意愿，那么被研究干预项目 1 或更为昂贵和有效的干预项目，即被视作具有成本-效果，优于对照方法 0。术语"增量"，而非"边际"，用于表示数个离散替代方案之间的比较，而不仅仅局限于连续变化策略之间的比较。

根据 Gold 等和 Drummond 等的建议[13,14]，在进行成本-效果分析时，下列几项问题应当事先明确。

（1）研究问题的定义和成本-效果分析的目标：作为一项广泛应用的预防性牙科干预，窝沟封闭可能被过度使用或使用不足。本研究旨在探求一般人群和不同龋齿风险亚人群接受窝沟封闭的成本和效果，从而指导窝沟封闭在口腔预防保健中更适宜的应用。

（2）分析结果的可能适用人群：本研究旨在探求对新萌出恒磨牙进行窝沟封闭治疗的成本和效果。因此，分析的结果更适用于学龄儿童和青少年。

（3）待比较的替代方案：接受窝沟封闭和不接受窝沟封闭。

（4）时间范围：5 年。

（5）成本指标和效果指标：成本指标为保险公司所支付的费用。效果指标包括直接临床结局指标、无龋齿期和量化为 QATY 的质量调整指标。

（6）研究角度：本研究基于保险公司收费信息衡量成本的高低，而且该保险公司既是医疗服务提供商，又是服务支付商，因此，本研究同时从提供商和支付商角度开展了研究。尽管社会学角度更适用于成本-效果分析，由于保险公司数据无法提供儿童受试者产生的间接成本，因此，不适用于本研究。

（一）效果评估基本模型

成本-效果分析中使用的分析模型有以下优点：第一，模型的估计结果可用于测算一般人群和亚组人群中干预方法比较的增量成本-效果比。一般人群研究的增量成本-效果比为不同干预方法成本和效果值差值的比值，通过成本和效果函数进行评估。如果亚组间系数相似，可通过替换函数中亚组自变量的数值测算被研究亚组的增量成本-效果比。如果亚组间系数存在显著差异，可通过将数据集拆分为小型亚样本，再逐一对具体模型进行被研究亚组的增量成本-效果比的测算。第二，可将研究中观察到的某些风险因素引入模型，减少潜在估计偏差的发生，增加增量成本-效果比的估计精度。第三，对于非随机干预分组，某些特定的计量分析方法能够尽可能降低研究结果的估计偏差，后者是由研究数据中存在同时与干预选择和结局指标相关，但又无法被直接观测的因素所致。

由于以往一些成本-效果分析中已经成功应用了线性函数，并且自选择问题在各类线性模型中的处理方法较为成熟，本研究也采用线性函数表达结果指标、干预方法和其他相关风险因素之间的关系。其中，效果的总体模型如下：

$$\text{效果}=\beta_0+\beta_1\text{sealant}+\beta_2\text{age}+\beta_3\text{gender}+\beta_4\text{ethnicity}+\beta_5\text{income}+\beta_6\text{edu}+\beta_7\text{poverty}$$
$$+\beta_8\text{geoarea}+\beta_9\text{publicpay}+\beta_{10}\text{riskm}+\beta_{11}\text{riskh}+\beta_{12}\text{utilization}+\beta_{13}\text{history}$$
$$+\beta_{14}\text{fluo}+\beta_{15}\text{space}+\beta_{16}\text{ortho}+\beta_{17}\text{cohort98}+\beta_{18}\text{cohort99}+\beta_{19}\text{cohort00}$$
$$+\beta_{20}\text{cohort01}+\varepsilon$$

式中，sealant 为窝沟封闭，Age 为年龄，gender 为性别，ethnicity 为种族，income 为收入水平，edu 为文化程度，poverty 为贫困状态，geoarea 为居住地区，publicpay 为是否正在参加任何公共项目，riskm 为中度龋齿风险水平，riskh 为高度龋齿风险水平，utilization 为预防性医疗服务的使用，history 为龋齿史，fluo 为氟化物的临床应用，space 为是否正在接受间隙治疗，ortho 为是否正在接受正畸治疗，cohort98 为起始年份为 1998 年的被观察队列，cohort99 为起始年份为 1999 年的被观察队列，cohort00 为起始年份为 2000 年的被观察队列，cohort01 为起始年份为 2001 年的被观察队列；ε 为随机扰动项，也称随机误差项表明各种随机因素对模型的影响，反映了未纳入模型中的其他各种因素的影响。

在 5 年观察期内每个患者的每颗第一恒磨牙的平均折算无龋齿时间或平均折算 QATY 在本研究中分别作为主要效果变量。主要干预变量是第一恒磨牙是否接受窝沟封闭。分析单位是个体儿童受试者。

本研究中，所有受试者数据均来自 5 年观察期，因此，每颗牙齿的最大无龋齿期为 5 年或 60 个月，这将导致右删失问题。因为所有的样本受试者都是持续参保没有中断，因此，仅当整个观察期内牙齿均未接受龋齿相关治疗时，效果值才会出现右删失问题。故此，本研究通过托比模型进行效果分析与估算。

托比模型最初是为了解决因变量的删失问题而发展出来的[15]。该模型当前已经成为一个应用非常普遍的经典的计量经济学回归模型之一，主要处理因某些高阈值或低阈值的存在而无法观察到受试者的真实应答情况或因变量变化情况的问题。基于研究问题本身、概念模型与数据特点引入相关变量和阈值，这里托比模型可表示如下：

$$Y^* = \Sigma X_n' \boldsymbol{\beta}_n + \varepsilon \qquad \varepsilon \sim N(0, \sigma^2)$$

$$Y = Y^* \qquad 如果 Y^* < 60 个月$$

$$Y = 60 个月 \qquad 如果 Y^* 大于或等于 60 个月$$

式中，X_n' 为被研究的干预变量和其他一系列解释变量的向量；Y^* 为真实的无龋齿期，是一个难以观察到的、连续的潜在因变量；Y 为观察到的平均无龋齿期，且 Y = min（Y^*, 60 个月），即 Y^* 和 60 个月二者间的较小值。本研究的观察期为 5 年，因此，最大平均无龋齿期应为 60 个月，也就是说托比模型中表示效果的因变量为右删失。而当折算率为 3%时，最大时间则为 56.6 个月。

在此分析模型中，普通最小二乘（ordinary least squares，OLS）法中 $E(\varepsilon) = 0$ 这一假设并不成立，因此，如应用 OLS 法，那么上述模型的参数估值则存在一定偏倚[15]。在方差一致关键假设和误差项服从正态分布的条件下，托比模型采用了最大似然估计（maximum likelihood estimation，MLE）法确保参数估值的一致性。

（二）选择性和工具变量

一般认为随机临床试验（随机对照试验）得到的评估结果可避免偏倚且较为准确、内部有效性（internal validity）高。然而，随机临床试验通常具有严格的入选/排除标准，对结果的随访期较短。因此，随机临床试验结论的外部有效性（external validity）较低，这限制了其在经济学评估中的广泛应用。相反，回顾性观察性队列研究（retrospective observational cohort studies）具有成本低廉的优势，能够提供足够大的样本人群和较长的观察期。

此外，按照真实发生的临床决策流程将受试者分为干预组或非干预组这一做法与实际牙科临床更接近，结论更适宜推广（more generalizable）。当然，对观察性数据进行分析时，研究者通常会面临自选择问题，即受试者以非随机方式接受了干预措施。

1. 窝沟封闭研究的自选择问题 有一些来自牙科医疗服务研究的证据支持在研究中的确存在自选择问题。例如，Kuthy 等发现窝沟封闭组对牙科预防采取的态度可能较为积极[11]。Weintraub 等发现未进行窝沟封闭儿童两次牙科访视之间的间隔时间较长，且接受牙科预防和氟化物治疗的次数较多[16]。此外，他们还发现儿童前往牙科诊所接受预防保健服务的频率越高，其接受窝沟封闭的可能性就越大。他们还发现接受窝沟封闭的儿童中，白人孩子的比例较大，家庭收入较联邦贫困线高 33%的可能性较大[4]。窝沟封闭组和非窝沟封闭组儿童之间也可观察到一些临床状况的差异。例如，Robison 等发现既往无龋齿病史儿童接受窝沟封闭的可能性高于有龋齿病史儿童[17]。这有可能导致窝沟封闭防护效果的高估[4]，因为即使不考虑窝沟封闭的防护效果，既往无龋齿病史儿童随后接受修复治疗的次数也可能是较少的。

上述结果表明，若基于观察性数据进行研究，则窝沟封闭的成本-效果分析存在一个重要的方法学问题。窝沟封闭可能是一种内生性干预（endogenous intervention），即许多因素不仅可能影响窝沟封闭，还可影响窝沟封闭的结果。只有对所有相关因素或混杂变量进行观察并合理控制时，方可获得一种有效的结果评价。如果存在某些可能同时影响干预措施和结果且未被观测到或缺失的因素，就可能出现从一种干预措施的观察值得到的残差均值与另外一种干预措施的观察值得到的残差均值不一致的情况。也就是说，残差与回归分析中的干预变量具有相关性，这违背了解释变量和误差项之间不存在任何相关性这一回归假设。这种情况下，这一干预措施的系数估值将存在偏倚。

尽管许多窝沟封闭的成本-效果分析研究承认自选择问题的存在，但迄今为止尚无学者试图去纠正这种内生性引起的估计偏倚问题。本研究不仅通过更多引入重要变量如有无既往龋齿病史和牙科服务的使用，还通过在统计分析中引入工具变量的方法来尝试克服上述自选择问题。

2. 窝沟封闭的临床决策制订和特定概念模型　随着计量经济学方法逐步引入卫生技术评估研究，工具变量方法越来越多地应用于基于大型保险理赔数据集（如联邦医疗保险理赔数据和私人保险理赔数据）的观察性研究，以评价各医疗干预方法的临床或经济学结果。然而，工具变量应用于牙科医疗服务方面的研究还非常少。在进行经济学评估前，尤其当经济学评估涉及自选择和工具变量方法学问题时，建立一个能够表示干预结果、干预方法和其他影响因素之间关系的概念模型，解释干预方法的决策制订过程具有重要意义。本书第 8 章第一节"概念模型"中描述过一个用于研究牙科医疗服务结果的概念框架。从该概念框架可以看出，患者个人特征、外部环境及牙科服务供给系统影响了口腔卫生行为和结果。图 8-2 是一个简化的概念模型，特别描述了窝沟封闭的临床决策制订过程，并提出了数个候选工具变量。

窝沟封闭是一项预防保健服务。一般情况下，是否进行窝沟封闭并非儿童父母（本研究中为入组儿童父母）或牙科医生单独决定的，而且窝沟封闭通常不是

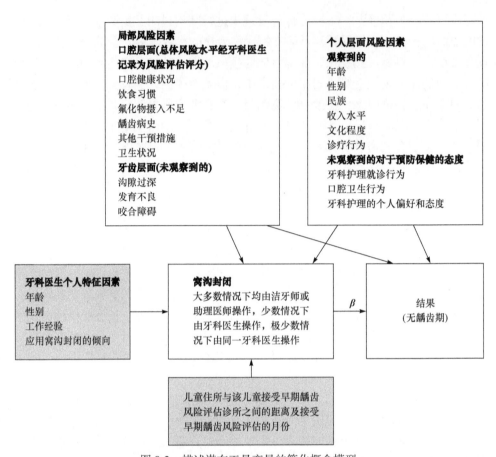

图 8-2　描述潜在工具变量的简化概念模型

阴影部分所含的变量可作为候选变量，这里的各箭头代表变量之间影响的方向；β 代表窝沟封闭对
牙齿健康的影响程度

在决定做出的当日进行的。一项针对 HPDG 牙科医生的调查结果显示，窝沟封闭
的建议提出和操作通常需要经历下列过程：父母携带孩子前往牙科诊所进行常规
或定期口腔检查；牙科医生对孩子进行标准检查和龋齿风险评估，并给出风险评
分。与此同时，牙科医生可能认为窝沟封闭对孩子的牙齿保健有好处，并向父母
推荐这一措施；父母可能也可能不会采纳医生的建议。如果采纳了医生的建议，
父母需要在诊所前台进行窝沟封闭预约；然后，下一次就诊时，洁牙师、牙科助
理医生或牙科医生会做 1 颗或多颗牙齿的窝沟封闭。实际操作的医生与此前进
行龋齿风险评估和推荐窝沟封闭的牙科医生可能是同一个医生，也可能是不同
的医生。长在牙弓同一位置的 4 颗牙齿接受窝沟封闭的时间还可能不同。另外，
还可能出现长在牙弓同一位置的 4 颗牙齿并未全部接受窝沟封闭的情况。

　　基于上述情况，不难看出窝沟封闭决策的制订与龋齿风险评估流程，尤其是在窝沟封闭前且与窝沟封闭距离时间最近的那次风险评估流程有密切关系。直至1996年,HPDG才统一了龋齿风险评估流程,并进行了记录。如本书前文所述,龋齿风险评估的主要标准包括龋齿病史、饮食习惯、氟化物的使用、药物/治疗史等。HPDG采用的《患龋风险评估指南》推荐所有高患龋风险儿童牙齿的窝沟点隙应涂布窝沟封闭材料。除龋齿风险评估标准以外,风险评估表还纳入了窝沟封闭建议记录项,但牙科医生通常未按要求完整填写该项内容。

自从实施风险评估以来,窝沟封闭的普及程度显著提高。目前,在HPDG项目中,95%以上的就诊儿童接受过总体患龋风险评估评分。本研究所获得的初步结果进一步证实了患龋风险评估和窝沟封闭之间存在的内在联系。初步研究结果表明,90%以上的窝沟封闭在此之前先进行了患龋风险评估,而最近一次的风险评估与窝沟封闭之间的中位间隔期为40天。一般情况下,研究入组的数年内,儿童会接受一次以上风险评估。牙科医生通常在牙齿萌出后2~3年向父母推荐窝沟封闭,因此,我们可以推断早期风险评估与窝沟封闭的关系更为密切。

基于上文所述的窝沟封闭的决策制订过程及患龋风险评估和窝沟封闭治疗之间的关系,我们可以看出下列三方均在窝沟封闭决策制订过程中扮演了某种角色——进行风险评估的牙科医生、儿童本身的治疗意愿及父母的决策参与。其中,牙科医生和父母是两大主要决策制订者,而儿童的口腔健康状况是决策制订过程的主要依据。儿童的患龋风险可分为两大类,即口腔层面的风险和牙齿层面的风险。

在龋齿风险评估表中,口腔层面的风险因素包括既往口腔健康状况、饮食习惯、氟化物摄入不足、龋齿病史、其他干预措施的应用、卫生状况等。口腔层面的风险主要通过风险评估进行量化,因此易于观察和记录。牙齿层面的风险因素,如沟隙过深、发育不良、咬合障碍,通常无法通过风险评估进行评估。因此,牙齿层面的风险难以观察和记录。如上文所述,HPDG采用的《患龋风险评估指南》推荐所有高患龋风险儿童牙齿的窝沟点隙应涂布窝沟封闭材料。但对于低风险儿童,如经评估认为其窝沟点隙解剖学结构的龋齿易感性较高,则建议应用窝沟封闭。但最终是否接受窝沟封闭仍取决于牙科医生和儿童父母。换言之,即使在儿童风险评估较低的情况下,牙科医生仍有可能推荐窝沟封闭,最终结果是儿童可能得到也可能没有得到窝沟封闭。

如概念模型所展示的,某些个人层面的因素不仅会影响健康结果,而且还会影响干预决定的制订。这些因素包括年龄、性别、民族、收入水平、文化程度、诊疗行为、对于预防保健的态度等。接受窝沟封闭的患者可能对口腔健康预防采取一种积极的预防态度。尽管这种行为或态度可能部分反映在对其他预防保健服务的利用上,但仍然无法被整体观察到或测量到。

一颗牙齿接受窝沟封闭的原因可能包括近期其他牙齿有龋齿发生、口腔卫生状况差、口腔卫生习惯不佳、高糖饮食、𬌗面沟隙过深、发育不良、牙科医生推荐、对预防保健态度积极等。一颗牙齿未曾接受窝沟封闭的原因可能包括先前接受过修复治疗、口腔层面的患龋风险水平较低、𬌗面沟隙表浅、牙齿萌出不足导致涂布封闭材料时无法正常隔离牙齿、牙科医生疏漏、对预防态度不积极等。

总之，对于本研究关注的第一恒磨牙，如分属于不同个体，那么牙齿层面的龋齿风险因素、口腔层面的龋齿风险因素、经济社会学因素、对预防保健的态度/行为及其他因素共同作用于窝沟封闭的应用。如同属于一个个体，某些第一恒磨牙接受了窝沟封闭，而某些未曾接受，则牙齿层面的患龋风险差异似可充分解释窝沟封闭的决定。

3. 工具变量 计量经济学研究中通过引入工具变量进行自选择偏倚的修正是一种非常普遍的方法。然而，这一方法较少用于医疗结果方面的研究中，尤其是在牙科医疗服务的研究中。一个有效的工具变量应与待修正的内生性干预措施高度相关，但与结果指标的误差项不存在任何相关性。工具变量的选择应基于描述干预措施与研究结果之间关系的适宜理论或概念模型[18]。如果在概念模型中因果关系箭头的指示方向从干预措施指向所选工具，或从结果指向所选工具，或从所选工具指向结果，或从其他变量指向所选工具、干预措施和结果，则所选工具变量就是无效的[18]。

本研究中，图 8-2 概念模型的阴影部分所含的变量可作为候选工具变量，包括牙科医生个人特征因素、儿童住所与该儿童接受早期龋齿风险评估诊所之间的距离及接受早期龋齿风险评估的月份。牙科医生因素包括年龄、性别、工作经验、应用窝沟封闭的倾向。如上文所述，本研究中涉及的进行龋齿风险评估、给出龋齿风险评分、窝沟封闭推荐意见（但数据中窝沟封闭推荐记录并不完整）的牙科医生的个人特征因素信息皆已收集汇总在数据里。

一般而言，牙科医生对窝沟封闭的利用因人而异。图 8-2 中从牙科医生个人特征因素直接指向窝沟封闭的因果关系箭头表示牙科医生对窝沟封闭利用的个人偏好。龋齿风险评估和窝沟封闭的推荐意见通常取决于牙科医生的年龄、性别和相关经验等。一些以往的研究表明，牙科医生的学历教育和在职继续教育、所掌握的预防措施的相关知识、执业经验及现代诊疗技术的使用情况均是干预选择的附加影响因素[19,20]。例如，Weinberger 和 Wright 发现牙科医生的执业时间越长，窝沟封闭的利用水平则越低[19]。Siegal 等发现牙科医生自身掌握的关于窝沟封闭的相关知识、龋齿治疗的保守取向、接诊儿童患者数量及保险对于窝沟封闭的理赔规定的影响共同决定了 22%的窝沟封闭利用水平[20]。

除上述因素以外，牙科医生对窝沟封闭的偏好有可能是决定患者是否进行窝沟封闭的一个更为全面的因素，该因素可能包括了上述因素和其他未知的与牙科医生相关的因素。Robison 等发现不同牙科医生对窝沟封闭的偏好不尽相同。他们的研究结果显示，窝沟封闭组中具有窝沟封闭高倾向性（即各项治疗操作中窝沟封闭所占的比例>10%）的牙科服务提供者的比例为 57%，而在非窝沟封闭组中这一比例仅为 15%[17]。Eklund 等发现与窝沟封闭相似，患者接受修补治疗的决定同样被牙科医生的个人偏好所左右，在参加某项保险计划的 1 566 位私人牙医生中，医生对修补治疗的总体倾向是投保儿童群体是否得到该服务的最有力的一个影响因素[21]。

尽管普遍认为牙科医生的个人特征和偏好可能在临床决策的制订和窝沟封闭成本-效果研究中非常重要，但这里仍需明确一点，其他研究中通常未交代龋齿风险评估流程，也无从考虑哪位牙科医生进行过风险评估，因此，其涉及的牙科医生更可能指的是实际进行窝沟封闭操作的牙科医生。但在本研究中，窝沟封闭常由洁牙师或牙科助理医生操作，因此，这里的牙科医生往往与患龋风险评估的医生是同一位医生。随着临床技术和牙科执业模式的不断发展，越来越多的窝沟封闭由洁牙师或牙科助理医生操作，而非牙科医生，尤其在 HPDG 框架下。本研究充分利用了这种执业模式，将干预（窝沟封闭）决策和干预（窝沟封闭）应用流程区分开来。相应地，本研究中所指的牙科医生实际上就是为同一样本儿童进行龋齿风险评估的医生。本研究的相关数据进一步确认了这一执业模式的实际存在，约 70% 的牙科医生进行龋齿风险评估，而洁牙师或牙科助理医生进行窝沟封闭操作。而余下的 30% 的窝沟封闭由牙科医生操作，其中一半是由进行龋齿风险评估的同一个牙科医生完成，另一半则由不同的牙科医生操作完成。

从概念模型可以看出，牙科医生和研究结果之间不存在任何直接箭头指向或相关性，因此，可将牙科医生的个人特征定义为工具变量。理由如下：

（1）窝沟封闭通常由洁牙师或牙科助理医生操作。

（2）即使窝沟封闭最初由牙科医生操作，但封闭完成后，后期的随访服务均由其他不同牙科医生完成。基于本研究数据的初步研究结果显示，20%～25% 的情况下，早期龋齿风险评估和最早的龋齿治疗是由同一位牙科医生完成的。

（3）即使龋齿风险评估、窝沟封闭和随访服务均由同一位牙科医生完成，牙科医生的个人特征影响窝沟封闭决策，但不影响后期随访服务的情况仍然是可能的。换言之，窝沟封闭决策可能存在着专业性方面的差异，但随访服务不会出现这种差异。

（4）窝沟封闭应用与龋齿发生并确诊这段时间内专业牙科医疗服务对阻止龋齿发展所采取的应对措施仍较为有限，仅可借助某些检查和氟化物应用等其他预防措施阻止龋齿的发展。

（5）其他临床预防保健服务，如氟化物治疗，往往由洁牙师或牙科助理医生操作。

（6）在 5 年研究期内患者所有预防访视中接诊的均是同一位牙科医生的情况

的可能性较小。

（7）更重要的是，主要研究结果是无龋齿期，终点为龋齿修补治疗的最早发生日期，该终点与牙科医生采用何种龋齿治疗方式几乎无任何关系。

基于前文介绍的执业模式，不宜采用 Robison 等的研究中推荐的方法，即通过计算接受窝沟封闭的患者比例评估牙科医生对窝沟封闭的偏好程度[17]。本研究通过窝沟封闭的推荐次数在各类龋齿预防服务推荐次数中所占的比例来评估牙科医生对窝沟封闭的偏好程度。在 HPDG 的就诊记录中，并未按要求完整记录窝沟封闭的推荐情况。因此，无法明确牙科医生是否向低龋齿风险评分儿童推荐了窝沟封闭。从就诊记录中可以明确的唯一信息为低龋齿风险评分儿童最终是否接受了窝沟封闭操作。然而，只要牙科医生未按要求完整填写窝沟封闭推荐的情况仅为随机发生的行为，而非系统性现象，仍可通过上述比值评估牙科医生对窝沟封闭的偏好程度。

另外一个候选工具变量为早期龋齿风险评估发生的月份。下面几个原因可解释为什么风险龋齿评估的月份可能影响窝沟封闭利用率。首先，窝沟封闭仅是一项预防性服务，并非必须和必要。本研究数据来自美国明尼苏达州。该州冬季非常寒冷，但夏季比较凉爽。因此，或可推断该地区冬季月份的窝沟封闭使用率通常可能较低。另外，学校的学年日程安排也可能影响儿童接受预防性服务的可能性。因此，可以推断假期的窝沟封闭利用率可能较高，而期末考试所在的月份的利用率则较低。例如，基于本数据样本初步研究显示，五月份的窝沟封闭利用率最低，而八月份的利用率最高。将月份定义为工具变量仍需进一步验证。但作为一种新思路，类似尝试可应用于针对不同地理环境或不同医疗课题的研究。

以往关于医疗服务的研究中常见将受试者住所与最近诊所之间的距离定义为工具变量。一项基于美国低收入家庭医疗保险项目 Medicaid 理赔数据的研究结果显示 Medicaid 患者所住郡县城是否拥有相应的牙科医生是牙科服务的一项重要预测指标[22]。一项在患者/看护人员中开展的调查结果显示，能否方便地找到牙科医生是儿童接受牙科服务的一项主要原因[23]。口腔窝沟封闭是一项预防性服务手段。因此可以认为，如果儿童的住所距离牙科诊所较远，那么其接受窝沟封闭的可能性则较小。然而，与其他将受试者住所与最近诊所之间距离定义为工具变量的研究不同的是，本研究将受试者住所与龋齿风险评估诊所之间的距离定义为工具变量，原因为龋齿风险评估通常通过常规检查进行。如果患者定期在某个诊所进行牙科检查，那么该诊所通常是该患者较为满意的一种选择。这种选择可能出于交通便利、诊所口碑较好、患者习惯等原因的考虑。事实上，基于本样本数据的初步研究显示,91.6%的患者接受窝沟封闭的诊所与窝沟封闭应用前最近一个时间点接受龋齿风险评估的诊所为同一个诊所。同时，初步研究也依照常规方式计算了患者住所与最近诊所之间的距离，并进行了检验。其窝沟封闭利用率未观察到任何统计学差异。

　　值得一提的是，还有几个变量原本有成为工具变量的可能，但最终发现应用于本研究中并不是很适当。其中一个变量为牙科医生的专业背景。以往研究表明，牙科医生的专业背景可能影响儿童是否接受窝沟封闭的决策。例如，公共卫生专业毕业的牙科医生往往更乐于向儿童推荐牙科预防性措施[24]。Weintraub 等的研究发现，就诊儿科而非一般牙科医生的儿童更可能接受窝沟封闭[2]。然而，考虑到患者的患龋风险可能对患者被转诊的专业科室有影响，因此，牙科医生的专业背景可能不是窝沟封闭研究的一个理想工具变量。另外一个可考虑的变量是队列。以往研究曾经显示较晚期的队列的窝沟封闭利用率有所升高，这可能与健康伙伴牙科小组诊所实施的某些窝沟封闭鼓励政策有关。然而，上述窝沟封闭利用率的升高可能受到下列两个因素的干扰：第一，对于本研究中的非窝沟封闭组，其在分析中用到的龋齿风险评估是较早时完成的。因为很可能较早期的龋齿风险评估与窝沟封闭决策制订的相关性更为明显。第二，较晚期队列的医疗结果可能优于较早期的队列。因此，本研究中未将队列定义为工具变量。

　　理论上，保险支付范围和牙科服务提供者所获得报销比例是患者接受某种服务的主要阻碍因素。其他相关因素，如牙科医生对报销流程不满、保险共付部分回款困难等均可能影响其对龋齿预防服务项目的推荐使用。而在本研究中，窝沟封闭的费用完全由保险公司支付，因此，不存在上述问题。而且，在制订窝沟封闭决策时，HPDG 的牙科医生通常无法获得患者的投保信息。因此，保险类型和保险范围也不能在本研究中作为工具变量使用。

　　总之，本书从临床决策制订过程和简化概念模型的角度阐述了窝沟封闭经济学评估中自选择问题的修正要求及选择上述候选工具变量的具体原因。然而，上述候选工具变量的强度和有效性仍需通过 F 检验和逻辑回归等统计方法进行进一步检验。检验结果详见后文。

（三）选择性修正托比模型

　　窝沟封闭是一项通常仅需进行一次的预防性服务，并且对每颗牙齿的干预强度几乎相同。如封闭失败，会导致牙体磨损更多。因此，模型中无须对同时性（simultaneity）偏误进行相应处理。本研究中适用于效果评估的分析模型为选择性修正托比模型（selectivity-corrected Tobit model）。其函数如下：

$$E = \begin{cases} E^* = \beta_s x_s + \sum \beta_n x_n + \varepsilon_i, & E^* < 60 \\ 60, & E^* \geqslant 60 \end{cases}$$

$$x_s = f\left(\sum \alpha_v z_v + \sum \gamma_n x_n + \varepsilon_s\right)$$

式中，α、β、γ 均为回归系数，ε 为"随机扰动项"，也称"随机误差项"表明各种随机因素对模型的影响，反映了未纳入模型中的其他各种因素的影响。其中，E 为每个样本个体所有纳入研究的第一恒磨牙的无龋齿期的折现平均值，当然这里也就是因变量；x_s 为窝沟封闭；x_n 为第一个方程中除窝沟封闭之外的所有自变量；z_v 为所有工具变量[①]；$\varepsilon_i \sim N(0, \sigma_i^2)$；$f(\cdot)$ 为 Probit 函数，即：

$$\Pr(x_s = 1 \mid z_v, s_v, \varepsilon_s) = F\left(\sum \alpha_v z_v + \sum \gamma_n x_n\right)$$

式中，$F(\cdot)$ 为标准正态分布的累积分布函数。

上述两阶段模型中，第一个方程为主方程，第二个方程为选择方程。窝沟封闭干预是一个两分变量（dichotomous variable），因此，选择方程可采用 Probit 回归。下述两个方程描述了选择性修正托比模型如何引入本成本-效果分析的自变量和工具变量对无龋齿期进行预测的过程：

主方程（托比回归方程）

$$\begin{aligned}
\text{Eff} = {} & \beta_1 \text{sealant} + \beta_2 \text{age} + \beta_3 \text{gender} + \beta_4 \text{race} + \beta_5 \text{income} + \beta_6 \text{edu} \\
& + \beta_7 \text{poverty} + \beta_8 \text{geo} + \beta_9 \text{pubpay} + \beta_{10} \text{risk} + \beta_{11} \text{uti} + \beta_{12} \text{fluo} \\
& + \beta_{13} \text{space} + \beta_{14} \text{ortho} + \beta_{15} \text{cohort} + \omega
\end{aligned}$$

选择方程（Probit 回归方程）

$$\begin{aligned}
\text{Sealant} = {} & f(\gamma_1 \text{age} + \gamma_2 \text{gender} + \gamma_3 \text{race} + \gamma_4 \text{income} + \gamma_5 \text{edu} + \gamma_6 \text{poverty} \\
& + \gamma_7 \text{geo} + \gamma_8 \text{pubpay} + \gamma_9 \text{risk} + \gamma_{10} \text{uti} + \gamma_{11} \text{fluo} + \gamma_{12} \text{space} + \gamma_{13} \text{ortho} \\
& + \gamma_{14} \text{cohort} + \gamma_{15} \text{instrument} + \varepsilon)
\end{aligned}$$

$$\text{Corr}(\varepsilon, \omega) = \rho$$

式中，窝沟封闭干预在主方程中作为自变量，在选择方程中则作为因变量。函数 $f(\cdot)$ 为 Probit 函数。由于研究所用的 HP 数据集几乎未提供任何具体社会人口信息，因此，本研究采用了将样本儿童居住地址与美国 Census 2000 数据相关联的办法，获取了以下 4 个组分的地理区块组水平上的信息，4 个组分包括家庭收入中位数、25 岁或以上且具有高中学历人群比例、贫困线以下样本个体比例和城市区域样本个体比例。这几个变量作为社会经济状况或地理区域的替代变量。上述 4 个变量中，每个变量均按照中位数分为两组，在上述方程中分别以收入水平、文化程度、贫困水平和地理区域表示。这里的风险水平分为 3 个等级，以两个虚拟变量表示。5 个队列分别以 4 个虚拟变量表示。工具表示一系列经检验证实较强、有效的工具变量。ρ 为上述两个方程误差项之间的相关性，假设误差项服从双变量正态分布（bivariate normal distribution）。应用完整信息 MLE 法对上述方程系统进行同时估计。

---

① 本书中，工具变量的引入仅用于增加分析的便利性。研究中仅开展了 MLE 选择模型，而非工具变量估计，因此，工具变量本质上为选择识别变量。

托比模型的 MLE 对因变量误差项的分布假设较为敏感。随着对删失正态分布假设（censored normal assumption）的偏离，估计值可发生渐近性偏倚[25]。一系列设定检验和替代的估计方法被学者们提出来以解决此类问题。例如，Bera 等应用了拉格朗日乘数原理或似然比检验，并且将皮尔逊分布作为正态分布的替代分布[26]。其他检验包括 Hausman 检验、White 信息矩阵（IM）检验、Fin 和 Schmidt LM 检验等[27-29]。本研究对托比模型和选择性修正托比模型下的误差项正态性分别进行了检验。

本研究应用 Stata 软件包进行了托比模型的估计。应用 Stata 标准命令 "Tobit" 进行经典托比估计。应用 David Roodman 研发的新型估计命令 "cmp" 进行选择性修正托比模型估计[30]。该命令可处理混合了 Probit、托比和"连续"（无界/OLS 类似）因变量的多个方程的模型系统。例如，研究者可依据命令文本将具删失问题的连续变量对可通过相应工具变量预测的二元内生变量进行回归分析和处理。

标准同步估计的结果包括两个方程误差项之间的相关性（rho）、结果回归的标准误差（sigma）及 lambda（lambda=rho×sigma）。如 rho 与 0 之间不存在任何显著性差异，则表明变量无内生性或自选择问题，可应用无自选择性修正的简单模型。如 rho 与 0 之间存在显著性差异，则表明变量存在内生性或自选择问题，应当采用经选择性修正的模型。

采用有效的工具变量对选择修正模型具有重要意义。然而，因研究性质和数据充分性问题，仅少数研究能够识别合适的工具变量。如模型引入无效工具变量，则还可能导致估计结果存在偏倚和不一致的情况。牙科研究中，与结果和干预方法相关的大多数未知因素为个人行为因素和生物学因素。本研究所用数据集包括样本儿童就诊病例和临床龋齿风险评估数据。通过这些数据可了解个体儿童的临床患龋风险水平和预防性服务的使用情况。儿童就诊信息反映了儿童的口腔健康和卫生状况，临床龋齿风险评估数据可部分反映个人行为及其对医疗服务的态度。在多变量回归中尽可能引入上述一些变量将在较大程度上修正自选择问题。

（四）两部模型和自选择修正两部模型

1. 两部模型（two-part model）　托比模型具有极佳的删失数据处理能力和对删失和未删失数据部分同时评估的能力。而且，选择性修正托比模型还是一种较为成熟、有效的模型。然而，在本分析中，结果删失数据部分所占的比例较高——约85%的被观察牙齿的无龋齿期为 60 个月（如折现率=0）。因此被删失部分的评估相对来说更为重要。两部模型通常用于分析包含许多删失数值的数据集，能够充分发挥概率基本规则的作用[31]。例如，如最大删失点为 60，那么：

$$E(y\,|\,x) = \Pr(y < 60) \times E(y\,|\,y < 60) + \Pr(y = 60) \times E(y\,|\,y = 60)$$

式中, y 为因变量即无龋齿期, x 为各个自变量, $E(\cdot)$ 和 $\Pr(\cdot)$ 分别为期望值和概率值。

整个数据集可分为两个不同的部分。第一部分表示一个牙齿的无龋齿期是否为最大值, 就是说, 在 5 年观察期内一个样本儿童的 4 颗第一恒磨牙均未患龋。该部分的分析应当通过 Probit 模型基于全样本进行。第二部分基于 5 年期间第一恒磨牙患龋的亚样本进行分析。下列方程分别针对以上两个部分描述了基于无龋齿期测算的效果和窝沟封闭干预之间的关系:

Probit 回归方程

$$
\begin{aligned}
\mathrm{Eff}(60) = f(&\beta_1\mathrm{sealant} + \beta_2\mathrm{age} + \beta_3\mathrm{gender} + \beta_4\mathrm{race} + \beta_5\mathrm{income} + \beta_6\mathrm{edu} \\
&+ \beta_7\mathrm{poverty} + \beta_8\mathrm{geo} + \beta_9\mathrm{pubpay} + \beta_{10}\mathrm{risk} + \beta_{11}\mathrm{uti} + \beta_{12}\mathrm{fluo} \\
&+ \beta_{13}\mathrm{space} + \beta_{14}\mathrm{ortho} + \beta_{15}\mathrm{cohort} + e_1)
\end{aligned}
$$

OLS 回归方程

$$
\begin{aligned}
\mathrm{Eff}(<60) = &\beta_1\mathrm{sealant} + \beta_2\mathrm{age} + \beta_3\mathrm{gender} + \beta_4\mathrm{race} + \beta_5\mathrm{income} + \beta_6\mathrm{edu} \\
&+ \beta_7\mathrm{poverty} + \beta_8\mathrm{geo} + \beta_9\mathrm{pubpay} + \beta_{10}\mathrm{risk} + \beta_{11}\mathrm{uti} + \beta_{12}\mathrm{fluo} \\
&+ \beta_{13}\mathrm{space} + \beta_{14}\mathrm{ortho} + \beta_{15}\mathrm{cohort} + e_2
\end{aligned}
$$

式中, Eff(60) 为无龋齿期小于 60 个月的概率, Eff(<60) 为一个以无龋齿期效果小于 60 个月为条件的连续变量, e_1 和 e_2 分别为上述两个方程的误差项, 具有独立性。函数 $f(\cdot)$ 为 Probit 函数。

2. 选择性修正两部模型(selectivity-corrected two-part model, SCTM) 上文相关部分已经阐述了应用选择性修正模型的理论依据。与选择性修正托比模型不同的是, 文献中较少应用选择性修正两部模型。如引入工具变量的选择回归与两部模型中的每一个部分都合并应用, 那么方程最终系统则包括下列 4 种回归:选择性修正两部模型的第一部分为双变量 Probit 模型(Bivariate Probit model, Biprobit 模型), 由两个具有相关误差项的 Probit 模型组成, 第二部分是一个处理效应(treatment effect, TE)模型, 由一个 Probit 模型和一个具有相关误差项的 OLS 模型组成。下列双变量 Probit 模型举例说明了相关自变量和工具变量是如何代入方程并对效果值是否在删失临界点上进行预测的过程:

主方程(Probit 回归方程)

$$
\begin{aligned}
\mathrm{Eff}(1\ \mathrm{or}\ 0) = f(&\beta_1\mathrm{sealant} + \beta_2\mathrm{age} + \beta_3\mathrm{gender} + \beta_4\mathrm{race} + \beta_5\mathrm{income} + \beta_6\mathrm{edu} \\
&+ \beta_7\mathrm{poverty} + \beta_8\mathrm{geo} + \beta_9\mathrm{pubpay} + \beta_{10}\mathrm{risk} + \beta_{11}\mathrm{uti} + \beta_{12}\mathrm{fluo} \\
&+ \beta_{13}\mathrm{space} + \beta_{14}\mathrm{ortho} + \beta_{15}\mathrm{cohort} + e_1)
\end{aligned}
$$

选择方程（Probit 回归方程）

$$
\begin{aligned}
\text{Sealant} = f(&\gamma_1\text{age} + \gamma_2\text{gender} + \gamma_3\text{race} + \gamma_4\text{income} + \gamma_5\text{edu} + \gamma_6\text{poverty} \\
&+ \gamma_7\text{geo} + \gamma_8\text{pubpay} + \gamma_9\text{risk} + \gamma_{10}\text{uti} + \gamma_{11}\text{fluo} + \gamma_{12}\text{space} + \gamma_{13}\text{ortho} \\
&+ \gamma_{14}\text{cohort} + \gamma_{15}\text{instrument} + \varepsilon_1)
\end{aligned}
$$

$$
\text{Corr}(\varepsilon_1, e_1) = \rho_1
$$

式中，β、γ 均为回归系数，e_1 和 ε_1 为随机扰动项，也称随机误差项，表明各种随机因素对模型的影响，反映了未纳入模型中的其他各种因素的影响。ρ_1 为 e_1 和 ε_1 的相关系数。

其中，窝沟封闭在主方程中作为自变量，在选择方程中作为因变量。无龋齿期被转换为一个二分变量，即 Eff（1 or 0），当效果值不等于删失临界点时，该变量等于 1，当效果值等于删失临界点时，该变量等于 0。函数 $f(\cdot)$ 为 Probit 函数。如窝沟封闭确实具有内生性，那么 e_1 的期望值不等于 0，并且联立方程中误差项 e_1 和 ε_1 应显著相关。窝沟封闭变量本身是一个二分变量。因此，两个回归均为 Probit 模型。选择方程中应用的工具变量必须与窝沟封闭决策具有相关性，但同时不得对无龋齿期造成任何直接显著影响。例如，其中一个选定工具变量为进行早期龋齿风险评估的牙科医生是否具有 25 年以上工作经验，这与下列情况有关：20 世纪 70 年代中期窝沟封闭才被 ADA 正式认可，而此前接受专业教育的牙科医生在口腔定期检查和龋齿风险评估流程中推荐窝沟封闭的可能性较小。

假设上述两个方程误差项之间的相关性 ρ_1（rho1）服从标准二元正态分布（具有零均值和单位方差），可以应用 MLE 法同时对两个方程进行估计。这一方法对主方程误差项的非零期望进行了控制。窝沟封闭变量的潜在内生性可用似然比检验来检验。这相当于检验 ρ_1 是否等于 0。如果 ρ_1 与 0 之间不存在任何显著性差异，则表明无论效果值是否等于删失临界值，可能均不存在或几乎不存在自选择偏倚，应用单个方程（本分析中为经典 Probit 回归方程）而非两阶段模型即可获得无偏倚的估计值。如 ρ_1 与 0 之间存在显著性差异，那么窝沟封闭变量可能具有内生性，这时候两阶段模型可能获得无偏倚的估计值。

以下处理效应模型对选择性修正两部模型的第二部分进行了评估，并举例说明了假设效果值不等于删失临界值时，模型如何引入自变量和工具变量进行效果值预测的过程：

主方程（OLS 回归方程）

$$
\begin{aligned}
\text{Eff}(<60) = &\beta_1\text{sealant} + \beta_2\text{age} + \beta_3\text{gender} + \beta_4\text{race} + \beta_5\text{income} + \beta_6\text{edu} \\
&+ \beta_7\text{poverty} + \beta_8\text{geo} + \beta_9\text{pubpay} + \beta_{10}\text{risk} + \beta_{11}\text{uti} + \beta_{12}\text{fluo} \\
&+ \beta_{13}\text{space} + \beta_{14}\text{ortho} + \beta_{15}\text{cohort} + e_2
\end{aligned}
$$

选择方程（Probit 回归方程）

$$Sealant = f(\gamma_1 age + \gamma_2 gender + \gamma_3 race + \gamma_4 income + \gamma_5 edu + \gamma_6 poverty$$
$$+ \gamma_7 geo + \gamma_8 pubpay + \gamma_9 risk + \gamma_{10} uti + \gamma_{11} fluo + \gamma_{12} space + \gamma_{13} ortho$$
$$+ \gamma_{14} cohort + \gamma_{15} instrument + \varepsilon_2)$$

$$Corr(\varepsilon_2, e_2) = \rho_2$$

同样,窝沟封闭在主方程中作为自变量,在选择方程中作为因变量。函数 $f(\cdot)$ 为 Probit 函数。如效果值不等于删失临界值,那么效果则为连续变量。由于无论样本个体是否接受了窝沟封闭,每一个个体的效果都是被观测到的,因此,本模型与样本选择模型（sample-selection model）不同,不存在因选择过程导致的样本丢失的问题。

本研究中处理效应模型的两个回归采用最大似然方法同时进行估计。这两个回归的误差项假定服从联合正态分布（jointly normally distribution）。窝沟封闭变量的潜在内生性同样通过似然比检验进行检验。如果 ρ_2 与 0 之间不存在显著性差异,则表明不在删失临界值上的效果值可能均不存在或几乎不存在自选择偏倚,应用单个方程或一般正态回归（本分析中为 OLS 回归方程）即可获得无偏倚的估计值。如果 ρ_2 与 0 之间存在显著性差异,那么窝沟封闭变量可能具有内生性,应采用两阶段模型。否则,窝沟封闭的效应估值将产生偏倚。例如,如 ρ_2 为正数,那么通过简单 OLS 回归方程获得的窝沟封闭效应估值一般会偏离 0。

上述基于选择性修正两部模型的 4 个方程放在一起进行估计将会是一个颇为繁杂的任务。然而,如果两个主方程的误差项相互是独立的,即满足通常作为简单两部模型的假设,则可对选择性修正两部模型的各部分进行单独估计。此外,如遗漏变量和窝沟封闭内生性问题的假设存在,选择性/内生性的修正对获得一致的窝沟封闭边际效应可能具有更重要的意义。

最后,对 OLS、托比模型、选择性修正托比模型、两部模型和选择性修正两部模型得到的估计结果进行相互比较。依据下列规则确定具体哪一种模型适用于本研究的增量成本-效果比的计算:

（1）如不存在自选择问题,则不必采用自选择修正模型或直接采用一般正态回归,即本研究中应用的托比模型或两部模型;如存在自选择问题,应采用选择性修正模型,即选择性修正托比模型或选择性修正两部模型。

（2）如效果的误差项分布服从删失正态分布或可转换为删失正态分布,应采用托比模型,即托比模型或两部选择性修正托比模型;如效果的误差项分布不服从删失正态分布且难以转换为删失正态分布,应采用两部模型,即简单两部模型或选择性修正两部模型。

（3）对于下一步的亚组分析,如不存在自选择问题或工具变量经检验后发现较弱，应采用托比模型或两部模型；如存在自选择问题或工具变量经检验后发现较强，应采用选择性修正模型，即选择性修正托比模型或选择性修正两部模型。

（五）成本估计模型

1. 成本估计模型　与效果估计相似，成本的总体分析模型如下：

$$成本 = \beta_0 + \beta_1 sealant + \beta_2 age + \beta_3 gender + \beta_4 ethnicity + \beta_5 income + \beta_6 edu$$
$$+ \beta_7 poverty + \beta_8 geoarea + \beta_9 publicpay + \beta_{10} riskm + \beta_{11} riskh$$
$$+ \beta_{12} utilization + \beta_{13} history + \beta_{14} fluo + \beta_{15} space + \beta_{16} ortho$$
$$+ \beta_{17} cohort98 + \beta_{18} cohort99 + \beta_{19} cohort00 + \beta_{20} cohort01 + \varepsilon$$

式中，ε 为随机扰动项，也称随机误差项，表明各种随机因素对模型的影响，反映了未纳入模型中的其他各种因素的影响。

无论样本个体是否接受了窝沟封闭，主要干预变量仍为窝沟封闭。分析单位为个体儿童。主要成本变量为 5 年研究期内个体儿童每颗第一恒磨牙的平均折现成本。出于以下考虑，模型仅引入了窝沟封闭/再封闭成本和龋齿治疗成本：①牙周或正畸治疗等其他治疗产生的成本与研究内容不相关；②从费用金额上来看，定期或综合检查和造影检查产生的费用可忽略不计；③牙科医生更注重后续龋齿治疗产生的费用；④牙科服务的使用和临床氟化物的应用均由相应变量控制。

2. 托比模型和选择性修正托比模型　一般医疗成本研究中，托比模型或两部模型经常用于一部分受试者在整个研究期间产生零费用的情况。本研究同样也应用了托比模型或两部模型。

在本研究的 5 年观察期内，大多数样本个体均未发生龋齿或接受过任何龋齿治疗。对于窝沟封闭组样本，如果其未接受过窝沟再封闭或龋齿治疗，那么其成本可能仅为一次窝沟封闭治疗的成本。因为牙科医生对每颗第一恒磨牙进行第一次窝沟封闭的时间是在观察期的第一年，因此，该费用无须折现。换言之，对于窝沟封闭组样本，其最小成本应为一次窝沟封闭的成本，该成本是一个常量。对于非窝沟封闭组样本，其最小成本应为零。为了便于分析，暂时从每位接受窝沟封闭样本的最终成本，即每颗第一恒磨牙的平均成本中剔除一次窝沟封闭的成本。窝沟封闭费用剔除后，可观察到相当一部分受试者为零花费，出现左删失问题。本研究采用以零为临界值的托比模型进行了成本分析，基本模型如下所示：

$$Y^* = \Sigma X_n \beta_n + \varepsilon \qquad \varepsilon \sim N(0, \sigma^2)$$
$$Y = Y^* \qquad\qquad 如 Y^* > \$0$$
$$Y = \$0 \qquad\qquad 如 Y^* = \$0$$

式中，X_n 为干预变量和其他一系列解释变量的向量；Y^* 为每位样本个体每个纳入研究的第一恒磨牙的真实平均成本，是无法观察到的连续的潜在因变量；Y 为可被观察到的平均成本，且 $Y = \max(Y^*, \$0)$。成本托比模型的因变量为左删失。$\sigma^2$ 为方差，在方差齐性和误差项正态性关键假设下，应用 MLE 得出托比模型参数的一致估计量。

与效果估计相似，成本回归也同样需要修正潜在的自选择问题。成本回归应用的工具变量与效果回归的相同。成本分析模型为选择性修正托比模型。函数如下：

$$C = \begin{cases} C^* = \beta_s x_s + \sum \beta_n x_n + \varepsilon_i, & C^* > 0 \\ 0, & C^* \leqslant 0 \end{cases}$$

$$x_s = f(\sum \alpha_v z_v + \sum \gamma_n x_n + \varepsilon_s)$$

式中，C 为每位样本儿童每颗第一恒磨牙的平均折现费用，且同时作为因变量；α、β、γ 均为回归系数；x_s 为窝沟封闭；x_n 为第一个方程中除窝沟封闭之外的所有自变量；z_v 为每一个工具变量；$\varepsilon_i \sim N(0, \sigma_i^2)$；$f(\cdot)$ 为 Probit 函数。

上述两阶段模型中，第一个方程为主方程，第二个方程为选择方程。窝沟封闭干预是一个两分变量，因此，选择方程可采用 Probit 回归方程。下述两个方程描述了选择性修正托比模型如何引入本研究中特定自变量和工具变量进行成本预测的过程：

主方程（托比回归方程）

$$\begin{aligned} 成本 = {} & \beta_1 \text{sealant} + \beta_2 \text{age} + \beta_3 \text{gender} + \beta_4 \text{race} + \beta_5 \text{income} + \beta_6 \text{edu} \\ & + \beta_7 \text{poverty} + \beta_8 \text{geo} + \beta_9 \text{pubpay} + \beta_{10} \text{risk} + \beta_{11} \text{uti} + \beta_{12} \text{fluo} \\ & + \beta_{13} \text{space} + \beta_{14} \text{ortho} + \beta_{15} \text{cohort} + \omega \end{aligned}$$

选择方程（Probit 回归方程）

$$\begin{aligned} 窝沟封闭 = f(& \gamma_1 \text{age} + \gamma_2 \text{gender} + \gamma_3 \text{race} + \gamma_4 \text{income} + \gamma_5 \text{edu} + \gamma_6 \text{poverty} \\ & + \gamma_7 \text{geo} + \gamma_8 \text{pubpay} + \gamma_9 \text{risk} + \gamma_{10} \text{uti} + \gamma_{11} \text{fluo} + \gamma_{12} \text{space} + \gamma_{13} \text{ortho} \\ & + \gamma_{14} \text{cohort} + \gamma_{15} \text{instrument} + \varepsilon) \end{aligned}$$

$$\text{Corr}(\varepsilon, \omega) = \rho$$

式中，ω 和 ε 为随机扰动项，也称随机误差项，表明各种随机因素对模型的影响，反映了未纳入模型中的其他各种因素的影响，ρ 为 ω 和 ε 的相关系数。

其中，窝沟封闭干预在主方程中作为自变量，在选择方程中则作为因变量。函数 $f(\cdot)$ 为 Probit 函数。相关变量、选择性修正托比模型估计和选择性检验的阐述详见本章第三节"数据分析方法选择"中第三部分"成本效果分析"中的相关内容。

医疗服务成本的研究中，成本的分布通常不服从正态分布。成本的偏态分布可导致残差的方差不同,从而产生估计的问题。在对不同年份的成本进行折现并求和后,自然对数法被用来对求和后得到的最终成本进行正态化处理。

本成本函数估计后的窝沟封闭变量的算数差为窝沟封闭对于总成本的边际效应,将用作增量成本-效果比的分子。

3. 两部模型和选择性修正两部模型 尽管托比模型和选择性修正托比模型较为成熟,但应用这两个模型进行成本回归估计时仍存在两大问题。第一大问题为大量成本值处于删失临界值。这些数据中,约 85% 的样本从未产生过任何费用,其最终成本为零(如将窝沟封闭组样本的第一次窝沟封闭成本从最终成本中减去)。这种情况下,与不等于删失临界值的成本值的评估相比,有关成本值是否等于删失临界值的评估可能具有更为重要的意义。另外一大问题是不等于删失临界值的成本值的分布不完全服从正态分布,甚至经成本变量转换后仍不完全服从正态分布。

两部模型是另外一种常用于包含相当一部分样本费用为零的成本数据分析模型。整个数据集被分为两个独立部分。第一部分用来揭示最终成本值是否为正数,即本研究的 5 年观察期内样本儿童的第一恒磨牙是否接受了任何龋齿治疗。如果最小删失临界值为 0,则:

$$E(y\,|\,x) = \Pr(y=0)\times E(y\,|\,y=0) + \Pr(y>0)\times E(y\,|\,y>0)$$

应用 Probit 模型基于全样本对右侧方程的第一部分进行分析。基于每颗第一恒磨牙平均成本为正数的样本亚集对第二部分进行分析。与效果估计相似,下列联立方程描述了窝沟封闭成本和窝沟封闭的关系:

Probit 回归方程:

$$\begin{aligned}
\text{Cost}(0) = f(&\beta_1\text{sealant} + \beta_2\text{age} + \beta_3\text{gender} + \beta_4\text{race} + \beta_5\text{income} + \beta_6\text{edu} \\
&+ \beta_7\text{poverty} + \beta_8\text{geo} + \beta_9\text{pubpay} + \beta_{10}\text{risk} + \beta_{11}\text{uti} + \beta_{12}\text{fluo} \\
&+ \beta_{13}\text{space} + \beta_{14}\text{ortho} + \beta_{15}\text{cohort} + e_1)
\end{aligned}$$

OLS 回归方程:

$$\begin{aligned}
\text{Cost}(>0) = &\beta_1\text{sealant} + \beta_2\text{age} + \beta_3\text{gender} + \beta_4\text{race} + \beta_5\text{income} + \beta_6\text{edu} \\
&+ \beta_7\text{poverty} + \beta_8\text{geo} + \beta_9\text{pubpay} + \beta_{10}\text{risk} + \beta_{11}\text{uti} + \beta_{12}\text{fluo} \\
&+ \beta_{13}\text{space} + \beta_{14}\text{ortho} + \beta_{15}\text{cohort} + e_2
\end{aligned}$$

式中,Cost(0)为两分变量,提示成本值是否为正数;当 Cost(>0)值大于 0时,Cost(>0)为连续变量;e_1 和 e_2 分别为上述两个方程的误差项,具有独立性。函数 $f(\cdot)$ 为 Probit 函数。成本模型中的控制变量与效果模型中的相同。窝沟封闭/再封闭和龋齿治疗的具体服务费按照 HPDG 2005 年收费列表确定。

两部模型与样本选择模型在相关假设上有所不同。两部模型假设存在两个统计上独立的决策制订过程：首先是患者是否使用医疗服务的决策，其次是使用多少医疗服务数量的决定，而样本选择模型假设这两项决定具有统计上的相关性。两部模型假设研究可观察到所有的服务利用数据，且零样本为实际发生情况。样本选择模型假设可观察到潜在的服务利用情况是否可被观察到取决于一些内生的虚拟变量，且零样本包括一些未观察到的结果为负数的情况[25]。两部模型无须对两个方程误差项的联合分布进行任何假设。而样本选择模型则要求对上述两个误差项的联合分布进行假设。

由于实际发生的医疗服务利用和费用数据分布的偏态性较高，因此，两部模型的第二部分经常需要进行对数转换以减少分布的偏态性[2,32]。本研究的初步分析结果显示第二部分的对数残差具有方差齐性。

因为本研究的数据来自美国一家大型健康维护组织，窝沟封闭对成本的边际效应以美元计量，而非对数美元，因此，在阐释结果前应对估计的系数进行再转换。本节后文对估计系数的再转换过程和边际效应的计算方法进行了更详细的阐述。

与效果估计相似，由于与窝沟封闭选择相关但无法观察到的或遗漏的变量会导致自选择偏倚，因此，如果估计模型不做自选择修正，那么两部模型两个部分获得的结果均将产生偏倚。利用工具变量方法进行选择性修正的托比模型在本研究中也应用在成本评估中，其包含的 4 个方程分别为：选择性修正托比模型的第一部分为双变量 Probit 模型，由两个具有相关误差项的 Probit 模型组成；第二部分为处理效应模型，由具有相关误差项的一个 Probit 模型和一个 OLS 模型组成。下面的双变量 Probit 模型举例说明了回归中是如何引入自变量和工具变量并预测成本值是否等于删失临界值的。

主方程（Probit 回归方程）：

$$\text{Cost}(0 \text{ or } 1) = f(\beta_1\text{sealant} + \beta_2\text{age} + \beta_3\text{gender} + \beta_4\text{race} + \beta_5\text{income} + \beta_6\text{edu}$$
$$+ \beta_7\text{poverty} + \beta_8\text{geo} + \beta_9\text{pubpay} + \beta_{10}\text{risk} + \beta_{11}\text{uti} + \beta_{12}\text{fluo}$$
$$+ \beta_{13}\text{space} + \beta_{14}\text{ortho} + \beta_{15}\text{cohort} + e_1)$$

选择方程（Probit 回归方程）

$$\text{Sealant} = f(\gamma_1\text{age} + \gamma_2\text{gender} + \gamma_3\text{race} + \gamma_4\text{income} + \gamma_5\text{edu} + \gamma_6\text{poverty}$$
$$+ \gamma_7\text{geo} + \gamma_8\text{pubpay} + \gamma_9\text{risk} + \gamma_{10}\text{uti} + \gamma_{11}\text{fluo} + \gamma_{12}\text{space} + \gamma_{13}\text{ortho}$$
$$+ \gamma_{14}\text{cohort} + \gamma_{15}\text{instrument} + \varepsilon_1)$$

$$\text{Corr}(\varepsilon_1, e_1) = \rho_1$$

式中，e_1 和 ε_1 为随机扰动项，也称随机误差项，表明各种随机因素对模型的影响，反映了未纳入模型中的其他各种因素的影响，ρ_1 为 e_1 和 ε_1 的相关系数。

其中，窝沟封闭在主方程中作为自变量，在选择方程中作为因变量。Cost（0）为两分变量，当成本值为正数时，该变量等于 1，否则该变量等于 0。函数 $f(\cdot)$ 为 Probit 函数。如窝沟封闭确实具有内生性，那么 e_1 期望不等于 0，联立方程中误差项 e_1 和 ε_1 应显著相关。窝沟封闭变量本身是一个两分变量。因此，两个回归均为 Probit 模型。

下列处理效应模型对选择性修正两部模型的第二部分进行了评估，并举例说明了成本值不等于 0 的情况下，模型是如何引入自变量和工具变量进行成本值预测的：

主方程（OLS 回归方程）

$$\begin{aligned}\text{Cost}(>0) ={}& \beta_1\text{sealant} + \beta_2\text{age} + \beta_3\text{gender} + \beta_4\text{race} + \beta_5\text{income} + \beta_6\text{edu} \\ &+ \beta_7\text{poverty} + \beta_8\text{geo} + \beta_9\text{pubpay} + \beta_{10}\text{risk} + \beta_{11}\text{uti} + \beta_{12}\text{fluo} \\ &+ \beta_{13}\text{space} + \beta_{14}\text{ortho} + \beta_{15}\text{cohort} + e_2\end{aligned}$$

选择方程（Probit 回归方程）

$$\begin{aligned}\text{Sealant} = f({}&\gamma_1\text{age} + \gamma_2\text{gender} + \gamma_3\text{race} + \gamma_4\text{income} + \gamma_5\text{edu} + \gamma_6\text{poverty} \\ &+ \gamma_7\text{geo} + \gamma_8\text{pubpay} + \gamma_9\text{risk} + \gamma_{10}\text{uti} + \gamma_{11}\text{fluo} + \gamma_{12}\text{space} + \gamma_{13}\text{ortho} \\ &+ \gamma_{14}\text{cohort} + \gamma_{15}\text{instrument} + \varepsilon_2)\end{aligned}$$

$$\text{Corr}(\varepsilon_2, e_2) = \rho_2$$

式中，e_2 和 ε_2 为随机扰动项，也称随机误差项，表明各种随机因素对模型的影响，反映了未纳入模型中的其他各种因素的影响，ρ_2 为 e_2 和 ε_2 的相关系数。

同样，窝沟封闭在主方程中作为自变量，而在选择方程中作为两分因变量。函数 $f(\cdot)$ 为 Probit 函数。当成本为正数时，则成本为连续变量。通过对数转换减少分布的偏态性。有关工具变量、选择性修正托比模型估计和选择性检验的阐述详见本书第 8 章第三节"数据分析方法选择"中关于效果分析的选择性修正托比模型部分。有关确定具体哪一种模型适用于计算窝沟封闭的成本边际效应的规则也详见本书前文同一位置。

（六）边际效应和增量成本-效果比计算

1. 样本均值成本-效果比（sample-average CER）　　通过样本均值的成本间差值除以样本均值的效果间差值计算样本均值成本-效果比，无须进行模型拟合或回归。计算方程如下：

$$\text{样本均值成本-效果比} = (C_s - C_0) / (E_s - E_0)$$

式中，C_s 为窝沟封闭组样本个体每颗第一恒磨牙的平均成本；E_s 为窝沟封闭组每位样本个体每颗第一恒磨牙的平均效果；C_0 表示非沟封闭组每位样本个体每颗第一恒磨牙的平均成本；E_0 表示非窝沟封闭组每位样本个体每颗第一恒磨牙的平均效果。计算出的样本均值增量成本-效果比应与以往研究报告的平均估值进行比较分析。

2. 效果的边际效应　应用托比模型或选择性修正托比模型可以得出解释变量的 3 种边际效应。如果删失临界值以外数据与删失临界值以内数据具有相似特征且同时是目标结果，那么应使用潜变量 y^* 的边际效应。如果仅那些未删失的观察数据为目标结果，那么应使用未删失数据的边际效应。如果数据总是处于删失状态，且能被观察到的效应为目标效应，在计算边际效应的时候就应同时考虑删失和未删失数据，这种情况下得出的边际效应一般是最有用的[23,25]。在研究中应使用哪种边际效应主要取决于分析的具体目的[31]。

窝沟封闭的效果和成本可能随着时间的推移而改变。操作良好的窝沟封闭的正常寿命应在 5 年以上。一个不到 5 年就脱落的窝沟封闭与维持了 5 年以上的窝沟封闭在某些特征方面可能存在一定差异，其效果或成本与解释变量之间的关系也可能不同，这取决于封闭材料固定于原位的能力和完整性及牙齿接受窝沟再封闭的频率。本研究假设窝沟封闭材料的保持能力随时间的推移而改变，其效果亦然。换言之，窝沟封闭 5 年后的效果与 5 年内的效果必然存在某些差异甚至完全不同。这表明本分析应采用最常用的边际效应，即同时考虑删失和未删失数据的边际效应。对于上删失临界值为 60 个月（如折现率为 0 的话）的效果变量，y 的期望值为

$$E(y|x) = P(y^* < 60|x) \times E(y|x, y^* < 60) + P(y^* \geqslant 60|x) \times 60$$

式中，y^* 为真实的无龋齿期，是一个难以观察到的连续的潜在因变量；y 为实际观察到的平均无龋齿期，是一个观察到的因变量。x 为各个自变量，$E(\,\cdot\,)$ 和 $P(\,\cdot\,)$ 是统计学专用符号，分别为期望值和概率值。

对于二元自变量，如本研究的窝沟封闭，其对效果的边际效应为

$$\partial E(y|x_j)/\partial x_j = F[(60 - x_i\beta)/\sigma]|_{x_j=1}(x_i\beta - \sigma\lambda_i)|_{x_j=1}$$
$$+ \{1 - F[(60 - x_i\beta)/\sigma]|_{x_j=1}\} \times 60 - F[(60 - x_i\beta)/\sigma]|_{x_j=0}$$
$$\{(x_i\beta - \sigma\lambda_i)|_{x_j=0} + \{1 - F[(60 - x_i\beta)/\sigma]|_{x_j=0}\} \times 60)$$

式中，$\lambda_i = f[(60 - x'\beta)/\sigma]/F[(60 - x'\beta)/\sigma]$，$x'$ 为一个由所有自变量组成的向量，但 $x_j = 1$ 或 0（需视乎具体情况），x_i 为一个由所有自变量（除窝沟封闭变量以外）组成的向量；x_j 为窝沟封闭变量。本方程为每个样本个体算出一个唯一值。所有这些样本个体的值的均值将作为最终边际效应。

基于两部模型或选择性修正两部模型计算边际效应时，相似的概率法则在这里同样适用。对于上删失临界值为 60 个月的效果变量，y 的期望值为

$$E(y\,|\,x) = P(y^* < 60)E(y\,|\,y<60) + P(y^* \geqslant 60)E(y\,|\,y^* \geqslant 60)$$

即：

$$E(y\,|\,x) = P(y^* < 60)E(y\,|\,y<60) + P(y^* \geqslant 60)\times 60$$

然后，两部模型中二元窝沟封闭预防的增量效应或边际效应为

$$E(y\,|_{x_s=1}) - E(y\,|_{x_s=0}) = [(P(y^* < 60\,|_{x_s=1})\times E(y\,|\,y<60\,|_{x_s=1})]$$
$$+ P(y^* \geqslant 60\,|_{x_s=1})\times 60 - \{[P(y^* < 60\,|_{x_s=0})$$
$$\times E(y\,|\,y<60\,|_{x_s=0})] + P(y^* \geqslant 60\,|_{x_s=0})\times 60\}$$

式中，x_s 为窝沟封闭变量。本方程为每个样本个体算出一个唯一值。所有这些样本个体的值的均值将作为最终边际效应。

3. 成本边际效应 如参照前文的模型选择规则，本成本分析可采用托比模型或选择性修正托比模型。通常较多采用的边际效应，即同时考虑删失样本和未删失样本的边际效应，应在这里计算和采用。对于下删失点为零的成本变量，y 的期望值为[31]

$$E(y\,|\,x) = P(y>0\,|\,x)\times E(y\,|\,x, y^* >0) + P(y=0\,|\,x)\times 0$$
$$= P(y>0\,|\,x)\times E(y\,|\,x, y^* >0)$$

对于连续自变量 x，其成本的边际效应为

$$\partial E(y\,|\,x_k)\,/\,\partial x_k = F(x'\beta\,/\,\sigma)\beta_k$$

式中，k 为关注变量，并求出每个个体的 $F(\Sigma kxi'_k\beta\,/\,\sigma)\beta_k$。本研究中，以个体边际效应的均值，而非基于解释变量均值的形式，得到边际效应。前者的结果较为准确。

对于二元自变量 x，如本研究的窝沟封闭变量，其成本的边际效应为

$$\partial E(y\,|_{x_j})\,/\,\partial x_j = F(x_i\beta\,/\,\sigma)\,|_{x_j=1}\,(x_i\beta+\sigma\lambda_i)\,|_{x_j=1} - F(x_i\beta\,/\,\sigma)\,|_{x_j=0}\,(x_i\beta+\sigma\lambda_i)\,|_{x_j=0}$$

式中，$\lambda_i = f(x'\beta\,/\,\sigma)\,/\,F(x'\beta\,/\,\sigma)$，$x'$ 为一个由所有自变量组成的向量，但 $x_j = 1$ 或 0（需视乎具体情况）；x_i 为一个由所有自变量（除窝沟封闭变量以外）组成的向量；x_j 为窝沟封闭变量。本方程为每个样本个体算出一个唯一值。所有这些样本个体的值的均值将作为最终边际效应。

基于两部模型或选择性修正两部模型计算解释变量的成本边际效应时，成本期望值取决于模型两个部分的数据。由于成本变量的下删失临界值为 0，y 的期望值为成本为正数的概率和条件均值期望值的乘积[32]：

$$E(y\,|_x) = P(y>0)\times E(y\,|\,y>0)$$

两部模型或选择性修正两部模型中连续变量 x_c 的边际效应为

$$\partial E(y|_{x_c}) / \partial x_c = pr(y > 0) \times \partial E(y | y > 0) / \partial x_c + E(y | y > 0) \times \partial pr(y > 0) / \partial x_c$$

式中，x_c 为关注变量。两部模型或选择性修正两部模型中二元变量 x_s 的增量效应或边际效应为

$$E(y|_{x_s=1}) - E(y|_{x_s=0}) = [(P(y > 0|_{x_s=1}) \times E(y | y > 0|_{x_s=1}))]$$
$$- [P(y > 0|_{x_s=0}) \times (E(y | y > 0|_{x_s=0}))]$$

式中，x_s 可以是任何一个被关注的二元变量，但本研究中仅表示窝沟封闭变量。同样，以个体边际效应的均值，而非基于解释变量均值的形式，得到边际效应。

两部模型或选择性修正两部模型的第二部分中，需要基于对数转换的成本变量进行 OLS 或处理效应模型估计，从而保证误差项的分布趋于正态。估计后，应对成本变量进行再转换，最后得出实际的边际效应。

确定非对数转换的成本变量预测值的方法取决于误差项的特征[33]。如果对数标度的误差项的分布基本服从正态分布且具有方差齐性，则：

$$E(y) = \exp(x\beta + 0.5\sigma^2)$$

式中，β 为回归系数，y 为因变量，x 为各个变量，σ 为方差，$\exp$（·）为自然常数 e 为底的指数函数。

如果对数标度的误差项的分布趋于方差齐性，但不服从正态分布：

$$E(y) = \exp(x\beta)S$$

式中，S 为 Duan 提出的拖尾因子，在不需要强加正态假设的情况下对再转换的因变量进行估计。这里的拖尾因子为两部模型或选择性修正两部模型中 OLS 指数残差的平均值[32]：

$$S = \frac{1}{N} \sum_{i=1}^{N} \exp(\hat{\varepsilon})$$

式中，变量 N 为样本总数，$\hat{\varepsilon}$ 为计算 Φ 的误差项值，$\exp$（·）为以自然常数 e 为底的指数函数。

初步结果表明，来自本研究中两部模型或选择性修正两部模型的对数标度的误差项具有方差齐性，因此，本研究可采用拖尾因子进行结果再转换。一般认为，基于方差齐性再转换的 OLS 比较适用于重尾分布（heavy-tailed distributions）的数据[33]。如果对数标度的误差项的分布不具有方差齐性，则应采用异方差再转换法[33]，但这在本研究中不是必要的。

4. 增量成本-效果比和置信区间 增量成本-效果比一般是成本-效果分析研究报告的一项最为重要的结果。本质上，增量成本-效果比指与替代方案相比，某

一健康干预方法获得单位健康效果所产生的增量成本（如每生命年花费\$1 或每 QALY 花费\$1 ）[13]。通过下面公式计算增量成本-效果比（ICER）：

$$ICER = \frac{C_1 - C_0}{E_1 - E_0}$$

式中，C_1 为窝沟封闭预防产生的成本，C_0 为无窝沟封闭对照方法产生的成本，E_1 为窝沟封闭预防产生的效果，E_0 为无窝沟封闭对照方法产生的效果，分子 C_1-C_0 为窝沟封闭对成本的增量或边际效应，而分母 E_1-E_0 为窝沟封闭对效果的增量或边际效应。在计算增量成本-效果比之前，应将之前出于分析方便考虑减去的第一次窝沟封闭成本重新计入窝沟封闭组的最终成本。

窝沟封闭边际效应的统计显著性存在下列 4 种情形：①C_1-C_0 与 0 之间存在显著性差异，E_1-E_0 与 0 之间不存在显著性差异；②C_1-C_0 与 0 之间不存在显著性差异，E_1-E_0 与 0 之间存在显著性差异；③C_1-C_0 与 0 和 E_1-E_0 与 0 之间均不存在显著性差异；④C_1-C_0 与 0 和 E_1-E_0 与 0 之间均存在显著性差异。情形①表明窝沟封闭或者非窝沟封闭二者其中一个是节省成本的（cost-saving）。情形②表明窝沟封闭或者非窝沟封闭二者其中一个的保护作用更强。情形③表明窝沟封闭与非窝沟封闭在成本和效果方面均存在高度相似性。情形④稍微复杂，该情形可能表明窝沟封闭是具有合算的成本-效果的（cost-effective），也可能相反，这取决于分子和分母的正负号及增量成本-效果比的置信区间。仅情形④涉及增量成本-效果比的置信区间。

传统上，敏感性分析经常用于反映增量成本-效果比的不确定性。近年，成本-效果分析研究中报告置信区间的现象越来越普遍。然而，这在窝沟封闭与非窝沟封闭的比较研究中还从未被报告过。本研究数据表明相当一部分成本值或效果值处于删失临界值上，口腔服务费用的分布具有显著偏态性。这可能出现难以应用常规统计方法生成置信区间的情况。即使成本或效果变量服从正态分布，但两个边际效应或分子/分母的比也有可能不服从正态分布。增量成本-效果比的分布情况通常未知。因此，本研究将应用自助抽样法生成增量成本-效果比的置信区间。分析过程中将进行高达 1 000 次的自助抽样直至获得了稳定、稳健的置信区间。每次抽样循环（iteration）均包含对数据集的置换和抽样。对每一次抽样形成的样本数据都进行一次效果和成本模型的估计，并计算边际效应。然后，基于 1 000 个增量成本-效果估值的分布情况计算标准误差。

四、亚组分析

如上文所述，不同人群的患龋率均不相同。总体而言，成本-效果分析的结果应更倾向于面向高患龋风险人群进行的干预。基于研究结果，我们可以判断出对于𬌗面患龋高风险人群，窝沟封闭的成本-效果应更为合算。而在低风险人群中的应用有可能造成窝沟封闭的过度利用。亚组分析得出的基于风险的增量成本-效果比对于优化有限医疗资源的合理分配应具有重要意义。

有两种方法可以用来进行亚组分析。第一种方法可将关注变量引入模型形成交互作用项，基于样本中的所有个体数据对交互作用项进行重点分析。这种情况应假设各亚组间其他变量和结果之间的关系或系数相似。另外一种方法为基于亚组样本中的个体数据对关注变量的相关系数进行分析。这种情况应假设现实生活中样本个体的许多特征均存在差异，各亚组间其他变量和结果之间的关系或系数可能有所不同。第二种方法无须对模型的交互作用项进行分析。考虑第二种方法的假设和结果更可能反映现实情况，因此，本研究采用了第二种方法进行亚组分析。

最后，本研究应用非参数条件的自助抽样法（non-parametric bootstrap）计算不同增量成本-效果比的置信区间。当医疗成本或比率估值呈偏态分布时，本方法的覆盖精度优于参数法[34]。

五、质量调整成本-效果分析

Gold 等认为（1996），成本-效果分析一般用于比较不同干预方案的某一项效果的单位效果的成本。而成本-效用分析经常能够用于具有复合或多重效果的干预方案的成本比较[13]。本研究采用了 QATY 作为另外一个效果指标，该指标与效用指标 QALY 类似。由于 QATY 可同时反映牙齿健康状况的时间和严重程度，因此，反映其严重程度的指数体系进一步开发后，QATY 有希望作为一个更为准确的口腔服务的结果指标。

关于 QATY 的计算方法详见本书第 5 章第二节"效果与效用的计量"。基于 QATY 的质量调整成本-效果分析的变量和模型特征与前文介绍的成本-效果分析相同，如因变量删失临界值、干预方法的自选择等，因此，质量调整成本-效用分析将采用相同的估计方法，这里不再一一赘述。

六、敏感性分析

敏感性分析是一种评估成本-效果比随着某些重要参数的变化是否具有足够稳健性的方法。此外，该项分析还可探讨关于结果指标的某些关键假设问题。

单向敏感性分析可用于检验每次一个参数的变化的影响。本研究对下列两个主要参数进行了单向敏感性分析：一系列牙科服务费用和折现率。除了 HPDG 本身使用的费用价目以外，本研究还依据 ADA 的 2005 年牙科医生诊疗费用调查结果对每颗牙齿产生的总费用进行了评估。上述费用反映了美国各地区与本研究数据观察期相应的时期内的牙科平均费用水平，因此被引入研究。对于折现率，除3%以外，还应用了 0 和 5%这两个折现水平，以重新计算接受窝沟封闭牙齿和未接受窝沟封闭牙齿的成本、无龋齿期和 QATY。针对上述所有单向参数的变化，研究者均重新计算了增量成本-效果比及其置信区间。

本章参考文献

[1] ANDERSEN R M, DAVIDSON P L. Ethnicity, aging, and oral health outcomes: A conceptual framework. Advances in Dental Research, 1997, 11(2): 203-209.

[2] WEINTRAUB J A, STEARNS S C, ROZIER R G, et al. Treatment outcomes and costs of dental sealants among children enrolled in Medicaid. Am J Public Health, 2001, 91(11): 1877-1881.

[3] GRIFFIN S O, GRIFFIN P M, GOOCH B F, et al. Comparing the costs of three sealant delivery strategies. J Dent Res, 2002, 81(9): 641-645.

[4] BHURIDEJ P. Treatment outcomes of sealants on first permanent molars: Natural history, survivorship, and cost-utility analysis. Iowa City: The University of Iowa, 2003.

[5] CHRISTENSEN L B, PETERSEN P E, THORN J J, et al. Dental caries and dental health behavior of patients with primary Sjogren syndrome. Acta Odontol Scand, 2001, 59(3): 116-120.

[6] REICH E, LUSSI A, NEWBRUN E. Caries-risk assessment. International Dental Journal, 1999, 49: 15-26.

[7] DENNISON J B, STRAFFON L H, SMITH R C. Effectiveness of sealant treatment over five years in an insured population. J Am Dent Assoc, 2000, 131(5): 597-605.

[8] BELTRÁN-AGUILAR E D, BARKER L K, CANTO M T, et al. Surveillance for dental caries, dental sealants, tooth retention, edentulism, and enamel fluorosis—United States, 1988-1994 and 1999-2002. Surveillance Summaries, 2005, 54(3): 1-44.

[9] SCHNEIDER H S. Parental education leads to preventive dental treatment for patients under the age of four. ASDC J Dent Child, 1993, 60(1): 33-37.

[10] VARGAS C M, RONZIO C R, HAYES K L. Oral health status of children and adolescents by rural residence, United States. J Rural Health, 2003, 19(3): 260-268.

[11] KUTHY R A, BRANCH L G, CLIVE J M. First permanent molar restoration differences between those with and without dental sealants. J Dent Educ, 1990, 54(11): 653-660.

[12] EKSTRAND K R, CHRISTIANSEN J, CHRISTIANSEN M E. Time and duration of eruption of first and second permanent molars: A longitudinal investigation. Community Dent Oral Epidemiol, 2003, 31(5): 344-350.

[13] GOLD M R, SIEGAL J E, RUSSELL L B, et al. Cost-effectiveness in health and medicine. Oxford: Oxford University Press, 1996.

[14] DRUMMOND M, MCGUIRE A. Economic evaluation in health care: Merging theory with practise. Oxford: Oxford University Press, 2001.

[15] TOBIN J. Estimation of relationships for limited dependent variables. Econometrica, 1958, 26: 24-36.

[16] WEINTRAUB J A, STEARNS S C, BURT B A, et al. A retrospective analysis of the

cost-effectiveness of dental sealants in a children's health center. Soc Sci Med, 1993, 36(11): 1483-1493.

[17] ROBISON V A, ROZIER R G, WEINTRAUB J A, et al. The relationship between clinical tooth status and receipt of sealants among child Medicaid recipients. J Dent Res, 1997, 76(2): 1862-1868.

[18] NEWHOUSE J P, MCCLELLAN M. Econometrics in outcomes research: The use of instrumental variables. Annu Rev Public Health, 1998, 19: 17-34.

[19] WEINBERGER S J, WRIGHT G Z. A survey of sealant use by Canadian dental practitioners. J Int Assoc Dent Child, 1990, 20(2): 42-45.

[20] SIEGAL M D, GARCIA A I, KANDRAY D P, et al. The use of dental sealants by Ohio dentists. J Public Health Dent, 1996, 56(1): 12-21.

[21] EKLUND S A, PITTMAN J L, HELLER K E. Professionally applied topical fluoride and restorative care in insured children. Journal of Public Health Dentistry, 2000, 60(1): 33-38.

[22] DASANAYAKE A P, LI Y, PHILIP S, et al. Utilization of dental sealants by Alabama Medicaid children: Barriers in meeting the year 2010 objectives. Pediatr Dent, 2001, 23(5): 401-406.

[23] SIEGAL M D, MARX M L, COLE S L. Parent or caregiver, staff, and dentist perspectives on access to dental care issues for head start children in Ohio. Am J Public Health, 2005, 95(8): 1352-1359.

[24] COOKE M R, FARRINGTON F H, HUIE M, et al. Procedures provided to Medicaid recipients by pediatric, general and public health dentists in the Commonwealth Virginia: Fiscal years 1994 and 1995. Pediatric Dent, 2001, 23(5): 390-393.

[25] WOOLDRIDGE J M. Econometric analysis of cross section and panel data. Boston: The MIT Press, 2002.

[26] BERA A K, JARQUE C M, LEE L. Testing the normality assumption in limited dependent variable models. International Economic Review, 1984, 25(3): 563-578.

[27] HAUSMAN J. Specification tests in econometrics. Econometrica, 1978, (46): 1251-1271.

[28] FIN T, SCHMIDT P. A test of the tobit specification against an alternative suggested by Cragg. Review of Economics and Statistics, 1984, (66): 174-777.

[29] WHITE H. Maximum likelihood estimation of misspecified models. Econometrica, 1987, (50): 1-26.

[30] Roodman D M. CMP: Stafa module to implement conditional (recursive) mixed process estimator. David Roodman, 2015.

[31] GREENE W H. Econometric analysis. 7th Edition. Upper Saddle River: Prentice Hall 2012.

[32] DUAN N. Smearing estimate: A nonparametric retransformation method. Journal of the American Statistical Association, 1983, 78(383): 605-610.

[33] MANNING W G, MULLAHY J. Estimating log models: To transform or not to transform? Journal of Health Economics, 2001, 20(4): 461-494.

[34] CHAUDHARY M A, STEARNS S C. Estimating confidence intervals for cost-effectiveness ratios: An example from a randomized trial. Stat Med, 1996, 15(13): 1447-1458.

第 9 章
评估分析结果

本研究为一项回顾性观察研究，旨在评价 6～17 岁儿童和青少年第一恒磨牙接受窝沟封闭的效果和成本。研究所用数据集来自 1997 年 1 月～2006 年 12 月至少 5 年连续入组的美国明尼苏达州 HPHMO 的受试者样本。本样本包括 5 624 位接受预防性牙科服务或治疗的儿童或青少年，受试者所接受的预防性牙科服务和治疗均由 HPDG 旗下的牙科医生、洁牙师和牙科助理医生操作完成。HP 的参保文档提供了样本儿童的人口统计信息和基于其住址的地理区块信息得到的经济社会学特征。牙科医生的信息，如年龄、性别和工作经验，均通过公司记录获取。整个观察期内样本的牙科就诊和保险理赔数据提供了受试者的就诊日期、所接受的治疗服务和产生的费用。本研究应用 SAS 统计软件进行了全部数据的管理和单变量分析，应用 Stata 统计软件进行了计量经济学模型的分析。所有统计检验的显著性水平均为 0.05。

本章主要展示分析结果，共分为以下几个部分：样本特征，窝沟封闭的应用与工具变量分析，主要效果分析，成本分析，敏感性分析，亚组分析。

第一节 样 本 特 征

本研究的原始数据集包括 44 250 位在至少 10 个月里参加美国明尼苏达州 HPDG 全面保险项目的 6～8 岁儿童资料。与上述儿童相关的就诊记录共 1 973 118 份。研究收集了 1991～2006 年的牙科就诊和保险理赔记录。本研究样本仅限于 1997～2006 年的任何一年里年龄为 6～17 岁的儿童和青少年。样本儿童须于 1997～2001 年至少连续 5 年参保，并接受至少一次龋齿风险评估。初期，共 4 624 位儿童的 13 365 颗第一恒磨牙纳入了本研究样本。所有样本个体均拥有 1～4 颗符合研究目的第一恒磨牙。这些恒磨牙在观察期开始时应无既往接受修补治疗或其他龋齿相关治疗的记录。本研究要求样本个体的所有经济社会学信息均应基于地理编码和普查数据，因此，27 位样本个体因住址信息缺失而被删除。在对诊所和牙科服务提供者进行的数据检查中，约3%的样本因记录错误而被删除。例如，牙科服务提供者与HPDG的雇佣关系发现在龋齿风险评估前实际已经终止。此外，795（16%）位牙科医生的身份编码未与纳入其相关信息（如年龄、性别或毕业年份等）的数据库相关联。在被本研究纳入的18个诊所中，17个诊所具有自己的地理编码和经纬度信息。仅1个诊所缺失地理编码，该诊所完成了1 781次龋齿风险评估和690次窝沟封闭。

最终样本人群进一步减少至3 700名儿童。这些儿童的龋齿风险评估的接诊医生均可关联到牙科医生信息系统。这些样本儿童共由64位牙科医生接诊，其中62位为普通牙科医生，2位为儿童牙科专科医生。女性牙科医生约占31%（$n=20$）。这些医生的年龄中位数为41.6岁，在HPDG内的工作年限中位数为6.4年，毕业后工作年限中位数为16年。按照每个样本儿童的第一恒磨牙入组数整理的儿童百分比分布情况见表9-1。

表9-1 儿童分布及其符合标准且入选研究的第一恒磨牙情况（$n = 3\ 700$）

组别及相应儿童数	窝沟封闭组 儿童数及百分比	非窝沟封闭组 儿童数及百分比	全样本 儿童数及百分比
有4颗第一恒磨牙入选研究的儿童数	1 601（55.94%）	638（76.14%）	2 239（60.51%）
有3颗第一恒磨牙入选研究的儿童数	344（12.02%）	91（10.86%）	435（11.76%）
有2颗第一恒磨牙入选研究的儿童数	423（14.78%）	55（6.56%）	478（12.92%）
有1颗第一恒磨牙入选研究的儿童数	494（17.26%）	54（6.44%）	548（14.81%）
入组儿童总数	2 862（77.35%）	838（22.65%）	3 700（100%）
入组第一恒磨牙总数	8 776（74.59%）	2 989（25.41%）	11 765（100%）

表9-1归纳了窝沟封闭组和非窝沟封闭组的儿童数及各组每个儿童入选的第一恒磨牙数。各组中，50%以上（窝沟封闭组为55.94%，非窝沟封闭组为76.14%）儿童的4颗第一恒磨牙全部纳入样本，窝沟封闭组中此类儿童表示为S4，非窝沟封闭组中此类患者表示为N4。剩余样本个体至少有1颗，但少于4颗第一恒磨牙纳入样本。窝沟封闭组中此类样本儿童表示为S1，非窝沟封闭组中此类儿童表示为N1。儿童纳入S1组的原因为其某些第一恒磨牙在观察期开始前即已经接受过牙科治疗，或整个观察期内未接受过窝沟封闭。样本儿童纳入N1组的原因为其某些第一恒磨牙既往接受过牙科治疗，或在整个观察期内的某个时间点接受了窝沟封闭。S4和S1组的儿童数总和占整个样本的77%。两组合并后（S4+S1）被

定义为窝沟封闭组（S）。窝沟封闭组中，1 颗、2 颗、3 颗和 4 颗第一恒磨牙接受窝沟封闭的儿童比例分别为 17.26%、14.78%、12.02% 和 55.94%。大多数儿童均为 S4 组或 N4 组样本，因此，这两组间的成本和效果差异比较是本研究所主要关注的。此外，本研究还对窝沟封闭组和 N4 组进行了比较分析。N1 组的儿童数较少，且观察期间 N1 组的某些儿童可能接受了窝沟封闭。因此，未对 N1 组进行比较分析。

表 9-2 归纳了研究样本的社会人口统计学数据、基线健康状况和牙科服务的使用情况。样本包括 3 700 名于 1997～2001 年至少 5 年连续参加 HP 全面牙科保险项目的 6～17 岁儿童。分析纳入了两个年龄组：6～8 岁年龄组（*n*=1 751）和 9～17 岁年龄组（*n*=1 949）。男性和女性的比例相当。其中，白人占 43.1%，非白人（如美籍非洲人和西班牙裔美国人等）占 12.0%，样本的 44.9% 未提供任何民族信息。研究基于样本儿童居住社区的美国 2000 年普查信息进行了单变量分析。结果显示，在地理区块组水平上，家庭收入的第一四分位数或较小四分位数为 $55 528，第二四分位数或中位数为 $67 368，第三四分位数或较大四分位数为 $82 100。大多数研究样本居住于城市，收入水平和文化程度较高。贫困线以下人群百分比的中位数仅为 3%，25 岁或以上人群具有高中学历的社区比例的中位数为 93.3%。

表 9-2 研究样本特征：1997～2001 年接受过龋齿风险评估且连续 5 年参保的 6～17 岁儿童（*n* = 3 700）

样本儿童属性	样本儿童数、百分比或均值（SD）
社会人口统计学数据	
总数（人）	3 700
年龄（岁）	
6～8	1 751
9～17	1 949
性别	
女	50.3%
种族*	
白人	43.1%
非白人	12.0%
未知	44.9%
家庭收入中位数**	
不足 $55 528	25.0%
$55 528～$67 368（不包括）	25.0%
$67 368～$82 100（不包括）	25.0%
$82 100 或以上	25.0%

续表

样本儿童属性	样本儿童数、百分比或均值（SD）
25 岁或以上人群具有高中学历人群的百分比中位数**	93.3%
贫困线以下人群的百分比中位数**	3%
城市人群的百分比中位数**	100%
观察期内公共项目保险支付的年数均值	均值=0.6（SD=1.6）
基线健康状况	
首次龋齿风险评估评分	
低	66.5%
中	17.9%
高	15.6%
过去 3 年中患龋牙齿数	
0 颗	66.6%
1～2 颗	17.9%
2 颗以上	15.5%
牙科服务的使用情况	
每参保年内定期检查和预防性访视的次数（次）	
≤1	44.1%
>1	55.9%
观察期内氟化物治疗访视的次数	均值=3.0（SD=2.2）
观察期内是否接受过正畸治疗？	
是	13.0%
否	87.0%
观察期内是否接受过间隙保持治疗？	
是	1.7%
否	98.3%

*研究获得了样本中 55%儿童（n=1 989）的种族数据。

**普查变量归纳了样本儿童住址的地理普查区块组的相关信息，但未描述个体情况。

    如表 9-2 所示，首次龋齿风险评估评分的分布情况显示低风险人群为 66.5%，中风险人群为 17.9%，高风险人群为 15.6%。风险评估评分的分布情况与患龋史的分布极为相似，表明患龋史是风险评估的主要标准。在参保的每一年内，定期检查和预防访视的平均次数为 6 次，该项均值是通过就诊次数，而非治疗数目计算得出的。此外，观察期内，样本中的一些儿童还接受过某些氟化物治疗（均值=

3.0，标准偏差=2.2），这可能降低患龋风险。少数儿童接受了正畸或间隙保持治疗等其他牙科治疗，而这些可能增加患龋风险。

总而言之，本研究样本儿童具有下列特征：较大可能来自社会经济状况较好的家庭或社区，多数会定期接受牙齿检查。在研究开始时，2/3 的儿童评估为低患龋风险人群。

龋齿风险评估评分是本研究的一个重要变量，是样本儿童总体口腔健康状况的一项综合指标。龋齿风险评估评分可分为三类：低风险、中风险、高风险。应参照第一次龋齿风险评估的结果对各年龄队列进行比较分析。本研究中，90%以上的龋齿风险评估均由普通牙科医生进行。尽管某些龋齿风险评估由洁牙师或助理医生完成，但评估结果通常需要由牙科医生进行最终确认。龋齿风险评估评分不仅可影响窝沟封闭的决策制订，还会影响窝沟封闭的成本-效果分析。儿童属性与第一次龋齿风险评估评分之间的相关性见表 9-3。初期龋齿风险评估的分布数据显示低风险样本个体占比为 66.30%，中风险为 17.92%，高风险为 15.78%。统计分析表明不同龋齿风险水平间儿童的性别分布较为相似（P=0.199）。然而，与 9～17 岁儿童组相比，6～8 岁年龄组儿童获得高风险评分的概率较大（P <0.001）。其中一个原因可能为 6～8 岁是混合牙列期的开始，这一时期乳牙较易发生龋齿问题，而新萌出牙齿较为脆弱；另外一个原因可能为高患龋风险儿童在幼年时接受第一恒磨牙窝沟封闭的可能性较大，而 6～8 岁未接受窝沟封闭的儿童的患龋风险较低。

表 9-3 儿童属性与第一次龋齿风险评估评分之间的相关性

儿童属性	低风险 （n=2 453）（66.30%）	中风险 （n=663）（17.92%）	高风险 （n=584）（15.78%）	P 值***
社会人口统计学数据				
年龄（岁）	年龄 6～8：46.93%	年龄 6～8：41.58%	年龄 6～8：57.80%	<0.000 1
性别	女：50.48%	女：52.24%	女：47.16%	0.199
种族**	白人：83.37%	白人：75.64%	白人：61.96%	<0.000 1
家庭收入均值*（SD）	70 851（20 871）	67 160（19 896）	64 360（19 694）	<0.000 1
具有高中学历人群的百分比均值*（SD）	92.1%（6.9%）	91.0%（6.8%）	89.4%（8.9%）	<0.000 1
贫困线以下人群的百分比均值*（SD）	5.0%（6.6%）	5.74%（7.14%）	6.79%（8.83%）	<0.000 1
城市人群的百分比均值*（SD）	90.82%（26.1%）	90.05%（27.0%）	87.85%（30.1%）	0.06
公共保险项目支付的年数均值（SD）	0.08（0.27）	0.16（0.36）	0.24（0.42）	<0.0001

续表

儿童属性	低风险 （n=2 453）（66.30%）	中风险 （n=663）（17.92%）	高风险 （n=584）（15.78%）	P 值***
基线健康状况				
过去 3 年中是否患龋	是：3%	是：89%	是：98.4%	<0.0001
牙科服务的利用情况				
每参保年份定期检查和预防性访视的次数（次）：≤1 与＞1	40.88%	51.62%	49.11%	<0.000 1
观察期内氟化物治疗就诊的次数	2.88（2.21）	3.01（2.23）	3.37（2.37）	<0.000 1
观察期内是否接受过正畸治疗	是：13.35%	是：14.84%	是：9.57%	0.018
观察期内是否接受过间隙保持治疗？	是：0.67%	是：2.01%	是：5.50%	<0.000 1
窝沟封闭比率	77.47%	87.94%	85.46%	<0.000 1

*普查变量归纳了儿童居住地地理区块组的人口普查相关信息，但未描述个体情况。

**研究获得了样本中 55%儿童（n=1 989）的种族数据，仅基于所获得数据进行种族比较。

***通过方差分析求得均值比较的 P 值，通过卡方检验求得比例比较的 P 值。

如表 9-3 所示，对于来自家庭收入较高、贫困水平较低和文化程度较高家庭的白人儿童，其患龋风险一般较低（P＜0.000 1），这与以往一些研究结果一致[1-4]。高风险组儿童通过公共保险项目获得牙科保险服务的时间略长于低风险组（P＜0.000 1）。农村儿童与城市儿童的龋齿风险评分分布情况相似（P=0.06）。低风险人群中，仅有 3%的儿童在过去 3 年内发生龋齿，而中、高风险人群中，分别有 89%和 98.4%的儿童在过去 3 年内患龋（P＜0.000 1）。高患龋风险评估评分与低预防性服务利用率（P＜0.000 1）和较为频繁的氟化物治疗（P＜0.000 1）之间存在相关性。因抽样方法的原因，本研究样本的窝沟封闭接受比例偏高，但窝沟封闭与高风险评分之间显然存在相关性（P＜0.000 1）。

第二节　窝沟封闭的应用与工具变量分析

本研究中，窝沟封闭利用影响因素和选择倾向的分析是基于整个研究样本（包括 3 700 名连续 5 年参保健康伙伴全面牙科保险项目的儿童）进行的。结果揭示了样本儿童属性，如社会人口统计学数据和基线健康状况，与窝沟封闭应用之间的相关性。此外，前文提出的备选工具变量和窝沟封闭之间的关系将在本部分进行分析，也进行了验证工具变量的相关假设。虽然除第一恒磨牙以外，其他牙齿也可接受窝沟封闭。然而，患者接受窝沟封闭时，通常选择主要对第一恒磨牙进行封闭，因此，本研究可以认为"第一恒磨牙非窝沟封闭"与"非窝沟封闭"所代表的含义相似，为了易于描述，本部分直接使用"非窝沟封闭"这一术语指代"第一恒磨牙非窝沟封闭"。

一、选择倾向的证据

本研究样本中，约77%的儿童至少接受了1次窝沟封闭。表9-4对接受和未接受第一恒磨牙窝沟封闭儿童的一些特征进行了比较分析。

表 9-4 接受和未接受第一恒磨牙窝沟封闭的儿童的特征

儿童特征	窝沟封闭组（至少接受1次第一恒磨牙窝沟封闭的儿童）（n=2 862）	非窝沟封闭组（n=838）	P 值***
社会人口统计学数据			
年龄（岁）	年龄6～8：51.4%	年龄6～8：32.3%	<0.000 1
性别	女：50.7%	女：48.6%	0.315
种族**	白人：77.1%	白人：83.4%	0.009
家庭收入中位数均值*（SD）（\$）	68 676（20 186）	71 246（22 442）	0.003
具有高中学历人群百分比的均值*（SD）	91.4%（7.3%）	92.1%（7.1%）	0.02
贫困线以下人群百分比的均值*（SD）	5.4%（7.1%）	5.3%（7.1%）	0.537
城市人群百分比的均值*（SD）	89.9%（27.5%）	91.7%（24.3%）	0.072
公共保险项目支付年数的均值（SD）	0.13（0.33）	0.07（0.25）	<0.000 1
基线健康状况			
龋齿风险评估评分：低、中、高	低：63.9%	低：77.1%	<0.000 1
过去3年中是否患龋	是：36.0%	是：22.1%	<0.000 1
牙科服务的使用情况			
每参保年定期检查和预防性就诊的次数（次）：<1 与>1	42.2%	52.0%	<0.000 1

*普查变量归纳了儿童居住地地理区块组的人口普查相关信息，但未描述个体情况。

**研究获得了样本中55%儿童（n=1 989）的种族数据，仅基于所获得数据进行种族比较。

***通过学生 t 检验求得均值比较的 P 值，通过卡方检验求得比例比较的 P 值。

如表9-4所示，6～8岁年龄组儿童接受窝沟封闭较为常见。男性和女性在窝沟封闭利用方面未观察到显著差异（P=0.315）。至少接受过1次和从未接受过第一恒磨牙窝沟封闭的儿童在种族、社会经济状况和基线健康状况方面均观察到显著的统计学差异。以往一些研究发现，与低收入家庭的儿童和青少年相比，来自家庭收入水平或文化程度较高家庭的非西班牙裔白人儿童和青少年更可能接受窝沟封闭[3,5]。而本研究却显示，至少接受1次窝沟封闭的儿童更可能为非白人儿童（$P=0.009$）和来自家庭收入水平（$P=0.003$）或教育程度（$P=0.02$）较低家庭的儿童，且可观察到统计学显著性。贫困水平和居住地区与窝沟封闭利用率之间未发现相关性。窝沟封闭组儿童通过公共保险项目获得牙科保险服务的时间略长于非窝沟封闭组（$P<0.000\ 1$）。窝沟封闭组中，约63.9%的儿童为患龋低风险人群，这一比例显著低于非窝沟封闭组（$P<0.000\ 1$）。近似地，有患龋史儿童的窝沟封闭利用率较高（$P<0.000\ 1$）。尽管这有助于使窝沟封闭的成本-效果显得更好，但窝沟封闭的效果方面可能被低估。表9-4还对两组间预防性服务的使用情况进行了比较分析，结果显示每个参保年发生1次以上预防性就诊的儿童更可能接受第一恒磨牙的窝沟封闭（$P<0.000\ 1$）。

如前文所述，基于概念模型和文献综述，本研究存在一个值得关注的问题，即窝沟封闭干预的内生性问题。一些经验证据似乎也证实了这一假设。如表9-4所示，接受窝沟封闭的儿童更可能为非白人儿童、来自家庭收入水平和教育程度较低家庭的儿童（$P=0.02$）及牙科服务使用频率较高的儿童。不过，以往一些研究显示，美国的少数族裔的龋齿患病率较高[6]。此外，如表9-4所示，与非窝沟封闭组儿童相比，窝沟封闭组儿童中低风险儿童的比例较低，过去3年有患龋史儿童的比例较高。这些观察到的差异表明高风险儿童可能自选择进入窝沟封闭组。产生上述差异的另外一个原因可能为牙科医生更可能推荐其认为患龋风险较高的儿童接受窝沟封闭。

另外一个可能产生估计偏差的因素可能与牙科服务的利用差异有关。无论是以往研究还是本研究均显示预防性牙科检查和服务的高频使用者更可能接受窝沟封闭。上述发现可能与下面两个原因有关：第一，窝沟封闭组儿童的父母更青睐于预防性牙科服务，这可能为窝沟封闭效果带来正面影响。这一原因得到了前人研究的支持。那些研究发现窝沟封闭组的低风险儿童数较多[5]。第二，与之相反的可能是牙齿问题较多或高患龋风险儿童更倾向于使用预防性牙科服务，尤其在同一保险框架下，这可能为窝沟封闭效果带来负面影响。这一原因得到了本研究结果的支持，即窝沟封闭组的高风险儿童数较高。

总而言之，以往研究和本研究结果均提示：基于一些观察到及某些难以观察到的因素，窝沟封闭干预具有显著的选择性。难以观察到的因素可能包括对医疗服务所持有的态度、口腔卫生行为和状况、饮食习惯、牙齿层面的缺陷表现等。应有针对性地解决此类选择问题，以确保窝沟封闭效果估值的一致性。采用引入更多控制变量和应用工具变量方法的模型既是必要的，也是适当的。

二、围绕工具变量的发现与依据

前文明确阐释了各年龄队列中每名样本儿童的首次龋齿风险评估与窝沟封闭的决策制订两者之间的相关性。研究发现,95%以上的患者均先进行整体龋齿风险评估,再接受窝沟封闭。最近一次风险评估与窝沟封闭之间的间隔期中位数为38 天,均值为 92 天,标准差为 160.52 天。前文还提出了一些窝沟封闭选择的预测因子,包括牙科医生的年龄、性别、工作经验及其对窝沟封闭的偏好、儿童住所与诊所之间的距离及龋齿风险评估进行的月份。本部分将围绕上述窝沟封闭与潜在工具变量之间的关系进行阐述(表 9-5)。

表 9-5 窝沟封闭与潜在工具变量之间的关系

待检验的工具变量	窝沟封闭组(至少接受 1 次第一恒磨牙窝沟封闭的儿童)(n=2 862)	非窝沟封闭组(n=838)	P 值*
医生变量			
牙科医生年龄<50 岁	69.12%	53.29%	<0.000 1
牙科医生性别	女:20.53%	女:14.86%	<0.000 7
牙科医生工作年限<25 年与>25 年	76.27%	58.71%	<0.000 1
牙科医生在 HPHMO 工作的年限(SD)(年)	11.48(7.37)	12.50(7.62)	0.001
牙科医生对窝沟封闭的偏好(SD)	5.38(1.90)	4.96(1.86)	<0.000 1
患者变量			
儿童住所与诊所之间的距离<11.8 英里与>11.8 英里	80.49%	76.86%	0.032
月份变量			
一月	7.26%	7.71%	0.676
二月	8.29%	10.00%	0.147
三月	8.63%	8.14%	0.678
四月	8.25%	8.29%	0.978
五月	5.67%	7.86%	0.03
六月	8.60%	8.43%	0.886
七月	8.36%	9.43%	0.363
八月	11.93%	9.86%	0.123
九月	7.53%	8.43%	0.424
十月	10.04%	6.71%	0.007
十一月	8.18%	8.86%	0.563
十二月	7.26%	6.29%	0.369

*通过学生 t 检验求得均值比较的 P 值,通过卡方检验求得比例比较的 P 值。

研究样本共由 64 位牙科医生接诊，其中大多数医生为男性普通牙科医生。牙科医生的年龄中位数为 41.6 岁。牙科医生在 HPDG 的工作年限中位数为 6.4 年，毕业后工作年限中位数为 16 年。如表 9-5 所示，牙科医生的年龄和性别与窝沟封闭之间存在显著相关性。龋齿风险评估中由年轻或女性牙科医生接诊的儿童更可能接受窝沟封闭。这可能与女性和年轻牙科医生更为谨慎，更倾向于执行预防/干预策略有关。更重要的是，如前文谈到的，年龄较大的牙科医生在其定期检查和风险评估流程中应用或推荐窝沟封闭的可能性较小，这与 20 世纪 70 年代中期窝沟封闭才被 ADA 正式认可有关。年龄较大的牙科医生可能接受专业教育的时间在那之前或前后，故而没有特别热衷于大量应用或推荐窝沟封闭。类似地，窝沟封闭利用或推荐上的差异也反映在牙科医生在 HPHMO 的工作年限上面。另外，牙科医生对窝沟封闭的偏好是一项综合指标，该指标一定程度上可代表其他与牙科医生相关的因素。尽管就诊记录中的窝沟封闭建议并不完整，只要这种不完整情况可假设为牙科医生中的偶然，而非系统性事件，则就可应用作为牙科医生偏好的量化指标。表 9-5 表明牙科医生对窝沟封闭的偏好越高，窝沟封闭的使用率就越高（$P < 0.0001$）。

从概念上说，样本住址与完成首次龋齿风险评估的诊所之间的距离可作为另外一个有用的工具变量。这一距离基于其四分位数[<11.8 英里（1 英里≈1.6 公里）（75%四分位数）与> 11.8 英里]被转换为一个二元变量。窝沟封闭组和非窝沟封闭组中该距离较短的样本所占的比例分别为 80.49%和 76.86%，可观察到显著的统计学差异（$P=0.032$），说明该距离可能影响患者接受窝沟封闭的决策。研究还对窝沟封闭的利用模式进行了考察，以检验其利用是否在龋齿风险评估发生的月份之间存在差异。前文曾列举过月份变量如何会影响窝沟封闭利用率的几点原因。然而，与预期不同的是，大多数月份与窝沟封闭利用率之间不存在任何显著相关性。唯一可能与窝沟封闭利用率显著相关的月份是五月份和十月份。五月份内完成的风险评估与低窝沟封闭利用率之间的相关性似乎较为显著（$P=0.03$），这可能与学年末学生的复习计划相对紧张有关。十月份内风险评估与高窝沟封闭利用率之间的相关性似乎较为显著（$P=0.007$），这似乎与学校课程安排、牙科医生的工作安排、天气和保险支付等有关系。

基于上述简单统计分析，大多数探讨的工具变量似乎能够对窝沟封闭和非窝沟封闭干预方法的选择做出区分。上述仅为初步结果。本章的下一部分将围绕逻辑回归分析进行相关阐述，以便找到更确切的证据。

三、窝沟封闭预测和工具变量验证

本部分将通过逻辑回归验证研究观察到的变量（如样本儿童特征和牙科服务的使用情况）对接受窝沟封闭可能性的影响，并验证提出备选的工具变量在控制了其他变量的情况下预测窝沟封闭的有效性。基于样本特征和潜在工具变量预测窝沟封闭率的逻辑模型结果见表 9-6。

表 9-6 基于样本特征和潜在工具变量预测窝沟封闭率的逻辑模型结果

变量	优势比（OR）	标准误差	$P>|Z|$
社会人口统计学数据			
年龄（岁） 9～17 与 6～8	0.586	0.059	0
性别 男与女	0.935	0.087	0.471
种族			
白人	对照组		
非白人	1.201	0.256	0.391
未知	0.983	0.117	0.887
家庭收入中位数* 高与低	0.988	0.116	0.921
贫困线以下人群百分比* 高与低	1.025	0.237	0.875
高中学历* 高与低	0.828	0.097	0.110
地理区域* 高城市化与低城市化	0.947	0.121	0.669
公共保险项目支付的年数均值	1.262	0.226	0.193
基线健康状况			
龋齿风险评估评分			
低	对照组		
中	1.799	0.258	0
高	1.113	0.160	0.455
牙科服务的使用情况			
每入选年定期检查和预防性就诊的次数 >1 与≤1	1.822	0.177	0
队列			
队列 1997	对照组		
队列 1998	3.681	0.467	0
队列 1999	6.789	1.065	0
队列 2000	7.993	1.339	0
队列 2001	5.361	0.806	0

续表

变量	优势比（OR）	标准误差	$P > \lvert Z \rvert$
备选工具变量			
医生变量			
牙科医生性别 男与女	1.122	0.155	0.401
牙科医生工作年限 >25 与<25	0.393	0.041	0
牙科医生对窝沟封闭的偏好	1.063	0.027	0.017
患者变量			
儿童住所与诊所之间的距离，>11.8 英里与 ≤11.8 英里	0.863	0.098	0.194
月份变量			
一月	对照组		
二月	1.035	0.233	0.878
三月	1.182	0.276	0.474
四月	1.487	0.348	0.090
五月	1.084	0.264	0.741
六月	1.647	0.388	0.034
七月	1.278	0.296	0.289
八月	1.708	0.382	0.017
九月	1.338	0.316	0.218
十月	1.931	0.466	0.006
十一月	1.188	0.273	0.453
十二月	1.788	0.447	0.020

*普查变量归纳了儿童居住地地理区块组的人口普查相关信息，但未描述个体情况。

表 9-6 表明年龄与窝沟封闭的应用相关（OR 0.586，$P < 0.001$）。与 9 岁或以上儿童相比，6～8 岁儿童更可能接受窝沟封闭。这很可能是因为那些年长儿童的某些高风险的第一恒磨牙可能在 6～8 岁已经接受过窝沟封闭。而且，这还可能与诊所的窝沟封闭服务的提供模式有关。儿童应于 6～8 岁期间接受窝沟封闭一直以来都是业内的共识。逻辑模型结果表明不同性别（$P=0.471$）或不同（$P > 0.05$）族裔的样本之间在窝沟封闭应用率方面均未观察到显著差异。对本研究样本来说不存在与成本相关的经济限制因素，即窝沟封闭的全部费用均由保险支付，因此，各族裔接受窝沟封闭的可能性相似。与单纯两个变量之间相关性检验的结果不同，逻辑模型的结果表明不同教育程度和家庭收入水平地区的儿童在窝沟封闭利用率方面未观察到显著性差异。居住地区和贫困水平在逻辑模型的结果中也不显著。这里的家庭收入水平、贫困水平和教育程度都基于其中位数转化成为二元变量。

如表 9-6 所示，患龋风险评分中度的儿童接受窝沟封闭的概率较低患龋风险儿童高 80%（OR 1.799，P <0.001）。与预期不同的是，高风险儿童接受窝沟封闭的可能性并不高于低风险儿童（P=0.455）。进一步分析（未纳入表中）将样本分为两个年龄组，并分别进行回归分析。分析结果显示两组呈现相同趋势，且 9～17 岁年龄组的趋势更为明显，这可能因为牙科医生并不倾向对有明显问题的牙龄面进行窝沟封闭，尤其是超出窝沟封闭推荐年龄范围的高风险儿童。由于患龋史与龋齿风险评估评分高度相关，因此被从模型中删除。表 9-6 表明预防性就诊的次数与窝沟封闭利用率显著相关。对于每年进行 1 次以上预防性就诊的儿童，其接受窝沟封闭的概率高 82%（OR 1.822，P <0.001）。不同队列儿童在窝沟封闭利用率方面存在显著差异（P <0.001）。

所有备选工具变量对窝沟封闭利用的预测能力与预期并不一致。医生性别在二变量分析中具有统计显著性，但在逻辑模型中并不具有任何显著性（P=0.401）。对于工作年限超过 25 年的牙科医生，其推荐进行窝沟封闭的可能性较小（OR 0.393，P <0.001）。牙科医生的年龄和在 HPHMO 中的工作经验与牙科医生的工作年限高度相关（r=0.94 和 0.77），因此被从模型中删除。作为一项综合指标，牙科医生对窝沟封闭的偏好与窝沟封闭率之利用间存在相关性，但并非高度显著相关（P=0.017）。该变量可能为一个较弱的工具变量，需进一步验证。此外，概念模型中备选作为工具变量的距离和月份指标经验证后发现并非窝沟封闭利用的理想预测因子。

总之，仅牙科医生的工作年限可能成为一个有效的工具变量。经加入儿童特征调整后，它仍然是窝沟封闭的一个较强的预测因子。更重要的是，该预测与假设方向相一致。为了进一步检验牙科医生的工作年限是否会显著影响窝沟封闭的利用决策，本研究采用了 Staiger 和 Stock 提出的经验法则[7]。该法则认为 F 统计值能够反映出相对于"总体未解释变异"的"工具变量解释总变异"。研究结果显示如 F 统计值≥10，则表明该统计值是一个较强的工具变量[8]。如 F 统计值 <10，则表明该统计值是一个较弱的工具变量，工具变量的引入将对分析毫无益处。基于全样本的回归分析结果显示 F 统计值为 79.39，这说明牙科医生的工作年限是一个较强的工具变量，具有相当的解释力。

有效工具变量成立的另外一个条件为除了间接影响患者接受干预的可能性而影响结果以外，该工具变量对结果无任何直接的影响。如果该假设不成立，工具变量分析的估值将产生偏倚[9]。上述假设对于头一个工具变量来说是无法被验证的，因此，通常只能依靠信心去接受这一假设[9]。本研究考察了从龋齿风险评估到窝沟封闭再到第一次龋齿治疗所涉及的牙科医生的一致性。约 75% 的窝沟封闭均由洁牙师或牙科助理医生而非牙科医生操作完成。仅 16.41% 的龋齿风险评估和窝沟封闭由同一位牙科医生操作完成。对于上述情况，牙科医生的工作经验可能通过窝沟封闭操作技术、而非决策制订影响结果的好坏。因此，该工具变量在有效性方面基本上没有受到什么影响。此外，本研究还发现 3～5 年后，儿童仍能被同一个牙科医生接诊的情况不足 22%。因此，我们可以认为给样本儿童提供治疗的牙科医生通常并非该儿童首次龋齿风险评估中的接诊医生。与诊所的一些牙科医生的访谈也进一步验证了"除间接影响儿童接受干预治疗的可能性以外，儿童首次龋齿风险评估中接诊牙科医生的工作年限对结局无任何直接影响"这一假设。

第三节　主要效果分析

如本章开篇部分所述，窝沟封闭组和非窝沟封闭组样本中超过半数的儿童（窝沟封闭组中 55.94%，非窝沟封闭组中 76.13%）或者第一年内所有 4 颗第一恒磨牙均接受了窝沟封闭，或者 5 年观察期内所有 4 颗第一恒磨牙均未接受过任何窝沟封闭。这类样本儿童在窝沟封闭组中被标记为 S4，在非窝沟封闭组中标记为 N4。样本中接受了至少 1 颗但至多 3 颗第一恒磨牙窝沟封闭的儿童在窝沟封闭组中被标记为 S1，在非窝沟封闭组中标记为 N1。S4 和 S1 儿童汇总后统称为"窝沟封闭组"，以 S 组表示。样本中 60% 以上儿童均为 S4 组或 N4 组成员，因此，这两组儿童相关情况的比较是本研究的主要比较内容。而 S 组和 N4 组的比较仅应用模型进行分析。由于 N1 组的样本儿童数很少，而且其中一些儿童在观察期内可能已经接受了窝沟封闭，因此，N1 组实际上未参与分析。基于样本的平均效果差异和基于模型的结果在本部分中将做详细描述。

一、临床结果比较

在 5 年观察期内，一些第一恒磨牙接受了牙齿修补和牙冠治疗等龋齿相关治疗。组内接受龋齿治疗的儿童数越多，则说明该组的效果越糟糕。分析模型运行之前，表 9-7 归纳了 5 年观察期结束时 S4 组和 N4 组中患者样本接受相关治疗的次数和比例。

表 9-7　基于 5 年观察期内所有 4 颗第一恒磨牙封闭或所有 4 颗第一恒磨牙均未封闭儿童中龋齿治疗情况的效果比较

5 年观察期内样本接受的主要龋齿治疗及其频率	窝沟封闭组（S4）		非窝沟封闭组（N4）	
	最早记录的治疗	5 年观察期内的治疗总次数	最早记录的治疗	5 年观察期内的治疗总次数
样本儿童总数（人）	1 601		638	
无新发龋齿的样本儿童数（人）	1 343（83.9%）		530（83.1%）	
第一恒磨牙总数（颗）	6 404		2 552	
无新发龋齿的第一恒磨牙数（颗）	6 041（94.3%）		2 344（91.8%）	

续表

5 年观察期内样本接受的主要龋齿治疗及其频率	窝沟封闭组（S4）		非窝沟封闭组（N4）	
	最早记录的治疗	5 年观察期内的治疗总次数	最早记录的治疗	5 年观察期内的治疗总次数
单面修补治疗	293（80.7%）	321（79.1%）	119（57.1%）	136（51.5%）
两面修补治疗	57（15.7%）	66（16.3%）	64（30.8%）	84（31.8%）
三面及以上修补治疗	10（2.8%）	13（3.2%）	7（3.4%）	9（3.4%）
牙冠治疗	3（0.8%）	3（0.7%）	15（7.2%）	20（7.6%）
牙髓或根管治疗	0（0）	3（0.7%）	1（0.5%）	12（4.6%）
拔牙	0（0）	0（0）	2（1%）	3（1.1%）
每颗第一恒磨牙的无修复月数均值*	58.64 个月		57.49 个月	
每颗第一恒磨牙的净成本均值*	$56.84		$13.13	
增量成本-效果比*	$38/无龋月			

注：上表结果以 0 折现率求得。

*每颗第一恒磨牙的无龋或无修复月数及每颗第一恒磨牙的净成本均为每位儿童所有纳入研究的第一恒磨牙的指标均值。

表 9-7 显示，5 年观察期结束时，S4 组中 83.9% 的样本个体和 94.3% 的第一恒磨牙均处于健康状态或未接受过任何龋齿治疗。与之相反的是，N4 组中 83.1% 的样本个体和 91.8% 的第一恒磨牙处于健康状态。两组间未观察到显著差异。研究结果显示，窝沟封闭的保护效果仅为 2.5%（94.3% 减 91.8%）。表 9-7 还对两组儿童所接受各类治疗的频率差异进行了比较分析。所有第一次或最早龋齿治疗中，S4 组和 N4 组中单面修补治疗分别占 80.7% 和 57.1%。同样，S4 组和 N4 组中两面或以上修补治疗分别占 18.5% 和 34.2%。而且，S4 组中接受更深度修复治疗（如牙冠治疗）、牙髓或根管治疗和拔牙的儿童的比例较低（0.8% 与 0.7%）。由于观察期内某些第一恒磨牙接受了 1 次以上的治疗，因此，表 9-7 对 5 年观察期内各类治疗的总频率进行了比较分析。分析结果表明与 S4 相比，N4 组儿童的单面修补次数较少（51.5%），但多个牙面修补和相对深度治疗的次数较多。所有上述结果均表明非窝沟封闭组的效果较差。如窝沟封闭效果分析可纳入患龋严重程度变量，可能更好地反映现实生活中的差异。

除了对观察期结束后的相关治疗加以汇总以外，表 9-7 还显示了 S4 组和 N4 组在以健康时间跨度衡量的效果方面存在一定差异（58.64 个月与 57.49 个月）。为了便于说明，表格还描述了 S4 组和 N4 组各自基于样本的费用均值，这一均值的差异还是比较大的（$56.84 与 $13.13）。相应的，如果折扣率为 0，基于样本均值的增量成本-效果比则为 $38/无龋月。

二、基于分析模型的效果比较

本部分通过下列几种模型对窝沟封闭利用与否的效果进行了考察：OLS 模型、托比模型、选择性修正托比模型、两部模型和选择性修正两部模型。分析基于两对组别的比较：S4 组与 N4 组，S 组与 N4 组。本部分应用了 3%的折现率，而敏感性分析中则应用了 0 和 5%的折现率。各模型中基于平均无龋时间的窝沟封闭利用的边际效应在后文进行了计算与比较。

（一）S4 组与 N4 组

由于 5 年观察期内相当一部分儿童的所有第一恒磨牙均未患龋，因此，效果变量分布可见多数样本个体的平均无龋齿期均为 56.6 个月，即以 3%折现率计算的最大平均无龋齿期，符合托比模型和两部模型的应用条件。表 9-8 描述了 OLS 模型、托比模型和选择性修正托比模型的估计结果。表 9-9 描述了两部模型和选择性修正两部模型的估计结果。由于每页的篇幅有限，故对上述估计结果分页展示，但在文字部分进行统一论述。这里的比较组为 S4 组和 N4 组。

表 9-8　S4 组与 N4 组应用 OLS 模型、托比模型和选择性修正托比模型的估计结果比较
（折现率=3%）

变量	OLS 模型			托比模型			选择性修正托比模型		
	系数	标准误差	P 值	系数	标准误差	P 值	系数	标准误差	P 值
社会人口统计学数据									
年龄（岁）									
6~8	对照组			对照组			对照组		
9~17	−0.385	0.242	0.112	−2.753	1.281	**0.032**	−0.412	0.268	0.124
性别									
女	对照组			对照组			对照组		
男	0.025	0.207	0.905	1.045	1.097	0.341	0.025	0.206	0.904
种族									
白人	对照组			对照组			对照组		
非白人	1.308	0.380	**0.001**	5.203	2.054	**0.011**	1.312	0.379	**0.001**
未知	−0.004	0.224	0.987	0.452	1.186	0.703	−0.002	0.223	0.993
家庭收入									
<$67 000（中位）	对照组			对照组			对照组		
≥$67 000	−0.186	0.268	0.489	−0.734	1.422	0.606	−0.188	0.267	0.483

续表

变量	OLS 模型			托比模型			选择性修正托比模型		
	系数	标准误差	P 值	系数	标准误差	P 值	系数	标准误差	P 值
高中学历									
<93%（中位）	对照组			对照组			对照组		
≥93%	0.241	0.260	0.354	1.542	1.363	0.258	0.237	0.259	0.360
贫困线以下人口比例									
<3%（中位）	对照组			对照组			对照组		
≥3%	−0.153	0.225	0.498	−0.768	1.186	0.517	−0.157	0.225	0.486
地理区域									
<100%（中位）	对照组			对照组			对照组		
=100%	−0.090	0.275	0.744	−0.807	1.458	0.580	−0.090	0.274	0.744
通过公共项目获得牙科保险的年数均值	−0.259	0.392	0.509	−2.152	1.993	0.280	−0.257	0.391	0.511
基线健康状况									
龋齿风险评估评分									
低	对照组			对照组			对照组		
中	−1.497	0.309	**0.000**	−8.318	1.527	**0.000**	−1.486	0.311	**0.000**
高	−4.184	0.336	**0.000**	−14.999	1.601	**0.000**	−4.186	0.335	**0.000**
牙科服务的使用情况									
窝沟封闭	1.295	0.261	**0.000**	2.711	1.381	0.050	1.166	0.614	0.058
每入选年预防性就诊的次数（次）									
≤1	对照组			对照组			对照组		
>1	−0.029	0.250	0.906	−0.309	1.333	0.817	−0.017	0.254	0.947
观察期内氟化物治疗就诊的次数	−0.101	0.065	0.122	−0.847	0.330	0.010	−0.101	0.065	0.121
是否接受过正畸治疗？									
否	对照组			对照组			对照组		
是	0.672	0.353	0.057	3.859	1.942	0.047	0.673	0.351	0.055
是否接受过间隙保持治疗？									
否	对照组			对照组			对照组		
是	−1.147	0.810	0.157	−2.949	3.609	0.414	−1.145	0.807	0.156

续表

变量	OLS 模型			托比模型			选择性修正托比模型		
	系数	标准误差	P 值	系数	标准误差	P 值	系数	标准误差	P 值
队列									
1997 年队列	对照组			对照组			对照组		
1998 年队列	−0.291	0.325	0.370	−0.064	1.679	0.969	−0.256	0.357	0.474
1999 年队列	−0.574	0.359	0.110	−0.786	1.836	0.669	−0.530	0.404	0.189
2000 年队列	0.216	0.387	0.576	3.222	2.096	0.124	0.264	0.436	0.545
2001 年队列	−0.404	0.402	0.316	−0.157	2.046	0.939	−0.365	0.434	0.400

注：表中黑体字仅为突出该处 $P < 0.05$。

表 9-9　S4 组与 N4 组应用两部模型和选择性修正两部模型的估计结果比较（折现率=3%）

变量	两部模型						选择性修正两部模型					
	Probit 模型			OLS 模型			Probit 模型			处理效应模型		
	系数	标准误差	P 值	系数	标准误差	P 值	系数	标准误差	P 值	系数	标准误差	P 值
社会人口统计学数据												
年龄（岁）												
6~8	对照组			对照组			对照组			对照组		
9~17	0.170	0.077	0.027	0.305	1.040	0.769	0.251	0.118	**0.034**	0.755	1.179	0.522
性别												
女	对照组			对照组			对照组			对照组		
男	−0.089	0.066	0.175	−1.599	0.903	0.078	−0.088	0.065	0.175	−1.695	0.888	0.056
种族												
白人	对照组			对照组			对照组			对照组		
非白人	−0.237	0.128	0.064	3.846	1.632	0.019	−0.244	0.126	0.052	3.683	1.603	0.022
未知	−0.033	0.071	0.641	0.413	0.962	0.668	−0.038	0.071	0.595	0.464	0.939	0.621
家庭收入												
<$67 000（中位）	对照组			对照组			对照组			对照组		
≥$67 000	0.031	0.086	0.720	−0.326	1.144	0.776	0.034	0.086	0.688	−0.166	1.134	0.883
高中学历												
<93%（中位）	对照组			对照组			对照组			对照组		

续表

变量	两部模型						选择性修正两部模型					
	Probit 模型			OLS 模型			Probit 模型			处理效应模型		
	系数	标准误差	P 值	系数	标准误差	P 值	系数	标准误差	P 值	系数	标准误差	P 值
≥93%	−0.097	0.084	0.248	−0.441	1.074	0.682	−0.084	0.086	0.328	−0.515	1.050	0.624
贫困线以下人口比例												
<3%（中位）	对照组			对照组			对照组			对照组		
≥3%	0.032	0.073	0.655	−0.934	0.945	0.324	0.043	0.073	0.555	−0.890	0.921	0.334
地理区域												
<100%（中位）	对照组			对照组			对照组			对照组		
=100%	0.054	0.088	0.539	−0.813	1.167	0.487	0.053	0.089	0.548	−1.005	1.165	0.388
通过公共项目获得牙科保险的年数均值	0.146	0.122	0.232	0.636	1.508	0.673	0.136	0.123	0.267	0.731	1.472	0.619
基线健康状况												
龋齿风险评估评分												
低	对照组			对照组			对照组			对照组		
中	0.468	0.091	**0.000**	−2.664	1.163	**0.023**	0.427	0.107	**0.000**	−2.783	1.142	**0.015**
高	0.728	0.096	**0.000**	−7.668	1.151	**0.000**	0.724	0.099	**0.000**	−7.402	1.175	**0.000**
牙科服务的使用情况												
窝沟封闭	−0.019	0.081	0.814	6.370	1.178	**0.000**	0.363	0.440	0.409	7.938	2.403	**0.001**
每年预防性就诊的次数（次）												
<1	对照组			对照组			对照组			对照组		
>1	0.019	0.081	0.819	−0.034	1.078	0.975	−0.021	0.093	0.821	−0.318	1.117	0.776
观察期内氟化物治疗就诊的次数	0.058	0.020	**0.005**	0.138	0.250	0.580	0.056	0.020	**0.006**	0.128	0.243	0.598
是否接受过正畸治疗？												
否	对照组			对照组			对照组			对照组		
是	−0.219	0.119	0.065	0.848	1.590	0.594	−0.220	0.117	0.061	0.869	1.543	0.573

续表

变量	两部模型						选择性修正两部模型					
	Probit 模型			OLS 模型			Probit 模型			处理效应模型		
	系数	标准误差	P 值	系数	标准误差	P 值	系数	标准误差	P 值	系数	标准误差	P 值
是否接受过间隙保持治疗?												
否	对照组			对照组			对照组			对照组		
是	0.125	0.221	0.572	−1.037	2.598	0.690	0.115	0.217	0.594	−1.086	2.520	0.666
队列												
1997 年队列	对照组			对照组			对照组			对照组		
1998 年队列	−0.048	0.101	0.635	−1.964	1.337	0.143	−0.152	0.159	0.342	−2.370	1.411	0.093
1999 年队列	−0.019	0.113	0.866	−2.031	1.410	0.151	−0.151	0.190	0.427	−2.415	1.465	0.099
2000 年队列	−0.214	0.127	0.092	−0.564	1.690	0.739	−0.351	0.210	0.095	−1.226	1.869	0.512
2001 年队列	−0.038	0.126	0.761	−2.422	1.544	0.118	−0.152	0.183	0.404	−2.985	1.680	0.076

表 9-8 和 9-9 展示了 5 个不同模型得出的估计结果。这些模型的假设、设定和系数阐释均不相同。例如，OLS 模型系数估计为某自变量一单位变化对结果的影响，即该自变量的边际效应。托比模型系数为某一自变量一单位变化导致的潜在的结果变量的变化。而两部模型 Probit 模型系数与样本儿童任一第一恒磨牙患龋的概率相关。可见，直接比较上述模型的系数绝对值毫无意义。但上述模型相应系数的正负号和显著性水平仍然是有用的或有其背后的政策含义的。例如，正号可表明某一自变量增加时，在某一统计显著性水平下，总无龋齿期总和或患龋可能也会出现增加。窝沟封闭的边际效应的具体算法公式在前文的第 8 章第三节"数据分析方法选择"中讨论过，并结合以上模型估计结果计算得出，反映了窝沟封闭应用与否导致的效果的改变。该边际效应计算结果在后文进行了比较和汇总。

表 9-8 描述了简单 OLS 模型中观察到的自变量对效果的影响估计。仅有 3 个因素被发现对效果具有统计显著性影响——种族、龋齿风险评估评分和窝沟封闭。与样本中的白人儿童相比，非白人儿童的无龋齿期较长（$P=0.001$）。对于龋齿风险评估评分较高的儿童，其无龋齿期则较短（$P <0.001$）。对于 4 颗第一恒磨牙均接受窝沟封闭的儿童，其牙齿健康的保持时间较 4 颗第一恒磨牙均未接受过窝沟封闭的儿童平均长 1.3 个月（$P <0.01$）。

从表 9-8 我们可以很容易看出托比模型的系数估值绝对值通常大于 OLS 模型，但估值的方向相同。由于研究中大量结果观察值处于删失临界值，因此上述的估值差异是符合预期的。与 OLS 模型结果相似，托比模型分析结果显示非白人儿童的无龋齿期较长（P=0.011），中度和高度龋齿风险评分儿童的无龋齿期较短（P <0.001）。对于接受窝沟封闭的儿童，其每颗第一恒磨牙的无龋齿期可能较长（P=0.050）。其他协变量未观察到任何统计显著性。

表 9-8 还展示了选择性修正托比模型中的选择性修正托比回归系数估值。该模型引入了工具变量以应对窝沟封闭的非随机分配问题。这里有一项重要的检验（尽管表中未提及，但在结果报告中含有相应文字）可以确定选择方程和主方程误差项之间的相关性。该相关性以 ρ 表示。如检验结果显示 ρ 具有统计上的显著性，则表明由未观察到因素导致的选择偏倚可能显著影响分析结果，需对估计结果进行修正。上述选择性修正托比模型结果表明 S4 组与 N4 组效果模型中相关性 ρ 量值较小，不具有统计显著性（Z 值= 0.23，P = 0.817）。选择偏倚未能检测到，因此未做选择性修正托比模型在这里可能也是可以接受的，而样本中未观察到的因素可能不会产生显著估计偏倚。如表 9-8 所示，选择性修正托比模型中，种族、龋齿风险水平和窝沟封闭均为有统计显著性的因素，且方向一致。与未做选择性修正托比模型相似，其他系数均不具有统计显著性。

表 9-9 显示了两部模型和选择性修正两部模型的系数估值。这些系数估值反映出 5 年内模型纳入的自变量因素如何影响第一恒磨牙的患龋概率和平均无龋齿期。在所有自变量中，较高风险水平患者的患龋概率较高。氟化物治疗次数也与患龋概率呈正相关（P <0.05）。这可能因为接受较多氟化物治疗的儿童往往具有较多的牙齿问题。双变量 Probit 模型结果较为相似。两模型均未显示窝沟封闭和其他因素对患龋概率是否具有统计学上的显著性影响。双变量 Probit 模型的相关性 ρ 的量值较小，且不具有统计上的显著性（Z 值=-0.85，P=0.397）。

与 OLS 模型和托比模型结果相似，基于两部模型的结果显示，在龋齿发生的情况下，种族、龋齿风险评估评分和窝沟封闭均为与平均无龋齿期相关的因素。例如，非白人儿童相较白人儿童有更长的无龋齿期。与低龋齿风险儿童相比，中高患龋风险评分儿童的无龋齿期较短。窝沟封闭组儿童的无龋齿期可能更长。其他自变量均不具有统计上的显著性。与选择性修正托比模型和双变量 Probit 模型相似，处理效应模型中相关性 ρ 的量值也较小，不具有统计上的显著性（Z 值=-0.74，P=0.460）。

总之，上述拟合模型系数的方向和显著性水平具有一致性。S4 组和 N4 组的比较分析结果未提示明显选择性问题。因此，未做选择性修正的模型似乎在这里也是可以接受的。

（二）S 组与 N4 组

S 组不仅纳入了所有 4 颗第一恒磨牙均接受封闭的儿童，而且还纳入了 1 颗、2 颗和 3 颗第一恒磨牙接受封闭的儿童。那些未接受窝沟封闭的第一恒磨牙可能为先前已经接受过修补治疗的，或不太容易发生龋齿的。这表明 S 组窝沟封闭治疗的选择性或风险性更强。效果，即平均无龋齿期，以 3% 折现率进行折现。S 组与 N4 组数据同样构建了 OLS 模型、托比模型、选择性修正托比模型、两部模型和选择性修正两部模型分别进行估计。由于篇幅有限，估计结果表格从略。相关结果在下面文字部分进行表述。

S 组与 N4 组的模型执行结果显示，基于简单 OLS 模型的估计结果表明下面 4 个因素与效果具有统计上的显著关系——年龄、龋齿风险评估评分、窝沟封闭和氟化物治疗。与 6~8 岁儿童相比，9~17 岁儿童的平均无龋齿期较短（$P < 0.001$）。高龋齿风险评分儿童的无龋齿期较短（$P < 0.001$）。对于至少 1 颗第一恒磨牙接受窝沟封闭的儿童，其牙齿健康的保持时间较 4 颗第一恒磨牙均未接受过窝沟封闭的儿童平均长 2.1 个月（$P < 0.001$）。氟化物治疗的次数与无龋齿期的长短呈负相关（$P=0.002$）。氟化物治疗作为个人层面而非牙齿层面的指标记录，可看作反映较高患龋风险的另一变量。其他自变量系数均未发现有统计显著性。托比模型估计结果也提示了相同因素。托比模型的系数估值绝对值通常大于 OLS 模型，但估值的方向相同。对于具有低患龋风险评分且接受过窝沟封闭的年龄较小儿童，其每颗第一恒磨牙的无龋齿期可能更长（P 值均小于 0.01）。

选择性修正托比模型的系数估值结果显示，选择方程和主方程误差项之间的 ρ 量值较小，且不具有统计显著性（Z 值=0.45，$P=0.65$）。因此，未做选择性修正的托比模型似乎是可以接受的。某些未观察到的因素可能不会产生显著的估计偏倚。与托比模型得出的结果相似，在其选择性修正模型中，年龄、龋齿风险评估水平、窝沟封闭和氟化物治疗次数均有统计上的显著性，且方向与未做选择性修正的模型结果一致。其他变量系数均未发现统计上的显著性。

两部模型和选择性修正两部模型的系数估值结果表明，两个模型中年龄和性别未发现对患龋概率的影响，但在龋齿已发生的情况下，均会影响平均无龋齿期。年龄较大的男性儿童的无龋齿期可能较短（P 值均小于 0.01）。两个模型中，高龋齿风险水平不仅与高患龋概率相关，而且还与较短无龋齿期相关。两个模型中的窝沟封闭效应截然不同。在简单两部模型中，窝沟封闭与低患龋概率和较短无龋齿期相关。但在选择性修正两部模型中，窝沟封闭系数的数值相似，但不具有统计上的显著性。这可能因为选择性修正模型中统计差异的显现需要更大样本的支撑。而且，两个模型中，氟化物治疗和正畸治疗次数均会影响患龋概率，但在龋齿已发生的情况下不会影响平均无龋齿期长短。与 S4 组与 N4 组的比较结果相似，双变量 Probit 模型（Z 值=-0.26，P=0.795）和处理效应模型（Z 值=-0.09，P=0.928）中的 ρ 量值均较小，且不具有统计上的显著性。

总之，各模型中的某些重要因素（如龋齿风险评分和窝沟封闭）的系数方向和显著性水平基本一致。在两类不同比较中，即 S4 组与 N4 组和 S 组与 N4 组，这些重要因素的系数方向和显著性水平也具有一致性。两类比较中未发现明显选择性问题。

第四节 成 本 分 析

本部分应用下面几种模型对窝沟封闭成本进行了考察：OLS 模型、托比模型、选择性修正托比模型、两部模型和选择性修正两部模型。分析主要围绕两类比较展开：S4 组与 N4 组和 S 组与 N4 组。本部分采用了 3% 的折现率，而敏感性分析中采用了 0 和 5% 的折现率进行计算。基于不同模型结果的窝沟封闭对成本的边际效应计算和比较见本章后文。

一、S4 组与 N4 组

在 5 年随访期内，相当一部分样本儿童的所有 4 颗第一恒磨牙均未患龋。因此，成本变量的分布可见多数患者的成本均为零。这也是每颗第一恒磨牙的最小平均费用（无论是否以 3% 折现率折现），且符合托比模型和两部模型的应用条件。表 9-10 描述了 OLS 模型、托比模型和选择性修正托比模型的估计结果。表 9-11 描述了两部模型和选择性修正两部模型的估计结果。比较组为 S4 组与 N4 组。

表 9-10　S4 组与 N4 组成本：应用 OLS 模型、托比模型和选择性修正托比模型的估计结果比较（折现率=3%）

变量	OLS 模型			托比模型			选择性修正托比模型		
	系数	标准误差	P 值	系数	标准误差	P 值	系数	标准误差	P 值
社会人口统计学数据									
年龄（岁）									
6~8	对照组			对照组			对照组		
9~17	−7.864	3.706	**0.034**	−7.865	3.701	**0.034**	−7.366	4.320	0.088
性别									
女	对照组			对照组			对照组		
男	−9.465	3.132	**0.003**	−9.450	3.127	**0.003**	−9.450	3.128	**0.003**

续表

变量	OLS 模型			托比模型			选择性修正托比模型		
	系数	标准误差	P 值	系数	标准误差	P 值	系数	标准误差	P 值
种族									
白人	对照组			对照组			对照组		
非白人	−13.771	5.711	**0.016**	−13.751	5.703	**0.016**	−13.815	5.711	**0.016**
未知	−0.720	3.390	0.832	−0.709	3.385	0.834	−0.735	3.387	0.828
中位家庭收入									
<$67 000（中位）	对照组			对照组			对照组		
>$67 000	−3.306	4.020	0.411	−3.307	4.014	0.410	−3.276	4.016	0.415
高中学历									
<93%（中位）	对照组			对照组			对照组		
≥93%	0.084	3.888	0.983	0.086	3.882	0.982	0.157	3.896	0.968
贫困线以下人口比例									
<3%（中位）	对照组			对照组			对照组		
≥3%	0.702	3.407	0.837	0.711	3.402	0.834	0.782	3.417	0.819
地理区域									
<100%（中位）	对照组			对照组			对照组		
=100%	−0.621	4.096	0.880	−0.621	4.090	0.879	−0.627	4.090	0.878
通过公共项目获得牙科保险的年数均值	6.985	5.718	0.222	6.982	5.710	0.221	6.935	5.714	0.225
基线健康状况									
龋齿风险评估评分									
低	对照组			对照组			对照组		
中	19.601	4.479	**0.000**	19.574	4.472	**0.000**	19.375	4.559	**0.000**
高	44.396	4.726	**0.000**	44.321	4.719	**0.000**	44.352	4.721	**0.000**
牙科服务的使用情况									
窝沟封闭	26.813	4.399	**0.000**	26.777	4.392	**0.000**	29.209	11.707	**0.013**
每年预防性就诊的次数（次）									
≤1	对照组			对照组			对照组		
>1	8.688	3.798	**0.022**	8.652	3.792	**0.023**	8.424	3.927	**0.032**
观察期内氟化物治疗就诊的次数	2.938	0.958	**0.002**	2.943	0.956	**0.002**	2.935	0.957	**0.002**
观察期内是否接受过正畸治疗？									
否	对照组			对照组			对照组		
是	−17.930	5.564	**0.001**	−17.907	5.556	0.001	−17.929	5.558	**0.001**

续表

变量	OLS 模型			托比模型			选择性修正托比模型		
	系数	标准误差	P 值	系数	标准误差	P 值	系数	标准误差	P 值
是否接受过间隙保持治疗？									
否	对照组			对照组			对照组		
是	16.397	10.939	0.134	16.402	10.923	0.133	16.347	10.926	0.135
队列									
1997 年队列	对照组			对照组			对照组		
1998 年队列	−1.564	4.935	0.751	−1.541	4.928	0.755	−2.190	5.716	0.702
1999 年队列	0.549	5.336	0.918	0.580	5.329	0.913	−0.227	6.433	0.972
2000 年队列	−8.943	5.847	0.126	−8.903	5.839	0.127	−9.756	6.972	0.162
2001 年队列	−2.860	6.012	0.634	−2.817	6.003	0.639	−3.521	6.777	0.603
常量	−50.261	8.406	0.000	−50.205	8.394	0.000	−51.456	10.084	0.000

表 9-11 S4 组与 N4 组成本：应用两部模型和选择性修正两部模型的估计结果比较（折现率=3%）

变量	两部模型						选择性修正两部模型					
	Probit 模型			OLS 模型			双变量 Probit 模型			处理效应模型		
	系数	标准误差	P 值	系数	标准误差	P 值	系数	标准误差	P 值	系数	标准误差	P 值
社会人口统计学数据												
年龄（岁）												
6～8	对照组			对照组			对照组			对照组		
9～17	−0.135	0.065	0.039	−0.073	0.063	0.246	−0.101	0.123	0.412	−0.138	0.107	0.198
性别												
女	对照组			对照组			对照组			对照组		
男	−0.171	0.057	**0.003**	−0.056	0.051	0.274	−0.171	0.057	**0.003**	−0.052	0.051	0.310
种族												
白人	对照组			对照组			对照组			对照组		
非白人	−0.194	0.105	0.064	−0.009	0.091	0.922	−0.197	0.105	0.059	0.010	0.094	0.913
未知	−0.011	0.062	0.858	0.027	0.055	0.625	−0.013	0.062	0.834	0.029	0.055	0.602

续表

变量	两部模型						选择性修正两部模型					
	Probit 模型			OLS 模型			双变量 Probit 模型			处理效应模型		
	系数	标准误差	P值	系数	标准误差	P值	系数	标准误差	P值	系数	标准误差	P值
中位家庭收入												
<$67 000（中位）	对照组			对照组			对照组			对照组		
≥$67 000	−0.034	0.074	0.647	−0.083	0.064	0.197	−0.032	0.074	0.671	−0.091	0.065	0.160
高中学历												
<93%（中位）	对照组			对照组			对照组			对照组		
≥93%	−0.075	0.072	0.300	0.083	0.062	0.179	−0.069	0.073	0.344	0.085	0.062	0.168
贫困线以下人口比例												
<3%（中位）	对照组			对照组			对照组			对照组		
≥3%	−0.034	0.062	0.585	0.099	0.055	0.073	−0.029	0.064	0.649	0.098	0.055	0.074
地理区域												
<100%（中位）	对照组			对照组			对照组			对照组		
=100%	−0.051	0.077	0.508	0.041	0.065	0.525	−0.051	0.077	0.507	0.058	0.068	0.398
通过公共项目获得牙科保险的年数均值	0.139	0.106	0.192	−0.062	0.088	0.480	0.135	0.107	0.207	−0.065	0.088	0.461
基线健康状况												
龋齿风险评估评分												
低	对照组			对照组			对照组			对照组		
中	0.314	0.084	**0.000**	0.110	0.070	0.113	0.300	0.095	**0.002**	0.111	0.069	0.110
高	0.575	0.094	**0.000**	0.386	0.071	**0.000**	0.576	0.095	**0.000**	0.345	0.089	**0.000**
牙科服务的使用情况												
窝沟封闭	0.752	0.073	**0.000**	−0.655	0.089	**0.000**	0.917	0.493	**0.063**	−0.930	0.382	**0.015**
每年预防性就诊的次数（次）												
≤1	对照组			对照组			对照组			对照组		
>1	0.206	0.069	**0.003**	−0.007	0.062	0.914	0.190	0.085	**0.026**	0.018	0.070	0.797
氟化物治疗就诊的次数	0.073	0.018	**0.000**	0.016	0.015	0.261	0.072	0.018	**0.000**	0.020	0.015	0.192

续表

| 变量 | 两部模型 | | | | | | 选择性修正两部模型 | | | | | |
| | Probit 模型 | | | OLS 模型 | | | 双变量 Probit 模型 | | | 处理效应模型 | | |
	系数	标准误差	P 值	系数	标准误差	P 值	系数	标准误差	P 值	系数	标准误差	P 值
观察期内是否接受过正畸治疗?												
否	对照组			对照组			对照组			对照组		
是	−0.314	0.098	**0.001**	−0.105	0.093	0.260	−0.315	0.098	**0.001**	−0.105	0.092	0.251
是否接受过间隙保持治疗?												
否	对照组			对照组			对照组			对照组		
是	0.149	0.222	0.502	0.126	0.160	0.431	0.146	0.221	0.511	0.134	0.158	0.395
队列												
1997 年队列	对照组			对照组			对照组			对照组		
1998 年队列	−0.047	0.091	0.609	0.086	0.080	0.283	−0.092	0.165	0.578	0.135	0.103	0.192
1999 年队列	−0.031	0.101	0.758	0.074	0.085	0.379	−0.087	0.194	0.655	0.129	0.111	0.248
2000 年队列	−0.110	0.107	0.303	0.011	0.094	0.904	−0.169	0.209	0.419	0.091	0.142	0.523
2001 年队列	0.011	0.111	0.918	0.046	0.095	0.626	−0.038	0.186	0.840	0.119	0.136	0.381
常量	−1.021	0.153	**0.000**	3.755	0.137	**0.000**	−1.104	0.284	**0.000**	3.930	0.272	**0.000**

表 9-10 和 9-11 展示了 5 个不同模型得出的估计结果,样本主要来自 S4 组与 N4 组。基于简单 OLS 模型,下列 8 个因素对成本的关系均显示统计上的显著性:年龄、性别、种族、龋齿风险评估评分、窝沟封闭、每年预防性就诊的次数、观察期内氟化物治疗就诊的次数及观察期内是否接受过正畸治疗。例如,年龄较大的男性儿童的牙齿平均成本似乎较低。与白人儿童相比,非白人儿童的成本较低($P < 0.05$)。较高的龋齿风险评估评分与更高的成本相关($P < 0.001$)。对所有 4 颗第一恒磨牙进行窝沟封闭可能增加每颗第一恒磨牙的平均费用($P < 0.001$)。此外,每年预防性就诊的次数较多和观察期内氟化物治疗就诊的次数较多的儿童可能产生更高的成本,而观察期内接受正畸治疗儿童产生的成本可能较低(当然这里的成本仅指龋齿预防和治疗相关的成本,不包括正畸治疗本身的成本)。

如表 9-10 所示,托比模型的系数估值的绝对值通常与 OLS 模型的相似,且估值的方向相同。由于研究中大量结果的观察值处于删失临界值 0,两个模型在系数方面存在某些差异应是可以预料到。考虑到成本数据呈高度偏态分布,且经各种方法转换后托比模型的残差仍不服从正态分布，托比模型的系数估值可能存在偏倚。

本研究检验结果表明基于 S4 组与 N4 组样本的模型中选择方程和主方程误差项之间的 ρ 量值较小，不具有统计显著性（ Z 值=−0.22，P=0.823）。由于未检测到明显选择偏倚，因此，未做选择性修正的模型在这里可能是可以接受的。对于窝沟封闭对成本的影响来说，某些未观察到的因素可能不会造成显著的估计偏倚。因上文提及的数据偏态分布问题，选择性修正托比模型的系数估值可能存在偏倚。

表 9-11 展示了两部模型和选择性修正两部模型的系数估值。这些系数估值反映了自变量因素如何影响每颗第一恒磨牙 5 年内的牙科服务资源使用概率及每颗第一恒磨牙所花费的平均费用。两个模型中资源使用概率的影响因素相似。男性儿童的资源使用概率似乎较高。龋齿风险评估评分与成本产生概率呈正相关。窝沟封闭会增加成本产生概率。每年预防性就诊次数和观察期内氟化物治疗就诊的次数与成本产生概率呈正相关。这可能因为观察期内氟化物治疗就诊的次数较多的儿童往往是那些具有较多牙齿问题的儿童。观察期内接受正畸治疗儿童的成本产生概率可能较低。其中一个原因可能正畸治疗一般应用在口腔健康状况较好的情况下；另外一个原因可能与保险类型相关。尽管所有样本儿童均参加了牙科保险，但正畸治疗通常在保险支付上有更高的限制。对于来自较富裕家庭和购买了正畸治疗私营保险的儿童，其患龋风险可能较低。双变量 Probit 模型的结果表明相关性 ρ 的量值较小，不具有统计显著性（ Z 值=−0.34，P=0.737）。

如表 9-11 所示，在成本值不等于 0 的情况下，龋齿风险评估评分和窝沟封闭是唯一影响成本多少的两个因素。结果表明高龋齿风险水平儿童每颗第一恒磨牙产生的费用可能增加，但窝沟封闭会降低每颗第一恒磨牙产生的费用。与选择性修正托比模型和双变量 Probit 模型相似，处理效应模型中相关性 ρ 的量值也较小，不具有统计显著性（ Z 值=0.73，P=0.468）。在两部模型的第二部分回归中对成本应用了自然对数转换，该方法有助于改善残差，从而减少估计结果产生的偏倚。但窝沟封闭的边际效应求算涉及系数再转换，具体方法已于方法部分阐述。

总之，上述拟合模型系数的方向和显著性水平具有一致性。S4 组和 N4 组的比较分析结果未提示明显选择性问题。因此，未做选择性修正的模型在这里可能是可以接受的。

二、S 组与 N4 组

如前所述，S 组不仅纳入了所有 4 颗第一恒磨牙均接受封闭的儿童，而且还纳入了 1 颗、2 颗和 3 颗第一恒磨牙接受封闭的儿童。与效果分析的分组和次序类似，这里也基于 S 组与 N4 组的样本对成本数据进行了 OLS 模型、托比模型、选择性修正托比模型、两部模型和选择性修正两部模型的估计。由于篇幅有限，估计结果表格从略。相关结果在下面文字部分进行表述。

样本数据以 S 组与 N4 组为主，基于简单 OLS 模型的估计结果表明，下面 7 个因素对成本具有统计上的显著影响：年龄、通过公共项目支付牙科保险的年份数、龋齿风险评估评分、窝沟封闭、预防性服务的使用、氟化物治疗和正畸治疗。与 6～8 岁儿童相比，9～17 岁儿童产生的成本较少（$P < 0.05$）。通过公共项目参保时间较长儿童更可能使用牙科卫生服务资源（$P < 0.01$）。高龋齿风险评分儿童产生的费用较高（$P < 0.001$）。至少 1 颗第一恒磨牙接受窝沟封闭的儿童的牙齿平均费用高于所有 4 颗恒磨牙均未接受窝沟封闭的儿童（$P < 0.01$）。此外，预防性服务和氟化物治疗使用频率较高儿童产生的费用也较高。对于接受正畸治疗的患者，其产生的龋齿相关费用较低。此外，同表中托比模型也提示了相同因素。托比模型的系数估值量值与 OLS 模型相似，且估值的方向相同。同样，考虑到成本数据呈高度偏态分布，且经各种方法转换后托比模型的残差仍不服从正态分布，托比模型的系数估值可能存在偏倚。

选择性修正托比模型中的系数估值检验结果表明，选择方程和主方程误差项之间的 ρ 量值较小，不具有统计上的显著性（Z 值=0.46，P=0.649）。与托比模型的结果相似，在选择性修正托比模型中，年龄、通过公共项目支付牙科保险的年份数、龋齿风险评分、预防性服务的使用、氟化物治疗和正畸治疗均为统计上的显著性因素，且其方向相同。然而，窝沟封闭的影响不具有明显的统计学显著性（P=0.419）。

两部模型和选择性修正两部模型的系数估值分析表明，两个模型中，年龄能够影响费用的产生概率和费用金额，但方向不同。9～17 岁儿童使用牙科服务资源的可能性较小，但一旦开始使用相关资源，则更可能产生较多的费用。两个模型中，男性儿童的资源使用概率似乎较低（$P < 0.05$）。通过公共项目参保时间较长患者的资源使用概率较高（$P < 0.01$）。两个模型中，高风险水平不仅会增加资源的使用概率，还会增加资源消耗量。

两个模型中的窝沟封闭产生的影响有所不同。在简单两部模型中，窝沟封闭能够增加患者的资源使用概率，但减少资源消耗量。但在选择性修正两部模型中，窝沟封闭对资源使用概率的影响不具有统计上的显著性。这可能因为选择性修正模型中统计差异的表现需要较大样本的支撑。此外，两个模型中，预防性服务的使用和氟化物治疗的次数与成本的产生概率呈正相关，但正畸治疗与成本的产生概率呈负相关。与 S4 组和 N4 组的样本估计结果相似，双变量 Probit 模型（Z 值=0.52，P=0.606）和处理效用模型（Z 值=−0.39，P=0.695）中 ρ 量值均较小，不具有统计显著性。

总之，各模型中某些重要因素（如龋齿风险评分和窝沟封闭）的系数方向和显著性水平基本一致。不同样本组合（S4 组与 N4 组和 S 组与 N4 组）的分析中这些重要因素的系数方向和显著性水平也具有一致性，但均未发现明显的选择性问题。

第五节　窝沟封闭边际效应和增量成本-效果比

成本-效果分析的主要结果通常表现为增量成本-效果比。本分析中，增量成本-效果比计算前，应先以上文所述模型的系数估值分别计算窝沟封闭在效果和成本两方面的边际效应。本书第 8 章第三节"数据分析方法选择"中阐述了各模型中边际效应的计算方法。此外，上述边际效应的标准误差和显著性水平也最好能够被计算出来。例如，窝沟封闭对效果或成本的边际效应与 0 之间未观察到任何统计上的显著性差异，则相应增量成本-效果比较难以明确阐释。又如，窝沟封闭对效果或成本的边际效应与 0 之间存在显著性差异，则相应的增量成本-效果比能够并且应当计算出来并进行报告。表 9-12 描述了 5 个模型中窝沟封闭对效果和成本的边际效应，折现率为 3%。

表 9-12　各模型中窝沟封闭对效果和成本的边际效应（折现率=3%）

	效果边际效应	标准误差	成本边际效应	标准误差
S4 组与 N4 组（所有 4 颗第一恒磨牙均接受窝沟封闭与所有 4 颗第一恒磨牙均未接受窝沟封闭）				
OLS 模型	1.30**	0.26	65.81***	4.40
托比模型	0.42	0.22	47.45***	1.23
选择性修正托比模型	0.75	0.41	48.14***	3.28
两部模型	1.07***	0.31	40.84***	1.73
选择性修正两部模型	0.35	1.53	39.67***	11.70
S 组与 N4 组（至少 1 颗第一恒磨牙接受窝沟封闭与所有 4 颗第一恒磨牙均未接受窝沟封闭）				
OLS 模型	2.12***	0.29	57.22***	6.53
托比模型	1.55***	0.30	44.58***	1.90
选择性修正托比模型	1.21*	0.48	42.76***	4.51
两部模型	2.11***	0.39	34.24***	2.29
选择性修正两部模型	1.74	2.05	32.61***	12.32

*表示 $P<0.05$。
**表示 $P<0.01$。
***表示 $P<0.001$。

表 9-12 的第一部分显示了 S4 组与 N4 组的边际效应比较情况。窝沟封闭对每颗第一恒磨牙无龋齿期的边际效应范围为 0.35～1.30 个月，表明窝沟封闭可小幅度增加防龋效果。5 个模型估计的增加水平绝对值也较为相似。其中，OLS

模型和两部模型得出的边际效应具有统计上的显著性。在 5%的显著性水平下，托比模型得出的边际效应虽未表现出明显的统计上的显著性，但也比较接近。窝沟封闭对每颗第一恒磨牙成本的边际效应范围为\$39.67～\$65.81，表明窝沟封闭会小幅度增加牙科服务费用。5 个模型估计的增加水平绝对值也较为相似。如方法部分所述，为了方便建模，作为常量的首次窝沟封闭的费用并未引入模型。但成本的最终边际效应（表 9-12）为各模型估计出来的窝沟封闭成本边际效应和 HPDG 的诊疗费用记录中首次窝沟封闭费用（\$39.00）之和。自然地，这样计算的结果与 0 之间存在一定差异，也就自然具有统计上的显著性。如窝沟封闭干预的总费用高于\$39.00，则不一定表明窝沟封闭组的龋齿治疗费用较高，这更可能与窝沟的再封闭有关。在 5 年观察期内，所有接受窝沟封闭的第一恒磨牙中，约 13.5%的牙齿接受了一次窝沟再封闭，约 3%接受了 2～4 次窝沟再封闭，约 83.7% 未接受过窝沟再封闭。

除了边际效应以外，表 9-12 还显示了相应的标准误差，基于两部模型的边际效应的标准误差是通过自助抽样法计算得出的。全模型（即含全部自变量的模型）似乎不存在多重共线性问题，因此，无须对进行模型简化。自助抽样重复次数为 1 000 次。对相同模型应用相同种子数计算标准误差。经由两部模型得出的标准误差与从 OLS 模型和托比模型得到的标准误差相似，但基于选择性修正两部模型得到的标准误差似乎被两阶段估计所拉大。与其他标准偏差相比，尤其是在成本分析中，其绝对值较大。

表 9-12 的第二部分显示了由 S 组与 N4 组成的样本估计得到的窝沟封闭边际效应。这样估计得到的窝沟封闭对每颗第一恒磨牙无龋齿期的边际效应范围为 1.21～2.12 个月，同样表明窝沟封闭可小幅度增加防龋效果。在 5 个模型得到的边际效应中，除选择性修正两部模型的边际效应不具有统计显著性以外，其他 4 个边际效应均具有统计上的显著性。这与选择性修正两部模型的标准误差较大有关。窝沟封闭对每颗第一恒磨牙的成本的边际效应范围为\$32.61～\$57.22，表明窝沟封闭会小幅度增加牙科服务费用。考虑到每颗第一恒磨牙的首次窝沟封闭费用为\$39.00，边际效应小于\$39.00 则表明窝沟封闭能够节省龋齿治疗产生的某些费用。同样，表 9-12 还对标准误差进行了展示比较。选择性修正两部模型的标准误差绝对值较大，相应边际效应具有统计显著性的可能较小。

从表 9-12 可以看出，总体而言，两组比较分析中 5 个模型的边际效应差异并不显著。然而，最终应当仅有一个模型用于计算每一种边际效应，进而求得增量成本-效果比。按照本书方法部分建立的标准，两部模型在效果和成本分析中同时被选择出来。由于对观测到的混杂因素加以控制后，未检验到明显的内生选择性问题，因此，基于完整样本的成本-效果分析在这里似乎无须采用选择性修正模型。此外，相当一部分因变量值，无论是无龋齿期还是成本，均处于删失临界值上，而且托比模型的数据分布标准通常较为严格，因此，两部模型似乎更适用于基于完整样本的成本-效果分析。相应地，如果样本包括 S4 组和 N4 组，那么与非窝沟封闭组相比，窝沟封闭组 5 年期内每颗第一恒磨牙的无龋齿期可能增加 1.07 个月，总成本增加$40.84。如果样本包括 S 组和 N4 组，那么与非窝沟封闭组相比，窝沟封闭组 5 年期内每颗第一恒磨牙的无龋齿期可能增加 2.11 个月，总成本增加$34.24。两组数据均表明窝沟封闭的效果更好，但成本也更高。

窝沟封闭的效果和成本的边际效应得到之后，即可通过简单计算得出增量成本-效果比。增量成本-效果比的不确定性受其置信区间影响。增量成本-效果比通常不服从某一特定分布，因此，本研究仍通过自助抽样法求得其标准误差和 95% 置信区间。自助抽样重复次数为 1 000 次。因牙科健康研究中尚缺乏个人为获得更多无龋齿期而愿意支付的费用（willingness to pay）的相关信息，本研究的增量成本-效果比及其置信区间并不用于直接确定儿童或患者是否应进行窝沟封闭，而是仅将其用于提供某些参考值、范围或用于某些结果的比较。

因为增量成本-效果比的分子和分母均为通过建模得出的边际效应，有其各自的范围和分布特征，因此，增量成本-效果比及其置信区间的阐释会存在一定困难。例如，当分子和分母均为正值或均为负值时，增量成本-效果比为正数；当分子为正值，分母为负值时，增量成本-效果比为负数，表明这是一项划算的投资；当分子为负值，分母为正值时，增量成本-效果比也为负数，但却表明这是一项亏本的投资。增量成本-效果比的置信区间具有的不再是单一维度上的意义，而是具有两个维度的意义。图 9-1 所示的成本-效果平面（cost-effectiveness plane）通常可用于描述自助抽样方法得到的增量成本-效果比的分子和分母分布情况，有助于更好地阐释相应置信区间。

图 9-1 代表了一个含有 4 个象限的成本-效果平面。横轴表示一项医疗服务干预方法与另一项替代干预方法（本研究中为窝沟封闭干预与非窝沟封闭干预）比

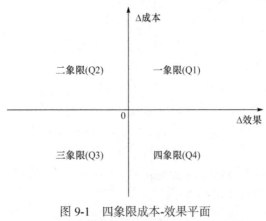

图 9-1　四象限成本-效果平面

Δ成本为ΔC；Δ效果为ΔE

较的效果(也就是边际效应)变化,即效果 1 减去效果 2 得到的Δ效果,也就是 ΔE;纵轴表示一项干预方法与一项替代干预方法比较的成本变化,即成本 1 减去成本 2 得到的Δ成本,也就是 ΔC。该平面的 4 个象限对于窝沟封闭研究的阐释结果如下:

Q1: $\Delta C > 0$,$\Delta E > 0$,窝沟封闭相对于非窝沟封闭的效果较好,成本也略高。

Q2: $\Delta C > 0$,$\Delta E < 0$,窝沟封闭相对于非窝沟封闭的效果较低,但成本较高,非窝沟封闭为更优选项。

Q3: $\Delta C < 0$,$\Delta E < 0$,窝沟封闭的效果和成本均较低。

Q4: $\Delta C < 0$,$\Delta E < 0$,窝沟封闭的效果较高,但成本较低,窝沟封闭为更优选项。

本研究中增量成本-效果比为一个二维指标,因此,一维指标的统计学意义不适用于该指标。例如,含有 0 在内的 95% 置信区间不总表明干预方法与其替代方法相似,还可能意味着该干预方法在不产生任何额外费用(即$\Delta C=0$)的情况下能带来显著效果。仅当增量成本-效果比位于横轴和纵轴正负号相同的单个象限(如 Q1 或 Q3)时,增量成本-效果比 95% 置信区间才可看作一维置信区间。如增量成本-效果比位于多个象限或横轴和纵轴正负号不同的象限时,图 9-1 所示的有关增量成本-效果比正负不变但伴随不同阐释的混杂情况就会出现,给不同干预替代方案如何选择更优选项带来一定困难。

为了更好地理解增量成本-效果比及其置信区间,本分析结果采用了以下两步做法:第一,因为边际效应为一维指标,只要边际效应与 0 之间不具有统计上的显著性差异,即可直接应用进行阐释,得到确切结论,而无须计算增量成本-效果比;第二,如果一个增量成本-效果比需要计算得出,其在 4 个象限的分布情况也应当以百分比的形式表示出来。表 9-13 对两组不同样本中窝沟封闭与非窝沟封闭的增量成本-效果比及其置信区间进行了比较分析,折算率为 3%。

表 9-13　窝沟封闭与非窝沟封闭的增量成本-效果比(基于 S4 组与 N4 组和 S 组与 N4 组)

组别	增量成本-效果比 (95%置信区间)	重复采样增量成本-效果比的分布	结论
基于 S4 组与 N4 组	42.2 (22.6, 85.4)	Q1: 100% Q2: 0 Q3: 0 Q4: 0	与非窝沟封闭相比,每颗第一恒磨牙多获得 1 个月无龋齿期,窝沟封闭则需多花费$42.2(成本较高,效果较好的概率为 100%)
基于 S 组与 N4 组	16.0 (10.1, 28.2)	Q1: 100% Q2: 0 Q3: 0 Q4: 0	与非窝沟封闭相比,每颗第一恒磨牙多获得 1 个月无龋齿期,窝沟封闭则需多花费$16.0(成本较高,效果较好的概率为 100%)

注:折现率为 3%;增量成本-效果比单位:美元/每颗第一恒磨牙每月无龋月。

如表 9-13 所示,窝沟封闭的增量成本-效果比为 42.2,这表明对于 S4 组和 N4 组的儿童样本,5 年后,增量成本-效果比为$42.2/牙齿健康月。重采样增量成本-效果比的分布情况表明,所有 1 000 个增量成本-效果比估值均为正值且均位于 Q1 象限。这表明各种情况下,窝沟封闭的成本均高于非窝沟封闭,同时,前者的效果也优于后者。同样,对于 S 组和 N4 组的儿童样本,增量成本-效果比为$16.0/牙齿健康月。因其自助采样得到的增量成本-效果比也全部位于 Q1 象限,窝沟封闭的成本和效果似乎仍大于非窝沟封闭。通过自助采样分布的第 0.025 和第 0.975 百分位数估值求出 95%置信区间(表 9-13)。由于在两种样本情况下,得到的增量成本-效果比均位于单个象限,且其置信区间不包括数值 0,因此,可以确定的说两个成本-效果比与 0 均存在差异。而且,两个置信区间的数值部分重叠,即两个成本-效果比存在相同的可能。鉴于此,两种样本分析的结果似乎一致。

第六节 敏感性分析

成本-效果研究通常需要敏感性分析评价研究结果的稳定性。本研究应用单向敏感性分析,考察某些参数当每次其中一个取值发生改变时,会给结果带来哪些影响。如本书第 8 章第三节"数据分析方法选择"中所示,经调整的参数包括折现率、治疗费用和效果指标。此外,本研究还采用了另外两种折现率(0 和 5%),并将所得结果与基于 3%的结果进行比较。治疗费用则从 HPHMO 的理赔数据变为 2005 年 ADA 整理的平均费用,且重新计算了每颗第一恒磨牙的龋齿相关总成本。效果指标从无龋齿期变更为质量调整无龋齿期,反映了修补牙齿与拔除牙齿之间的不同状态。表 9-14 归纳了单向敏感性分析的结果。

表 9-14 窝沟封闭效果和成本的敏感性分析(基于 S4 组与 N4 组比较结果)

被调整参数	效果边际效应(标准误差)	成本边际效应(标准误差)	增量成本-效果比(95%置信区间)	重采样增量成本-效果比的分布	结论
所用折现率:3%	1.071***(0.307)	40.838***(1.726)	42.2(22.6, 85.4)	Q1: 100% Q2: 0 Q3: 0 Q4: 0	与非窝沟封闭相比,每颗第一恒磨牙多得 1 个月无龋齿期,窝沟封闭则需多花费$42.2(成本较高,效果较好的概率为 100%)
所用折现率:0	1.153***(0.320)	41.037***(1.836)	39.4(21.1, 80.5)	Q1: 100% Q2: 0 Q3: 0 Q4: 0	与非窝沟封闭相比,每颗第一恒磨牙多获得 1 个月无龋齿期,窝沟封闭则需多花费$39.4(成本较高,效果较好的概率为 100%)

续表

被调整参数	效果边际效应（标准误差）	成本边际效应（标准误差）	增量成本-效果比（95%置信区间）	重采样增量成本-效果比的分布	结论
所用折现率：5%	1.024***（0.283）	40.712***（1.647）	43.9（23.6，89.1）	Q1：100% Q2：0 Q3：0 Q4：0	与非窝沟封闭相比，每颗第一恒磨牙多获得 1 个月无龋齿期，窝沟封闭则需多花费$43.9（成本较高，效果较好的概率为 100%）
采用 ADA 平均费用	1.071***（0.296）	45.346***（1.696）	46.8（25.2，94.5）	Q1：100% Q2：0 Q3：0 Q4：0	与非窝沟封闭相比，每颗第一恒磨牙多获得 1 个月无龋齿期，窝沟封闭则需多花费$46.8（成本较高，效果较好的概率为 100%）
采用质量调整指标	0.234***（0.063）	40.838***（1.718）	191.7（104.3，382.9）	Q1：100% Q2：0 Q3：0 Q4：0	与非窝沟封闭相比，每颗第一恒磨牙多获得 1 个月无龋齿期，窝沟封闭则需多花费$191.7（成本较高，效果较好的概率为 100%）

注：增量成本-效果比为美元/无龋齿期。

*表示 $P<0.05$。

**表示 $P<0.01$。

***表示 $P<0.001$。

在单向敏感性分析的结果中也未发现明显的自选择问题，因此，表 9-14 的边际效应仅通过简单的两部模型估计得出，并应用自助采样法计算其标准误差。这里的敏感性分析都是基于 S4 组和 N4 组这一组合进行的。

首先，表 9-14 对折现率从 3%（主分析）变更为 0 和 5%的情况下效果和成本分析的结果进行了比较。本研究对效果指标和成本指标都进行了折现，因此，所有边际效应也都相应发生了改变。折现率较高情况下，所得的效果和成本边际效应较小。总体而言，上述折现率变化均未导致总体成本-效果的结果出现明显不同。例如，如不考虑折现问题，那么 5 年后增量成本-效果比为$39.4/健康牙齿月；如折现率为 5%，那么 5 年后增量成本-效果比为$43.9/健康牙齿月。其所有自助采样得到的增量成本-效果比的分布情况都表明与非窝沟封闭相比，窝沟封闭的成本较高，效果较好。其自助采样得到的增量成本-效果比均位于 Q1，因此，可对其置信区间进行比较。其置信区间重叠也表明经折现率调整后，各增量成本-效果比间不存在显著差异。

其次，在主分析中采用的 HPDG 诊疗费用记录中的窝沟封闭和龋齿治疗费用被替换为美国 2005 年 ADA 牙科医生诊疗费用调查中公布的平均费用。这一改变仅影响窝沟封闭的成本边际效应，使后者数量稍有增加。所得增量成本-效果比均分布于 Q1，表明与非窝沟封闭相比，窝沟封闭的成本较高，效果较好，与其他增量成本-效果比表达的第一恒磨牙窝沟封闭的总体成本-效果结论相似。

再次，效果指标，即无龋齿期，被替换为质量调整无龋齿期，这一指标分别通过 1、0.8 和 0 的权重分配以区分健康、修补和拔除牙齿。该项替换仅会影响效果的边际效应，但增量成本-效果比却表现出相对最明显的变化。得出的较大的增量成本-效果比（191.7）主要是由数值较小但具有显著统计性意义的效果边际效应（0.234）决定的。质量调整效果指标的应用引起效果边际效应较小的第一个原因是这种较小的效果差异可能与质量调整权重的不完善有关。本分析所用权重无法区分多面修补、牙冠或根管等治疗，因此，无法充分反映牙齿健康状况的真实差异。第二个原因是窝沟封闭组和非窝沟封闭组都很少发现第一恒磨牙患龋的重症病例。例如，如表 9-7 所示，两组几乎均未报告拔牙病例。与 S4 组相比，尽管 N4 组接受单面修补治疗（51.5%）的儿童数较少，但接受多面修补治疗和相对更复杂治疗的儿童数较多，但相对简单的质量调整权重无法反映上述差异。第三个原因可能是该指标还包括了从龋齿检到到观察期结束这段期限，但其他效果指标仅仅包括了从观察期开始至龋齿检出这段期限。因此，应谨慎判读这一增量成本-效果比。

总之，窝沟封闭与非窝沟封闭比较的增量成本-效果比对某些主要变量的变化并"不敏感"。本项成本-效果分析的结果应能够对于窝沟封闭的决策制定过程提供一定可靠信息参考和借鉴。

第七节 亚组分析

除了对样本群体进行整体研究外，本研究还对下列 5 对亚组进行了窝沟封闭干预效应对检验分析：①高患龋风险亚组和低患龋风险亚组；②预防性服务高频使用者与预防性服务低频使用者；③6～8 岁儿童与 9～17 岁儿童；④来自家庭收入中位数较高地区的儿童与来自家庭收入中位数较低地区的儿童；⑤来自城市居民比例较高地区儿童与来自城市居民比例较低地区儿童。这些亚组样本均来自主分析样本（包括 S4 组和 N4 组儿童）。本分析采用了 3% 的折现率。

尽管整体研究样本的主分析中未观察到自选择或内生性选择的问题，但在对某些亚组样本的成本或效果评估中可能仍然存在此类问题。然而，有些亚组的样本量较小，因此，各亚组的工具变量在预测窝沟封闭利用的能力上可能不同，需进行再次验证。表 9-15 对样本量、工具变量预测窝沟封闭利用的能力或效力及各亚组的选择性检验的概率进行了归纳。工具变量的效力评估是基于 F 统计量进行的：如 $F > 15.0$，则表明工具变量的效力较强；如 $F < 15.0$，则表明工具变量的效力较弱。选择性检验的概率值是通过选择性修正模型的选择方程和主方程的误差项的相关性 Z 检验求得的。

表 9-15 亚组分析的选择性检验（基于 S4 组与 N4 组比较结果）

被比较亚组		选择性修正托比模型			选择性修正两部模型					
					双变量 Probit 模型			处理效应模型		
		样本量	工具变量效力	Z 检验	样本量	工具变量效力	Z 检验	样本量	工具变量效力	Z 检验
高风险	E	588	W	0.77	588	W	0.55	162	W	0.20
	C	588	W	0.81	588	W	0.75	304	W	0.31
低风险	E	1 651	S	**0.001**	1 651	S	0.74	196	W	0.99
	C	1 651	S	0.40	1 651	S	0.50	542	W	0.50
高频使用	E	1 298	S	0.07	1 298	S	0.20	214	W	0.80
	C	1 298	S	**0.00**	1 298	S	0.30	568	W	**0.00**
低频使用	E	941	S	0.30	941	S	**0.02**	144	W	0.20
	C	941	S	0.10	941	S	**0.00**	278	S	**0.004**
6~8 岁亚组	E	1 360	S	0.88	1 360	S	0.58	209	W	0.66
	C	1 360	S	0.73	1 360	S	0.20	608	W	**0.03**
9~17 岁亚组	E	879	S	0.50	879	S	0.60	149	W	0.50
	C	879	S	0.50	879	S	0.70	238	W	**0.00**
高收入	E	1 137	S	0.86	1 137	S	**0.03**	174	W	0.41
	C	1 137	S	**0.00**	1 137	S	0.69	413	S	**0.005**
低收入	E	1 102	S	0.55	1 102	S	0.90	184	W	0.60
	C	1 102	S	0.80	1 102	S	0.80	433	S	0.15
高城市化	E	1 846	S	0.43	1 846	S	0.38	297	W	0.38
	C	1 846	S	0.69	1 846	S	0.80	683	S	0.45
低城市化	E	393	W	0.56	393	W	0.21	61	W	0.56
	C	393	W	0.28	393	W	**0.00**	163	W	

注：基于 F 统计量评估的工具变量的效力，S 为较强：$F \geqslant 15.0$；W 为较弱：$F < 15.0$。应用 Z 检验对选择方程和主方程误差项之间的相关性进行选择性检验。如 $P < 0.05$，则说明存在选择问题。E 表示效果分析；C 表示成本分析。

表 9-15 显示的第一对亚组为高患龋风险亚组和低患龋风险亚组。高风险龋齿亚组包括中、高风险儿童，以确保分析所用的样本量足够大。此外，这些儿童一般在过去 3 年内均至少有一颗牙齿患龋。如表 9-15 所示，高风险亚组的样本量（n=588）小于低风险亚组（n=1 651）。高风险亚组的工具变量效力较弱，两个选择性修正模型中均未观察到选择性。对于低风险亚组，在效果分析和成本分析中的处理效应模型的工具变量效力都较弱。选择性修正托比模型（P=0.001）中可观察到了选择性问题，但选择性修正两部模型的两个部分均未发现任何选择性问题，这可能与工具变量较弱有关。

表 9-15 显示的第二对亚组为预防服务高频使用者和预防服务低频使用者。每年预防性就诊次数> 1 次的儿童被定义为高频使用者（n=1 298），而每年预防性就诊次数≤1 次的儿童被定义为低频使用者（n=941）。如表 9-15 所示，预防性服务高频使用者效果分析的两个选择性修正模型均未探查到选择性。但预防性服务高频使用者成本分析的选择性修正托比模型（P <0.01）和处理效应模型均发现有选择性。上述两个模型误差项之间的相关性均为阴性（表 9-15 未显示），表明某些缺失或未观察到的因素会减少窝沟封闭的成本。处理效应模型的工具变量效力较弱。如果工具变量较弱，且无法准确预测内生变量，那么应用工具变量法得出的结果甚至劣于应用 OLS 模型得出的结果，这与工具变量的预期值的方差太小有关。因此，预防性服务高频使用者效果和成本分析中应用工具变量分析或选择性修正模型均不存在任何优势。相反，对于预防性服务低频使用者，双变量 Probit 模型和处理效应模型均探查到选择性。双变量 Probit 模型和处理效应模型误差项之间的相关性均为阳性（上表中未显示），表明某些缺失或未观察到的因素会增加窝沟封闭的成本。由于两个成本分析模型的工具变量效力均较强，因此，应用选择性修正两部模型估计边际效应和最终的增量成本-效果比。

表 9-15 显示的第三对亚组为 6～8 岁样本亚组和 9～17 岁样本亚组。仅成本分析的处理效应模型观察到了选择性，其工具变量效力较弱。

表 9-15 显示的第四对亚组为家庭收入水平较高亚组和家庭收入水平较低亚组。来自中位家庭收入> \$67 368 地区的儿童定义为高收入亚组（n=1 137），而来自中位家庭收入≤\$67 368 地区的儿童定义为低收入亚组（n=1 102）。高收入亚组的成本分析的选择性修正托比模型和处理效应模型均探查到了选择性，但双变量 Probit 模型未发现选择性。低收入亚组的效果分析和成本分析中均未发现明显选择性。

表 9-15 显示的最后一对亚组为高城市化亚组和低城市化亚组。来自城市居民比例为 100%地区的儿童定义为高城市化亚组（n=1 846），而来自城市居民比例 <100%地区的儿童定义为低城市化亚组（n=393）。大多数情况下均未探查到选择性。对于低城市化亚组，其工具变量的效力尤其较弱。

总体上，在是否存在选择性方面，亚组分析结果与主要成本-效果分析结果一致。一个原因可能为混杂因素控制得比较好，尤其是在龋齿风险评分和服务利用指标被纳入模型的情况下。另外一个原因可能为亚组样本分析的样本量较小。基于上述结果，除预防性服务低频使用者的成本分析以外，均通过两部模型对表 9-15 各亚组的边际效应和增量成本-效果比进行评估。表 9-16 对边际效应和增量成本-效果比及相应结论进行了归纳总结。

表 9-16 窝沟封闭效果和成本的亚组分析（基于 S4 组与 N4 组的比较结果）

	效果边际效应 （标准误差）	成本的边际效 应（标准误差）	增量成本-效果比 （95%置信区间）	重采样增量成本- 效果比的分布	结论
中高风险亚组	5.72*** （1.40）	15.57 （8.01）	不适用	Q1：96.7% Q2：0 Q3：0 Q4：3.3%	不显著增加成本的情况下，与非窝沟封闭相比，窝沟封闭后每颗第一恒磨牙窝可额外获得 5.72 个月的无龋齿期
低风险亚组	0.10 （0.20）	44.94*** （1.32）	不适用	Q1：81.0% Q2：19.0% Q3：0 Q4：0	窝沟封闭的成本较非窝沟封闭高$44.9，但无龋齿期未见显著增加
高频使用亚组	0.12 （0.35）	47.82*** （1.95）	不适用	Q1：64.1% Q2：35.9% Q3：0 Q4：0	窝沟封闭的成本较非窝沟封闭高$47.8，但无龋齿期未见显著增加
低频使用亚组	1.92*** （0.48）	34.58*** （2.75）	19.36 （10.35，35.29）	Q1：100% Q2：0 Q3：0 Q4：0	与非窝沟封闭相比，每颗第一恒磨牙多获得 1 个月无龋齿期，窝沟封闭则多花费$19.36（成本较高，效果较好的概率为 100%）
6～8 岁亚组	1.11* （0.51）	43.34*** （2.93）	57.47 （17.61，221.13）	Q1：99.2% Q2：0.8% Q3：0 Q4：0	与非窝沟封闭相比，每颗第一恒磨牙多获得 1 个月无龋齿期，窝沟封闭则需多花费$57.5（成本较高，效果较好的概率 99.2%）
9～17 岁亚组	1.41* （0.59）	38.68*** （2.24）	14.92 （12.93，102.58）	Q1：99.2% Q2：0.8% Q3：0 Q4：0	与非窝沟封闭相比，每颗第一恒磨牙多获得 1 个月无龋齿期，窝沟封闭则需多花费$14.9（成本较高，效果较好的概率 99.2%）
高收入亚组	1.37** （0.49）	38.37*** （2.65）	35.27 （14.31，95.98）	Q1：100% Q2：0 Q3：0 Q4：0	与非窝沟封闭相比，每颗第一恒磨牙多获得 1 个月无龋齿期，窝沟封闭则需多花费$35.3（成本较高，效果较好的概率为 100%）
低收入亚组	1.07* （0.46）	42.22*** （2.54）	44.89 （18.47，170.60）	Q1：99.6% Q2：0.4% Q3：0 Q4：0	与非窝沟封闭相比，每颗第一恒磨牙多获得 1 个月无龋齿期，窝沟封闭则需多花费$44.9（成本较高，效果较好的概率 99.6%）

续表

	效果边际效应（标准误差）	成本的边际效应（标准误差）	增量成本-效果比（95%置信区间）	重采样增量成本-效果比的分布	结论
高城市化亚组	0.89**（0.32）	42.10***（1.92）	58.03（24.73, 168.18）	Q1：99.8% Q2：0.2% Q3：0 Q4：0	与非窝沟封闭相比，每颗第一恒磨牙多获得1个月无龋齿期，窝沟封闭则需多花费$58.0（成本较高，效果较好的概率为99.8%）
低城市化亚组	2.39（1.33）	33.18***（5.22）	不适用	Q1：92.3% Q2：7.7% Q3：0 Q4：0	窝沟封闭的成本较非窝沟封闭高$33.2，但无龋齿期未见显著增加

注：折现率为3%。

表 9-16 表明对于接受窝沟封闭的高患龋风险儿童，5 年后每颗第一恒磨牙的无龋齿期增加了 5.72 个月。但同期窝沟封闭牙齿和窝沟未封闭牙齿的费用之间没有统计上的显著性差异。分析得出的成本的边际效应的标准误差较大，这可能与高风险亚组的样本量过小，因而处理效应模型的样本量更小有关。考虑到首次窝沟封闭费用为$39.0，似乎可以认为窝沟封闭节省了某些后续费用。如前文所述，与增量成本-效果相比，边际效应可能具有更为直接的统计学意义。如果边际效应与 0 之间不存在显著性差异，那么可直接得出其增量成本-效果比（0 或无穷大），无须应用自助采样方法，也不必计算置信区间。

对于高患龋风险亚组，其增量成本-效果比为 0。表明与非窝沟封闭相比，窝沟封闭后每颗第一恒磨牙的无龋月数可增加 5.72 个月，且不会额外产生费用。但对于低患龋风险亚组，窝沟封闭显著增加了约$44.9 的费用（无法完全抵消窝沟封闭的成本），但 5 年后窝沟封闭的牙齿与未做窝沟封闭的牙齿在效果方面没有统计上的显著性差异。由于效果边际效应是增量成本-效果比的分母，增量成本-效果比实际上算出来是无穷的。表明对低患龋风险亚组而言，窝沟封闭是一项不划算的投资。总之，对高患龋风险亚组而言，窝沟封闭对效果改善和成本节省的效应较高，但对低风险亚组而言，窝沟封闭对效果改善和成本节省则较低。这表明高患龋风险儿童接受窝沟封闭的成本-效果较为理想。

表 9-16 表明对于预防性服务高频使用者，5 年后窝沟封闭对无龋齿期的改善效应不具有统计上的显著性，但对于预防性服务低频使用者，则存在统计上的显著性。两个亚组产生的窝沟封闭成本均较高，但预防性服务高频使用者的成本高得更多。基于上述边际效应，预防性服务低频使用者接受窝沟封闭的增量成本-效果比较低，表明预防性服务低频使用者接受第一恒磨牙窝沟封闭的成本-效果似乎好于预防性服务高频使用者。

与 9~17 岁儿童相比，通常 6~8 岁儿童更多被建议接受第一恒磨牙窝沟封闭。然而，表 9-16 表明两个年龄亚组 5 年后均可发现窝沟封闭对无龋齿期具有明显正向影响。两个亚组中窝沟封闭产生的成本均较高，但 9~17 岁亚组的成本差别略小。两对亚组的所有自助采样增量成本-效果比几乎均位于第一象限，因此，可对其进行比较分析。两个年龄亚组的增量成本-效果比存在一定重叠，因此，9~17 岁儿童接受第一恒磨牙窝沟封闭的成本-效果可能与 6~8 岁儿童相似。

两对不同家庭收入的亚组的样本在这里也进行了分析，以考察社会经济状况因素可能为窝沟封闭的成本-效果带来哪些影响。表 9-16 表明高收入和低收入亚组 5 年后均可发现窝沟封闭对无龋齿期具有明显正向影响。两个亚组分析都显示窝沟封闭组的成本较高。自助采样法得到的增量成本-效果比几乎均位于第一象限，且两个增量成本-效果比之间存在一定重叠。因此，高收入亚组接受第一恒磨牙窝沟封闭的成本-效果可能与低收入亚组相似。这可能与收入水平的数据差异不充分（仅 25% 的样本来自中位家庭收入小于 $55 528 的地区）有关。另外一个原因可能为样本中所有样本个体第一恒磨牙窝沟封闭的费用完全由保险支付，减弱了与收入之间的关系。

一个人的居住地区通常与其医疗服务资源的获取情况及社会经济状态相关联。表 9-16 的最后部分对高城市化和低城市化亚组的成本-效果分析结果进行了归纳。高城市化亚组接受第一恒磨牙窝沟封闭 5 年后，其无龋齿期可能平均每个第一恒磨牙会增加 0.89 个月。而低城市化亚组中未观察到窝沟封闭对无龋齿期具有明显的改善效果。两个亚组分析发现窝沟封闭带来的成本均较高，但低城市化亚组的高出幅度较低。高城市化亚组的窝沟封闭的增量成本-效果比似乎略好于低城市化亚组，可能是一项相对更划算的投资。然而，应对上述成本-效果比进行谨慎判读。第一个原因为：研究样本的城市化程度差异较小，大多数样本来自城市居民为 100% 的地区。第二个原因为：低城市化亚组效果分析的两部模型中的第二部分分析纳入的儿童数极少（$n=61$），因此，效果边际效应的标准误差可能较大。如样本量较大，低城市化亚组的效果边际效应将可能具有统计上的显著性，其增量成本-效果比将优于高城市化亚组。

总之，尽管存在较小差异，但各亚组的增量成本-效果比与总体研究样本（表 9-13 和表 9-14）在数值范围方面较为相似。这进一步表明本研究的结果估值是可靠、稳定的。基于亚组分析结果得出结论时，应同时考虑样本量、估计模型、增量成本-效果比范围以及自助采样法得到的增量成本-效果比分布等因素。从政策角度来看，政策制定者应参考亚组分析结论制定面向特定人群和社区的窝沟封闭利用决策，而非简单支持窝沟封闭的应用，而忽略其他因素或条件。

本章参考文献

[1] REICH E, LUSSI A, NEWBRUN E. Caries-risk assessment. International Dental Journal, 1999, 49: 15-26.

[2] REISINE S T, PSOTER W. Socioeconomic status and selected behavioral determinants as risk factors for dental caries. J Dent Educ, 2001, 65(10): 1009-1016.

[3] EDELSTEIN B L. Disparities in oral health and access to care: findings of national surveys. Ambul Pediatr, 2002, 2(2 Suppl): 141-147.

[4] de MOURA F R, ROMANO A R, DEMARCO F F, et al. Demographic, socio-economic, behavioural and clinical variables associated with caries activity. Oral Health Prev Dent, 2006, 4(2): 129-135.

[5] BELTRÁN-AGUILAR E D, BARKER L K, CANTO M T, et al. Surveillance for dental caries, dental sealants, tooth retention, edentulism, and enamel fluorosis—— United States, 1988-1994 and 1999-2002. Surveillance Summaries, 2005, 54(3): 1-44.

[6] ZABOS G P, GLIED S A, TOBIN J N, et al. Cost-effectiveness analysis of a school-based dental sealant program for low-socioeconomic-status children: a practice-based report. Journal of health care for the poor and underserved, 2002, 13(1): 38-48.

[7] STAIGER D, STOCK J H. Instrumental Variables Regression with Weak Instruments. Econometrica, 1997, (65): 557-586.

[8] HADLEY J D, POLSKY J S, MANDELBLATT J S, et al. An exploratory instrumental variable analysis of the outcomes of localized breast cancer treatments in a Medicare population. Health Economics, 2003, 12(3): 171-186.

[9] NEWHOUSE J P, MCCLELLAN M. Econometrics in outcomes research: the use of instrumental variables. Annu Rev Public Health, 1998, 19: 17-34.

第10章
结果讨论与政策含义

龋齿是儿童最为常见的一种慢性疾病，可引起儿童面部疼痛、进食困难、外观受影响、上课缺勤甚至生活质量下降等问题。约 90%的儿童龋齿发生于骀面的窝沟点隙，尤其是在第一和第二恒磨牙。自 20 世纪 70 年代以来，牙齿窝沟封闭广泛应用于临床。经实践证实，在牙齿表面的窝沟点隙涂布一种树脂涂层能够有效预防龋齿的发生。然而，一方面，当前窝沟封闭利用率在一些地区还远低于 50%，而且窝沟封闭资源的使用在不同人群中也存在一定差异。另一方面，过去数十年中，龋齿的发病率呈逐年下降趋势，但窝沟封闭和牙科治疗的价格却持续走高。一直以来都有研究者指出仅应对高患龋风险儿童，而非所有儿童进行窝沟封闭。尽管临床试验证实了窝沟封闭的保护作用，目前仍缺乏充分证据证实窝沟封闭减少龋齿发生的程度，是否与其先期付出的成本相适应。目前仅有几项研究对现实生活中窝沟封闭治的成本-效果进行了评估，但所有这些研究均未考察观察性研究中由缺失因素或未观察到因素引起的典型的选择性问题。

本研究采用了美国明尼苏达州 HMO 的牙科保险数据分析了美国 6～17 岁儿童中窝沟封闭的使用情况。借助于工具变量方法，本研究建立了能够对观察到的和某些潜在未观察到的变量更好地加以控制窝沟封闭的效果和成本模型，分别估计了主样本和各亚组的最终增量成本-效果比。首先，本章归纳了主要研究结果，并与其他研究结果进行了比较分析。其次，本章探讨了本研究的优势和局限及其对主要结论的影响。再次，本章阐述了本研究结果所具有的临床和政策含义，也为未来相关研究提出了一些建议。

第一节　主要结果与讨论

一、龋齿风险、窝沟封闭的使用和相关因素

（一）龋齿风险

建立龋齿风险评估标准，可以更好地预测个体龋齿风险，采用适宜的策略预

防未来龋齿的发生。本研究数据中，所有参保儿童均于观察期开始时接受了患龋风险评估。其中，66%的儿童为低风险，18%的儿童为中风险，16%的儿童为高风险。男性和女性的风险分布相似。与9～17岁年龄组相比，6～8岁年龄组儿童更可能被纳入高风险类别，这可能与6～8岁前后乳牙患龋史有关。本研究中，白人儿童和社会经济状况较好儿童更可能被纳入低患龋风险人群。风险评分和患龋史记录之间的比较分析结果表明这两个因素之间具有密切关系，这也是风险模型最后未引入患龋史这一变量的原因。本研究中，牙科就诊频率较低的儿童更可能被纳入中、高风险类别。高患龋风险儿童更可能应用氟化物治疗。

龋齿风险方面主要发现如下：来自社会经济状况较差和少数族裔家庭的儿童更可能为牙科服务低频使用者，且患龋风险高，这与文献相一致。社会经济状况较差儿童入组期间的间断次数通常较高，而本研究要求患者连续5年持续参保，因此，来自社会经济状况较差家庭或中高患龋风险儿童数小于社会经济状况较好或低患龋风险儿童数。

（二）窝沟封闭的使用和相关因素

本研究纳入数据包括参保信息、龋齿风险评估信息和HMO提供的牙科医生特征信息等，这为我们提供了一个独特的机会考察美国明尼苏达州儿童群体的窝沟封闭应用模式和相关决定因素。第一恒磨牙通常是窝沟封闭的主要目标，因此，本研究对第一恒磨牙进行了考察，研究结果能够较好地反映儿童群体中窝沟封闭的总体情况。

本研究中，约77%的样本参保期间至少接受了一次窝沟封闭。这一比例显著高于其他研究所用样本。主要原因在于：第一，近年来的窝沟封闭利用率持续升高。第二，研究样本由一家私营保险公司提供，而且样本特征表明这些儿童大多数来自社会经济状况较好的家庭且经常接受预防性服务。第三，HPHMO的牙科团队于20世纪90年代末针对窝沟封闭等预防性服务实施了一项《患龋风险评估指南》。第四，本研究要求每位受试者至少连续5年入组，入组期较长也增加了儿童接受窝沟封闭的概率。第五，本研究样本的年龄范围较大，入组儿童中包括某些在9～17岁接受窝沟封闭的儿童。在本研究所有接受窝沟封闭儿童中，绝大多数儿童的所有4颗第一恒磨牙均接受了窝沟封闭，说明应将所有4颗第一恒磨牙均接受窝沟封闭的儿童群体作为分析的主要干预队列。

在这一研究样本中，未观察到性别与窝沟封闭之间存在明显相关性。双变量分析与逻辑模型均表明与9岁或以上儿童相比，6～8岁儿童更可能接受窝沟封闭。考虑到窝沟封闭一直作为6～8岁儿童的主要推荐预防项目，上述结论就较为容易理解。双变量分析表明非白人儿童的窝沟封闭利用率较高。然而，在更多因素控制后，逻辑模型结果未显示窝沟封闭利用率存在明显的不同族裔之间的差异。这表明，虽然在某些地区或社区，少数族裔群体可能仍然面对窝沟封闭干预资源可及性问题，由于 HPHMO 的牙科保障中不存在任何经济上的阻碍因素，窝沟封闭的费用全部由保险公司承担，因此，各族裔人群接受窝沟封闭的可能性大体相当。

许多以往研究表明，窝沟封闭与某些社会经济状况因素相关。来自文化程度较高且经济条件较好家庭的儿童更可能接受窝沟封闭[1-4]。本研究的双变量相关性检验却提示相反方向：接受窝沟封闭的儿童更可能来自收入水平较低或文化程度较低的家庭。不过该相关性未得到逻辑模型的证实，这可能由于 HPHMO 的窝沟封闭免费报销政策减轻了贫困儿童的经济困难，排除了经济方面的限制因素，也可能模型中的患龋风险信息部分反映了儿童的社会经济状况。故此，本研究中未观察到社会经济状况差异引起的窝沟封闭利用的显著性差异。

与单纯基于患龋史或牙科服务的使用情况评价患者的患龋风险的一些以往研究不同的是，本研究采用了每个儿童的个体化风险评估记录。该风险记录与患龋历史密切相关，但同时也考虑了其他因素。依据 2008 年美国牙科协会报告，高患龋风险人群（包括了社会经济状况较差家庭儿童或某些种族群体）中窝沟封闭的使用率较低[5]。然而，本研究中，高风险水平儿童的窝沟封闭治疗率通常较高，这表明在 HPHMO 项目中，高患龋风险儿童接受窝沟封闭几乎不存在任何客观阻碍，或牙科医生主要基于患者的患龋风险水平确定其是否适合窝沟封闭。

本研究结果还表明，预防性就诊次数与窝沟封闭利用率显著相关。对于每年牙科预防性就诊次数大于 1 次的儿童，其接受窝沟封闭的概率高 82%。综合考虑上文，这一结果表明 HPHMO 参保人群的窝沟封闭利用受社会经济状况的影响较小，更多地取决于参保者的就诊行为或对医疗保健采取的态度，但这些因素是无法直接观测的。

本研究样本包括来自 1997 年、1998 年、1999 年、2000 年和 2001 年的 5 个队列。这些队列在窝沟封闭率利用方面存在显著差异。窝沟封闭率随年份增加呈上升趋势。特别是纳入在 1997 年队列中的儿童更可能被纳入非窝沟封闭组，而纳入在 1999 年及以后队列中的儿童更可能被纳入窝沟封闭组。这一趋势可能部分因为自 1996 年起该组织《患龋风险评估指南》的实施改善了窝沟封闭的使用情况。

窝沟封闭的应用与牙科医生的诊疗行为或偏好有关。前往牙科诊所就诊前，普通患者可能几乎不了解自身的患龋风险情况。他们还可能缺乏对窝沟封闭效果的了解。牙科医生不仅基于观察到的患者龋齿风险水平，而且还按照自身的治疗偏好推荐或应用窝沟封闭[5]。本研究设置了一个综合指标，即牙科医生的偏好，研究结果表明该指标与窝沟封闭率相关。牙科医生对龋齿治疗的偏好可能受年龄、性别、专业、工作经验、再教育等因素的影响。上述因素中，牙科医生的年龄和工作经验可能是本研究中窝沟封闭更为显著的决定因素。这一相关性得到了逻辑模型的验证。

最后，本研究还考虑了传统候选工具变量（距离）和创新性的备选工具变量（月份）。但发现这两个变量与窝沟封闭使用的相关性较低。理论上，这两个变量通过其对交通时间和成本、天气、时间安排、保险过渡等因素的影响作用影响患者选择预防性干预的动机。本研究中上述影响较弱可能与居住地区的差异性较小或参保状态的稳定性较高有关。对于其他不同社区或研究样本，这两个变量仍可能是窝沟封闭使用的有效影响因素。

二、窝沟封闭带来的成本和效果

（一）选择性

总结窝沟封闭对无龋齿期和龋齿相关花费的影响之前，本文应先解决选择性或内生性问题。作为解决这一问题的第一次尝试，本研究应用了工具变量法和计量经济模型对窝沟封闭的效果和成本进行了分析评估。研究引入了两个选择性修正模型——选择性修正托比模型和选择性修正两部模型，分别用于检验总体样本及样本两个单独部分（第一部分位于删失临界点，第二部分不位于删失临界点）的选择性问题。检验结果表明，效果模型或成本模型中均未发现明显的选择性或内生性问题。这可能与下列两个主要原因有关。第一，本研究分析模型对于混淆因素的控制较好，模型中一些变量可能部分体现了潜在缺失或未观察到的因素的影响。例如，本研究采用了牙科医生直接给出的龋齿风险评估评分进行评价。该评分可能是反映患者龋齿风险水平一项更为综合的评估指标。同时，本研究模型中还引入了许多因素，如社会经济状况、预防性服务的使用、公共保险支付指标、氟化物治疗次数及正畸治疗记录等。第二，本研究样本接受窝沟封闭存在的阻碍较少，因此，结果和窝沟封闭干预方法选择同时受到未观察到因素影响较少。例如，本研究样本所有儿童的窝沟封闭完全由保险支付；参保儿童一般来自城市地区和富裕家庭。尽管基于全样本的主分析并不存在选择性问题，但亚组分析却验证了这一问题的存在（详见后文"亚组分析"部分）。对于任一特定执业环境或社区，均可能存在选择性或内生性问题，因此应进行相关检验。

（二）效果

描述性分析结果表明，5 年观察期结束后，两组中大多数第一恒磨牙均未接受任何修补或其他龋齿相关治疗。窝沟封闭组中保持健康的儿童比例（83.9%）和第一恒磨牙（94.3%）保持健康的比例高于非窝沟封闭组（分别为样本儿童的83.1%和第一恒磨牙的91.8%）。研究结果显示窝沟封闭仅具有 2.5%（94.3%～91.8%）的保护效应。龋齿相关治疗类型和频率的比较结果表明，与窝沟封闭组相比，非窝沟封闭组中接受牙齿单面修补治疗的儿童数较少，但接受牙齿多面修补治疗和相对复杂治疗的儿童数较多。不对其他因素进行控制情况下，窝沟封闭组和非窝沟封闭组的样本平均无龋齿期分别为 58.64 个月和 57.49 个月。所有上述结果均表明窝沟封闭对无龋齿期具有正面影响，但影响程度一般。如考虑龋齿的严重程度，这种影响的水平可能更高些。

本研究应用了两部模型评估了窝沟封闭对无龋齿期的影响。在各自独立的分析中，S4 组和 S 组的儿童分别定义为窝沟封闭组。独立分析的结果大体一致。各变量中，龋齿风险评估评分较高者患龋的概率较大，无龋齿期较短。窝沟封闭组儿童患龋的概率可能较低，无龋齿期可能较长。如将 S4 组的样本定义为窝沟封闭组，那么与非窝沟封闭相比，窝沟封闭 5 年后，无龋齿期可能增加 1.07 个月。如将 S 组的样本定义为窝沟封闭组，与非窝沟封闭相比，窝沟封闭后无龋齿期可能增加 2.11 个月。上述两个边际效应之间未观察到统计上的显著性差异，均表明窝沟封闭有效。

与一些较早研究[6,7]相比，本研究中个体水平和牙齿水平上的龋齿修补率都较低，窝沟封闭的正向影响较弱。考虑到本研究样本的社会经济状况较好，连续参保时间较长，且预防性服务的使用次数较为频繁，因此效果影响符合预期。另外，样本中大多数儿童的龋齿风险水平较低，表明样本的龋齿患病率应会较低。如果 5 年观察期内窝沟封闭组和非窝沟封闭组的牙齿修补率均较低，则两组间的效果差异也就偏小。除了上述原因，还有可能因为所有较早研究均未进行选择性/内生性问题检验和处理，因此研究结果可能存在偏差或高估的情况。

（三）成本

描述性分析结果表明，5 年观察期结束后，窝沟封闭组与非窝沟封闭组中大多数第一恒磨牙均未产生任何修补成本或其他龋齿相关治疗成本。在未进行控制混杂因素情况下，每颗接受窝沟封闭的第一恒磨牙产生的平均费用为$56.84，该项费用包括窝沟封闭、窝沟再封闭和所有龋齿相关治疗成本。同期内，每颗未接受窝沟封闭的第一恒磨牙产生的费用为$13.13，该项费用仅包括龋齿相关治疗成本。与效果方面表现得较小差异相似，考虑到 HPHMO 中首次窝沟封闭费用和所有再封闭费用为$39.00，窝沟封闭和非窝沟封闭之间的龋齿相关成本的差异较小。尽管非窝沟封闭组的复杂治疗次数多于窝沟封闭组，但其成本差异并不显著，这与两组中仅有少数第一恒磨牙患龋并产生成本有关。

基于两部模型的分析在控制了混杂因素后对窝沟封闭影响成本的程度进行了进一步评估。结果显示较高龋齿风险水平不仅会增加成本产生的概率，还会增加资源的消耗。窝沟封闭可增加各类资源的使用概率，但同时减少资源量的消耗。此外，预防性就诊的使用和氟化物治疗还与费用的产生概率呈正相关。这可能因为经常前往牙科诊所就诊的儿童及时发现龋齿的概率较大。当 S4 组的样本定义为窝沟封闭组时，与非窝沟封闭相比，5 年期间窝沟封闭后每颗第一恒磨牙的总成本可能增加$40.84。当 S 组的样本定义为窝沟封闭组时,与非窝沟封闭相比,5年期间窝沟封闭后每颗第一恒磨牙的总成本可能增加$34.24。上述结果之间未显示统计上显著性差异,但均提示窝沟封闭较为昂贵。考虑到本研究中首次窝沟封闭费用和所有再封闭费用为$39.00,窝沟封闭和非窝沟封闭两组方法间几乎不存在明显差异。

先前研究极少报告窝沟封闭成本边际效应的具体数值,而通常将上述信息纳入最终增量成本-效果比。一个原因可能为与效果或无龋齿期不同,窝沟封闭与其他龋齿相关治疗的费用随着时间的变化而变化,尤其是窝沟封闭相对于修补治疗的费用变化。本案例采用美国 HPHMO 牙科诊疗的理赔数据,以$39.00 作为窝沟封闭的收费标准,以$90.00 作为单面汞合金充填的收费标准。该标准与美国 ADA 2005 年牙科医生诊疗费用调查提供的数据相似:窝沟封闭费为$41.41,单面汞合金充填费为$99.13。基于窝沟封闭和修补治疗的成本不同,增量成本-效果比也不同。如窝沟封闭费用高于修补治疗费,则窝沟封闭带来成本节省效应的可能性较低。因此,最终增量成本-效果比应该基于更真实的成本信息。

(四)增量成本-效果比

基于样本均值直接得到的增量成本-效果比是在未对混杂因素进行控制的情况下计算出来的。所得结果为$38/无龋齿月,即 5 年后,与非窝沟封闭相比,如果每颗第一恒磨牙多获得一个月的无龋齿期,那么窝沟封闭组的平均成本约增加$38。这一结果大致与一次窝沟封闭的费用($39.00)相当。本研究得到的第二个增量成本-效果比(更为准确的)是基于纳入 S4 组的儿童的样本,并通过计量经济模型计算得出的。该增量成本-效果比为$42.2/无龋齿月,即 5 年后,与非窝沟封闭治疗相比,如每颗第一恒磨牙多获得一个月的无龋齿期,那么窝沟封闭组的成平均本约增加$42.2。另外,本研究还用自助采样的方法计算出了增量成本-效果比的置信区间,得到了成本-效果平面图(CE 平面图)中自助采样置信区间的分布,以反映增量成本-效果比的范围和不确定性。结果表明,1 000 个增量成本-效果比估值中,全部估值为正值,位于 Q1。这表明与非窝沟封闭干预方法相比,窝沟封闭的效果较好,但成本较高。第二个增量成本-效果比的最终 95% 置信区间为$22.6~$85.4。本研究得到的第三个增量成本-效果比是基于纳入 S 组的儿童的样本并通过计量经济模型计算得出来的。该增量成本-效果比为$16.0,95% 置信区间为$10.1~$28.2/无龋齿月,即 5 年后,与非窝沟封闭相比,如每颗第一恒磨牙多获得一个月的无龋齿期,那么窝沟封闭组的平均成本约增加$16.0。后面两个增量成本-效果比与 0 均存在一定差异,但因其置信区间存在重叠,两个增量成本-效果比间未呈现显著性差异。

与以往观察性研究相比,尤其是与基于美国 Medicaid 医疗救助保险样本开展

的研究相比，本研究得到的增量成本-效果比较高。因其他研究未对选择问题或内
生性问题进行修正，如果存在某些无法观测因素对牙齿健康结果和窝沟封闭决策
同时具有正向影响，那么将出现窝沟封闭的效果被高估的情况，计算得到的增量
成本-效果比就可能较低。当然，如果牙科医生选择性地对高风险儿童进行窝沟封
闭，且这一选择性未经模型妥善控制，则会出现研究结果被低估的情况，计算得
到的增量成本-效果比就可能相对偏高。本研究的分析模型中引入了风险和其他混
杂因素，并应用工具变量法对选择问题进行了修正。因此，本研究得出的增量成
本-效果比估值应更为准确。

　　本研究中，窝沟封闭组和非窝沟封闭组在整个观察期内牙齿保持健康的样本
个体比例超过 80%，所以被观测的第一恒磨牙保持健康的比例超过 90%。患龋率
较低可能与会影响增量成本-效果比的顺利计算，更加难以区分窝沟封闭与非窝沟
封闭干预方法的优劣。

　　此外，样本的一些特征也会影响研究的结果。本研究样本来自美国 HMO。样
本儿童的家庭社会经济状况较好，样本个体预防性访视的使用水平较高。本样本
中，2/3 以上儿童经风险评估归类为低患龋风险亚组。基于这一样本得出较高增量
成本-效果比的可能性较大。尽管这一样本可能无法充分代表一般或高风险人群，
但本研究结果可作为以往研究（基于 Medicaid 医疗救助保障人群或高风险人群）
的较好补充。此外，对本研究样本的高风险亚组和低风险亚组分别进行分析，结
果提示两个亚组的增量成本-效果比呈现出显著的差异。

　　本研究与预期相悖的结果之一是：收入水平、贫困水平、地理区域和教育程
度对窝沟封闭的效果和成本影响很小。普遍认为社会经济状况可能能够比较准确、
经济地反映龋齿风险，预测牙齿存活情况和相关费用[8]，这与本研究结果不太一
致。这种不同可能由以下原因导致：①本研究样本的社会经济状况因素的差异性
较小；②社会经济状况因素可能被反映到牙科医生的龋齿风险评分中；③某个社
区的特定执业和行为模式降低了收入水平等带来的影响。

　　本研究的单向敏感性分析检验了某些重要参数在每次单个参数变化情况下研
究结果的敏感程度。例如，本研究采用了 3% 的折现率，这一比率接近社会普遍接受
的对时间的偏好。而敏感性分析中还应用了 0 和 5% 这两个替代折现率，并将以这
两个折现率计算的结果与 3% 折现率得出的结果进行比较分析。折现率的以上变化
均未对第一恒磨牙窝沟封闭的总体成本-效果带来显著性差异。此外，本研究用美
国 ADA 2005 年的牙科医生诊疗费用调查公布的平均价格替代了明尼苏达州
HPHMO 的窝沟封闭和龋齿治疗费用。这一敏感性分析对本研究得出的增量成本-
效果比也没有明显影响。最后，本研究用质量调整无龋齿期替代了无龋齿期作为
效果指标，分别通过 1、0.8 和 0 的权重分配区分健康、修补和拔除牙齿。采用类
似方法的研究分析目前还是属于非常稀少的[9]。上述效果指标操作导致所得出的

增量成本-效果比偏大。这可能与 5 年后重度患龋可能性较低,权重过于简化有关。组间效果差异较小可能与质量调整权重的设置缺陷有关。本研究应用的权重无法准确区分多面修复、牙冠或根管治疗等治疗项目,因此,还不能全面反映牙齿健康状况存在的真实差异。该类分析中,应研发一套研发更合理、普遍认可的质量权重分配方法以准确区别牙齿的健康状况。

三、亚组分析

对于各亚组患者,医疗干预方法之间的成本-效果关系通常不同。目前亚组分析越来越多地被纳入成本-效果分析,其结果对医疗服务的收益优化和医疗成本的最小化具有重要意义。以往有关窝沟封闭成本-效果研究的亚组分析一般基于患龋史[10]、预防性服务的利用[9]及牙齿位置等[9]。不过,这些亚组分析的总数还是非常少。本研究检验了下列 5 组亚组的成本-效果:①高患龋风险和低患龋风险亚组;②预防性服务高频和低频使用者亚组;③年龄亚组;④高收入水平和低收入水平亚组;⑤高城市化和低城市化亚组。各亚组的效果和成本分析在建模前应分别进行选择性验证,以确定是否应引入选择性-修正模型。另外,还需检验工具变量的效力。当工具变量的效力较弱时,可能存在选择性问题,但识别的可能性较小。

(一)高患龋风险和低患龋风险亚组

在高患龋风险和低患龋风险亚组分析中,工具变量的效力较弱,且效果和成本分析均未探查到明显选择性问题。分析结果表明对于高风险亚组,窝沟封闭 5 年后每颗第一恒磨牙的无龋齿期显著增加了 5.72 个月。但窝沟封闭干预和窝沟未封闭干预的费用之间未观察到统计显著性差异。这种情况下,对高患龋风险儿童而言,窝沟封闭的成本-效果较优,是一项划算的投资。相反,对低患龋风险儿童而言,窝沟封闭后费用显著增加了 $44.9,但窝沟封闭牙齿与窝沟未封闭牙齿在效果方面未发现明显统计显著性差异。这种情况下,对低患龋风险儿童而言,窝沟封闭的成本-效果较差,不是一项理想的投资。

本亚组分析结果表明 HPHMO 牙科团队采用的龋齿风险评估评分足以帮助临床制订有关儿童是否应接受预防性牙科服务的治疗决策。患龋史作为一项主要的风险评估标准,可成为窝沟封闭决策制订的重要因素。HPHMO 牙科团队采用的《患龋风险评估指南》(包含高风险评分儿童应接受窝沟封闭的建议)能够为临床提供合理的科学指导,因此,应广泛推广。

(二)预防性服务高频和低频使用亚组

预防性服务的利用习惯与一个人所具备的预防保健知识、行为和对预防保健采取的态度等相关。但后者在观察性研究中可能缺失或无法观测。这一亚组分析结果表明，在效果分析中，工具变量的效力较弱，且高频和低频使用亚组均未发现明显选择性问题。然而，在成本分析中，高频和低频使用亚组均观察到选择性问题。高频使用亚组成本分析中的窝沟封闭选择方程和成本方程误差项之间为负相关，表明如未对选择性/内生性进行修正，那么窝沟封闭对成本的效应存在低估的可能。相反，对于预防性服务低频使用者，窝沟封闭选择方程和成本方程误差项之间存在正的相关性，表明窝沟封闭对成本的效应存在被高估的可能。

上述结果表明，对于预防性服务高频使用者，窝沟封闭并未显著增加无龋齿期，但却增加了成本。与此不同的是，对于预防性服务低频使用者，5 年后窝沟封闭在增加成本的同时也能够显著增加无龋齿期。预防性服务低频使用者的平均成本增幅低于预防性护理高频使用者。由此可以得出以下结论：第一恒磨牙窝沟封闭对预防性服务低频使用者的成本-效果优于对预防性服务高频使用者。

另一项研究（以美国 Medicaid 医疗救助保障参保儿童为样本，$31.89 作为窝沟封闭的收费标准）也得出了相似结论[9]。本研究表明高频预防性服务使用者第一恒磨牙接受窝沟封闭的增量成本-效果比（$204.7～$510.3/牙齿年）高于低频使用者（$171.1～$329.2/牙齿年）[9]。本研究甚至认为儿童的牙科服务利用模式可能是识别高风险人群最适当的因素，在牙科服务低频使用者中开展窝沟封闭是成本-效果最佳的措施。

（三）年龄亚组

本研究共设置了两个年龄亚组：分别为 6～8 岁亚组和 9～17 岁亚组。两个亚组的效果和成本分析均未发现到明显选择性问题。其工具变量效力也较弱。

分析表明 5 年观察期后两个年龄亚组中窝沟封闭均对无龋齿期具有正向影响。两个年龄亚组中窝沟封闭均导致成本增加，但 9～17 岁亚组的增幅较小。基于自助采样增量成本-效果比的结果表明 9～17 岁儿童接受第一恒磨牙窝沟封闭的成本-效果与 6～8 岁儿童相当。

通常认为牙齿萌出后的这段时期最易发生龋齿。因此，6～8 岁儿童更应当接受第一恒磨牙的窝沟封闭。有证据表明 8～10 岁儿童接受的龋齿修补治疗次数较多，而 6～7 岁儿童的修补治疗次数较少[8]。几乎所有有关第一恒磨牙窝沟封闭的以往研究中，观察期均从 6 岁或 8 岁之前开始算起。目前仍缺乏年龄较大儿童中窝沟封闭效应的相关证据。本研究认为年龄可能不是确定是否采用窝沟封闭的一个适宜因素。年龄较小儿童可能也具有较高的患龋风险，但年龄较大儿童与在临床上通常与医生配合程度较好，进而提升了窝沟封闭的成本-效果。

（四）高收入水平和低收入水平亚组

本研究中的高收入水平和低收入水平亚组的效果和成本分析均未发现明显的

选择性问题，尽管工具变量的效力较强。分析结果显示 5 年后高收入水平和低收入水平亚组中第一恒磨牙窝沟封闭对无龋齿期均具有正向影响，且增加了成本。高收入水平亚组接受第一恒磨牙窝沟封闭的增量成本-效果比（$35.27/无龋齿月）与低收入水平亚组的增量成本-效果比相似（$44.89/无龋齿月）。

目前几乎没有窝沟封闭的研究基于家庭收入水平进行亚组分析。本研究分析中高收入水平和低收入水平亚组间的成本-效果相似，这可能与收入水平数据差异不足够大有关，或因为本研究中来自收入较低家庭的儿童接受窝沟封闭的阻碍反而更少有关。而这也可能表明无论从医生执业角度，还是从政策角度来讲，收入水平可能不是识别牙科服务目标人群的一个理想风险因素。

（五）高城市化和低城市化亚组

本研究样本中大多数儿童均来自城市地区。低城市化亚组的样本量极小（$n=393$）。低城市化亚组的工具变量效力较弱，而高城市化亚组的工具变量效力较强，这一点与预期相符。大多数情况下未发现明显的选择性问题。分析结果表明 5 年观察期后，对于高城市化亚组中接受第一恒磨牙窝沟封闭的样本，无龋齿期可能平均增加 0.89 个月。低城市化亚组中未发现窝沟封闭对无龋齿期存在显著影响。两组中窝沟封闭产生的费用均较高，但低城市化亚组的增幅较小。样本个体的住所通常与其医疗服务的获得和其社会经济状况有关。以往此类研究均未考察不同地理区域内窝沟封闭的成本-效果情况。本研究在这一方面可能是第一次尝试。但考虑到本研究样本的城市化程度差异较小，应谨慎判读上述结果。

第二节　研究的优势和局限

一、研究优势

本研究具有一系列优势。

第一，本研究所收集的数据集较大，包括一些较为完整的特定的信息。本研究样本纳入的儿童均参保了美国明尼苏达州 HPHMO 健康保险项目。数据集包括来自 HPDG 电子数据系统提供的参保数据、就诊数据及牙科医生相关信息。最终样本人群纳入了 3 700 名儿童，其中 2 239 名儿童被纳入主分析。较大的样本量对于应用工具变量方法建立计量经济模型和进一步的亚组分析通常是必要的。许多以往研究或者要求以样本持续参保作为入选条件，但用以分析的样本数量较小，或者应用了较大样本，但却存在因样本中间退出参保而导致理赔信息不完整问题。本研究样本来自美国一家大型健康维护组织，并应用了多组队列设计以增加样本量。最终样本中的儿童不仅满足连续 5 年参保，而且样本量也基本能够满足计量经济学评估和亚组分析的要求。此外，该数据集还包含了一些特定信息。例如，数据集包含了牙科诊所的就诊数据，而非一般理赔数据。就诊数据记录了每名儿童的龋齿风险评估评分、患龋史等风险因素和一般理赔数据未纳入的某些服务项目（如牙齿窝沟再封闭）。风险评估评分是一项较为综合的风险指标，由牙科医生直接评估得出。其他窝沟封闭研究从未使用过这一指标。而且，该数据集还纳入了某些牙科医生和诊所的相关信息，通过较多变量进行混杂效应控制，并建立了较多候选工具变量。

第二，本研究第一次引入了概念模型以明确牙科干预结果、经济社会学因素、医疗行为、风险因素及窝沟封闭决定因素之间的关系，确保研究结果的稳定性和可靠性。本研究是一项回顾性研究，旨在评价现实生活中窝沟封闭实际关联的效果和成本。因本研究并未采用随机化设计，因此，可能存在选择性问题，进而导致估计结果产生偏倚。以往研究曾尝试在回归模型中引入更多混杂因素来控制选择性问题。但几乎没有研究认识到对个体对医疗预防保健采取的态度、口腔卫生行为和状态、唾液的氟化物水平、饮食习惯、殆面的解剖学特征等无法观察到的因素仍可能导致估计结果产生偏倚。本研究通过计量经济学分析常用的工具变量法解决了选择性问题。尽管基于全样本的主分析未发现明显选择性问题，但亚组分析中预防性服务高频和低频利用样本分析中却发现了存在选择性问题。本研究提出的方法能够并且应该用于检验不同执业环境或不同社区中可能存在的选择性或内生性问题。

第三，本研究提出了一种从复杂的临床决策制订流程中识别潜在工具变量的特别方法。一般而言，对于基于理赔数据的观察性研究，因数据集提供的数据有限，通常难以找到合适的工具变量。传统上，样本个体的住所与诊所之间的距离一直被用作工具变量。不巧的是，这一变量不适用于本研究。通过考察 HPHMO 牙科团队窝沟封闭流程及建立概念模型，本研究明确建立了定期检查、风险评估和窝沟封闭之间的关联。同时不仅在理论上，还从现实中获得了这一联系的支持性证据。例如，在 HPHMO 的牙科诊所中，95%以上的，牙科医生均会在窝沟封闭实施前进行总体龋齿风险评估。最近一次风险评估和窝沟封闭之间的时间间隔中位数为 38 天。但这样的相关性仍不足以识别合适的工具变量。本研究还发现窝沟封闭中存在一种特别的执业模式：大多数情况下，决策制订者（牙科医生）并不亲自为儿童进行窝沟封闭。窝沟封闭通常由牙科医生授权洁牙师或助理医生操作。考虑到这一执业模式的存在，决策制订者（牙科医生）的特征，如工作经验、年龄、性别甚至治疗偏好等可以用作工具变量。另外，值得一提的是，这一执业模式接近窝沟封闭的最佳提供方式，这得到了一些研究的证实[11]。最后，当考虑窝沟封闭被 ADA 正式认可的时间点时，决策制定者的工作经验便成为本研究的一个理想工具变量。本研究详细阐述了这样一种从临床决策制订流程中识别适宜工具变量的方法，这一方法对未来的研究设计尤为有益。

第四，除托比模型和两部模型以外，本研究还采用了两种选择性修正模型：即选择性修正托比模型和选择性修正两部模型，后者由一个双变量 Probit 模型和一个处理效应模型组成。因为本研究的效果和成本指标的分布具有高度偏态性，因此，基于单一模型获得的结果可能不可靠。上述两个选择性修正模型的应用不仅能够验证全样本是否具有潜在选择性问题，还可分阶段探索与是否接受龋齿治疗概率相关的选择性问题及与儿童接受治疗次数（基于治疗已发生的情况下）相关的选择性问题。对上述模型得出的结果进行比较，结果表明通过各模型求出的边际效应较为相似。因此，本研究得出的结果较为可靠。

第五，本研究的一系列分析完全是基于现实中存在的各种情况开展的。例如，窝沟封闭儿童中，大多数儿童所有的 4 颗第一恒磨牙均接受了窝沟封闭，但也有一部分儿童仅有 1～3 颗第一恒磨牙接受了窝沟封闭。本研究分别将所有 4 颗第一恒磨牙均接受了窝沟封闭的人群和有 1～3 颗第一恒磨牙接受了窝沟封闭的人群合并后的整体定义为窝沟封闭样本组进行独立分析。两种分析的结果相似，证实了研究结论的可靠性。此外，本研究还进行了亚组分析，探查窝沟封闭对不同亚组的效果和成本是否具有不同影响。这些在以往研究中几乎都很少开展。本研究还对各亚组中潜在选择性进行了检验，并进一步验证了相关假设。此外，高风险亚组和低风险亚组的分析结果进一步证实了龋齿风险评分是一个适宜的龋齿风险预测因子。年龄亚组的分析结果提示窝沟封闭的成本-效果对不同年龄段儿童来说近乎一致。

第六，以往窝沟封闭研究仅通过单向敏感性分析检验分析结果的可靠性。近年来，更多地成本-效果分析研究采用置信区间检验研究结果的不确定性，但目前尚无任何有关窝沟封闭的成本-效果分析采用这一方法。本研究填补了这一空白。通过应用自助采样法，本研究计算了增量成本-效果比的置信区间，并报告了成本-效果平面图中增量成本-效果比在各象限的分布情况。

二、研究局限

本研究在所用数据、指标及结果的可推广性方面仍存在一系列局限。

第一，本研究以二手数据为主，因而存在与此类数据相关的局限。例如，HPHMO 数据源于 2005 年开始以自愿原则收集参保者的民族信息。但不是每位参保者的民族信息都能在数据中找到。尽管与其他研究所用的理赔数据相比，本研究使用的就诊数据较为完整，但仍存在某些牙齿编号缺失或治疗编码不正确的情况。当然可以假设上述情况在整个数据集和窝沟封闭组与非窝沟封闭组之间是随机分布的。本研究数据集内，某些窝沟再封闭操作被错误编码为窝沟封闭，但可通过对照整个样本的治疗记录进行更正。此外，本研究中应用了牙科医生特征作为变量。尽管本数据集的医生信息较为完整，但仍有约 3% 的样本因牙科医生记录错误被删除，另有 16% 的样本未提供完整的牙科医生身份编号信息。

第二，本研究的结果指标仍存在一定局限。本研究应用了无龋齿期和质量修正无龋齿期作为效果指标。但事实上，牙齿健康的效用或生活质量还没有统一的定义。本研究所用质量权重目前还极少应用于牙科服务研究[9]。未来研究中应采用更先进、更能够被广泛认可的质量权重。在成本方面，本研究的成本信息主要来自就诊数据。除窝沟封闭和再封闭成本以外，本研究仅纳入了龋齿相关治疗的费用。研究未纳入的某些治疗和间接费用信息可能造成窝沟封闭的总成本的降幅被低估。例如，药物和急诊产生的费用均未纳入成本。旅行时间、缺勤、父母旷工等产生的成本也未纳入数据集。本研究应用理赔费用计算合计成本。这可能已经是此类组织反映资源消耗的最准确统计方试，但非从社会学角度出发的真正资源消耗。

第三，本研究中地区编码或邮编的使用存在一定局限。由于无法从 HPHMO 参保儿童直接收集其家庭收入水平或教育水平相关信息，因此，本研究通过将地区编码或邮编与美国人口普查 Census 2000 数据相关联，从而获得每一名儿童所在地区的平均收入水平及其教育水平信息。这种数据无法准确反映儿童家庭的收入水平或教育程度。当然，考虑到本研究结果将用于指导窝沟封闭在社区层面的应用，这种地区性指标似乎是可以接受的。

第四，本研究结论的推广可能存在某些局限。例如，数据中参保儿童需至少连续 5 年投保于同一家私营 HMO。大多数入组儿童均来自家庭收入和教育水平中位数较高的城市地区。社会经济状况因素的差异较小。入组儿童中，2/3 的儿童经评估归类为低患龋风险人群，可能无法真实反映窝沟封闭的目标人群。然而，本研究获得的结果仍提供了有关窝沟封闭的成本-效果的宝贵信息。考虑到过去已经有一些窝沟封闭的研究应用了美国 Medicaid 医疗救助保险参保人群（假设该人群为高风险人群）[9,10]，本研究在样本上正好是上述研究的良好补充。此外，本研究获得的结果和结论可能仅适用于窝沟封闭 5 年后的情况。窝沟封闭材料只有完整覆盖于牙齿表面，才能起到应有的龋齿保护作用。实际上，未来需要更多 5 年以上观察期的研究才可以考察窝沟封闭的长期效果。

第三节　对卫生政策的影响

一、窝沟封闭的使用水平和决策制订

自 20 世纪 70 年代以来，随着关于窝沟封闭临床效果实证研究证据的积累，人们对窝沟封闭这一龋齿预防技术的认识越来越深入，窝沟封闭的应用率一直在不断上升。近年来，窝沟封闭一直是 WHO 重点推广的预防儿童牙齿窝沟龋的适宜技术。

以美国为例，在其最新的"健康 2020"项目（Healthy People 2020）中，就明确提出，到 2020 年，在不同美国儿童和青少年年龄组的磨牙上使用窝沟封闭的具体比例：1.5%的 3～5 岁儿童在其一个或多个乳磨牙上接受窝沟封闭；28.1%的 6～9 岁儿童在其第一恒磨牙上接受窝沟封闭；21.9%的 13～15 岁青少年在其第一恒磨牙和第二恒磨牙上接受窝沟封闭[12]。

我国政府也非常重视人民群众的口腔健康。卫生部门多次发出通知要求加强口腔卫生工作，明确指出要加强学校开展窝沟封闭的工作，将窝沟封闭作为一项公共卫生服务项目，列入市、县（市）区两级政府免费提供的儿童保健范畴，让更多的儿童受益。中国口腔学会也建议 7～9 岁的儿童进行第一恒磨牙窝沟封闭。为贯彻落实《"健康中国 2030"规划纲要》和《中国防治慢性病中长期规划（2017-2025 年）》，进一步加强健康口腔工作，提升群众口腔健康意识和行为能力，我国卫生健康委员会还组织制定了《健康口腔行动方案（2019—2025 年）》，其中明确了至 2025 年，每一个 5 年的儿童窝沟封闭覆盖率（表 10-1）。

表 10-1　健康口腔行动工作指标

主要指标	基线（2016 年）	2020 年	2025 年	属性
12 岁儿童患龋率	34.5%	控制在 32%以内	控制在 30%以内	预期性
12 岁儿童龋齿充填治疗比	16.5%	20%	24%	预期性
儿童窝沟封闭服务覆盖率	19.4%	22%	28%	预期性
成人每天 2 次刷牙率	36.1%	40%	45%	倡导性
65～74 岁老年人存留牙数（颗）	22.5	23	24	预期性

虽然窝沟封闭服务的提供在不断增加，应用率也不断得到提高，但一方面总体上应用率还有所不足；另一方面窝沟封闭的应用率在不同人群中仍存在差异，尤其是在高患龋风险的儿童群体中，或来自低收入家庭和某些族裔群体的儿童。与此同时，一些低患龋风险人群可能在窝沟封闭的利用方面存在过度的情况，尤其是考虑到窝沟封闭的费用持续走高，但人群患龋率持续下降。

窝沟封闭的成本-效果分析的主要目标为探求最高效的窝沟封闭实施方法。本研究结果表明，目前窝沟封闭的使用效率仍不尽如人意。某些低患龋风险人群确实存在窝沟封闭过度利用的情况，类似地，某些高患龋风险人群也存在利用不足的情况。建议增加高患龋风险人群的窝沟封闭利用率，这些人群包括有患龋史的儿童、牙科服务低频使用者或经牙科医生评估直接界定为高患龋风险的儿童。对于低患龋风险人群，尽可能针对特定个体、而非整个人群开展窝沟封闭不失为一种相对高效的干预策略。本研究结果还表明任何将窝沟封闭应用目标一刀切、僵化执行的做法可能均不适用于现实情况。

本研究向牙科卫生政策制订者提供了某些增量成本-效果比以供参考。这些增量成本-效果比表明窝沟封闭较为有效，但成本也较高。因为人们的支付意愿与无龋齿期不直接相关，因此，基于本研究的增量成本-效果比，政策制订者可能无法直接获得窝沟封闭在某一社区或某一人群中是否是一种高效的预防性服务这一问题的答案。然而，上述增量成本-效果比及其范围仍可帮助决策制订者更好地分配有限的资源。尽管窝沟封闭一直以来均作为许多医疗保险或健康项目的保障内容，但政策制订者可通过建立特定的激励机制或设置某种限制，增加窝沟封闭在高患龋风险人群中的普及并控制其在低风险人群中的滥用。

二、促进窝沟封闭的利用

如前文所述，窝沟封闭在高患龋风险人群中的使用率仍较低[5]。因此，应采取政策措施改善窝沟封闭在此类人群中的应用情况。本研究表明窝沟封闭的决策制定过程是一个需要牙科医生和患者或其父母多方参与的互动过程。因此，建议针对牙科医生和患者开展教育工作。应确保患者与其他大众有机会获得有关窝沟封闭等牙科预防性服务的知识。人们也可通过书籍、媒体、广播、电视节目或公共健康项目等方式普及相关知识。在诊所，牙科医生和其他医疗工作者有义务告知患者或其父母存在窝沟封闭这一服务选择，并讲解该项服务的效果。教育活动的开展还应当有针对性地改善患者的医疗卫生行为。另外，本研究结果显示牙科医生在窝沟封闭决策制订过程中发挥了重要作用。其所具备的窝沟封闭知识和使用偏好显著影响了窝沟封闭的利用情况。可以说，牙科医生所获得的关于窝沟封闭的成本-效果的信息越多，就越可能对最需要的人群提供该项服务。

此外，为了改善窝沟封闭的利用情况，洁牙师应针对较少前往牙科诊所就诊的儿童提供某些外展式服务。例如，授权由洁牙师或助理医生操作窝沟封闭，组织基于校园或与学校合作的窝沟封闭保健项目等。其他改善窝沟封闭利用或提高窝沟封闭效果的策略包括调整窝沟封闭和再封闭的报销比只有在获得充分科学证据的情况下，牙科服务提供者才能准确地识别高风险儿童，并确保预防性护理成本-效果的最大化。牙科专业组织和口腔健康公共卫生机构应负责基于所公布科学证据的关键审查结果制订并更新相关指南或建议，向医疗工作者和公众提供相关信息。这些指南应包括地区或社区级的风险评估标准条件和成本-效果信息。

三、评估窝沟封闭在社区层面的影响

本研究结果表明，应鼓励或支持围绕窝沟封闭等牙科预防性服务的研究工作的开展，以进一步向口腔医疗卫生工作者和公共卫生机构提供有关基于风险或基于社区的成本-效果数据。尽管大多数口腔预防性干预项目或公共健康项目均以州

/省或社区为单位开展，但目前很少有研究对窝沟封闭在现实环境中的成本-效果进行评价分析，更别提基于社区或风险的成本-效果分析研究。更重要的是，本研究和以往研究结果表明不同社区或人群中窝沟封闭的成本-效果存在显著差异。窝沟封闭的相对成本和效果取决于龋齿特征、饮水氟化处理、接受者的社会经济状况、窝沟封闭的操作技术、报销政策、牙科服务的应用模式等诸多因素。因此，应鼓励相关应用研究的开展，以评价社区适用的预防策略，提高口腔疾病的预防水平。上述研究将帮助政府相关部门、公共卫生机构制订更为详细的口腔预防保健干预应用指南，并更高效地分配有限的资源。

四、窝沟封闭指南的制订

窝沟封闭在高患龋风险人群中的使用率过低，但在低患龋风险人群中却存在过度治疗的情况。对于这种差异，一种可能的解释是牙科医生对窝沟封闭的实施或窝沟封闭治疗操作流程所持有的标准或决策影响因素因地区和组织的不同而存在差异。在某些地区，牙科医生通常先进行患龋风险评估，然后再进行窝沟封闭，但某些地区则不同，牙科医生往往不对患者进行任何患龋风险水平评估，或未明确建立统一的窝沟封闭干预标准。本研究所用数据集均来自美国明尼苏达州HPHMO牙科团队。由于该团队制订了统一的《患龋齿风险评估指南》，鼓励窝沟封闭等预防性干预在最可能获益人群中的合理使用。本研究结果显示自 1996 年《患龋齿风险评估指南》实施以来，HPHMO 牙科团队诊所的窝沟封闭利用率显著上升。而且高患龋风险评分儿童接受窝沟封闭的可能性提高，这至少部分得益于该评估指南的实施。因此，适当的、科学的患龋风险评估体系和窝沟封闭使用指南将有助于提高窝沟封闭的应用率，减少窝沟封闭在不同人群中的使用差异，进一步提高卫生资源的利用效率。

最后，只有在获得充分科学证据的情况下，口腔医疗卫生工作者才能准确地识别高患龋风险儿童，并确保预防性服务成本-效果的最大化。牙科专业组织和口腔公共卫生机构应负责系统审核公开发表的科学研究证据，不断制订并更新相关指南或建议，向医疗工作者和公众提供最全面、准确的医疗卫生干预评估信息。建议在这些指南中应特别包括风险评估的标准和直接来自实践的成本-效果信息。

本章参考文献

[1] EDELSTEIN B L. Disparities in oral health and access to care: findings of national surveys. Ambul Pediatr, 2002, 2(2 Suppl): 141-147.

[2] BELTRÁN-AGUILAR E D, BARKER L K, CANTO M T, et al. Surveillance for dental caries, dental sealants, tooth retention, edentulism, and enamel fluorosis——United States, 1988-1994 and 1999-2002. Surveillance Summaries, 2005, 54(3): 1-44.

[3] JONES K. Reducing dental sealant disparities in school-aged children through better targeting of informational campaigns and public provision of sealants [Response to Letter]. Preventing Chronic Disease, 2005, 2(4): A18.

[4] TICKLE M, YEUNG C A, MILSOM K M, et al. The prescription and outcomes of fissure sealants applied to a group of high caries risk children by general dental practitioners working in the North West of England. Community Dent Health, 2007, 24(3): 135-139.

[5] BEAUCHAMP J, CAUFIELD P W, CRALL J J, et al. Evidence-based clinical recommendations for the use of pit-and-fissure sealants: A report of the American Dental Association Council on Scientific Affairs. J Am Dent Assoc, 2008, 139(3): 257-268.

[6] DENNISON J B, STRAFFON L H, SMITH R C. Effectiveness of sealant treatment over five years in an insured population. J Am Dent Assoc, 2000, 131(5): 597-605.

[7] BHURIDEJ P, DAMIANO P C, KUTHY R A, et al. Natural history of treatment outcomes of permanent first molars: A study of sealant effectiveness. J Am Dent Assoc, 2005, 136(9): 1265-1272.

[8] BHURIDEJ P. Treatment outcomes of sealants on first permanent molars: Natural history, survivorship, and cost-utility analysis. Iowa City: The University of Iowa, 2003.

[9] BHURIDEJ P, KUTHY R A, FLACH S D, et al. Four-year cost-utility analyses of sealed and nonsealed first permanent molars in iowa medicaid-enrolled children. The Journal of Public Health Dentistry, 2007, 67(4): 191-198.

[10] WEINTRAUB J A, STEARNS S C, ROZIER R G, et al. Treatment outcomes and costs of dental sealants among children enrolled in Medicaid. Am J Public Health, 2001, 91(11): 1877-1881.

[11] SCHERRER C R, GRIFFIN P M, SWANN J L. Public health sealant delivery programs: Optimal delivery and the cost of practice acts. Medical Decision Making, 2007, (27): 762-771.

[12] United States Department of Health and Human Services. Healthy People 2020. https://www.healthy people.gov/2020/topics-objectives[2019-06-02].